打开中成药学术推广一扇窗

精准医学定位与品牌推广

PRECISION MEDICINE POSITIONING
AND BRAND PROMOTION

顾向科　编著

U0341296

天津出版传媒集团

天津科学技术出版社

图书在版编目（ＣＩＰ）数据

打开中成药学术推广一扇窗：精准医学定位与品牌
推广 / 顾向科编著 . -- 天津：天津科学技术出版社，
2022.7

ISBN 978-7-5742-0427-0

Ⅰ . ①打… Ⅱ . ①顾… Ⅲ . ①中成药—研究 Ⅳ .
① R286

中国版本图书馆 CIP 数据核字（2022）第 142150 号

打开中成药学术推广一扇窗：精准医学定位与品牌推广
DAKAI ZHONGCHENGYAO XUESHU TUIGUANG YISHANCHUANG:
JINGZHUN YIXUE DINGWEI YU PINPAI TUIGUANG

责任编辑：吴文博

责任印制：兰　毅

出　　版：天津出版传媒集团
　　　　　天津科学技术出版社

地　　址：天津市西康路 35 号

邮　　编：300051

电　　话：（022）23332377

经　　销：全国新华书店

网　　址：www.tjkjcbs.com.cn

发　　行：新华书店经销

印　　刷：三河市兴达印务有限公司

开本：710mm×1000mm　1/16　印张：24　字数：600 000

2022 年 7 月第 1 版第 1 次印刷

定价：98.00 元

18 年前，我从瑞典留学归国，创建了北京药励学舍咨询有限公司，经母校中国药科大学师弟程雪翔的介绍，结识了顾向科先生，并且在日后成为了志同道合的朋友。那时经常一起讨论和探讨医药营销理论和交流经验。2012 年，我也在这样学习交流中，还与我的朋友张旭和合伙人吴鹏为业界撰写了一本畅销书《像医师一样思考》，并深得业界认可。

顾向科先生在 20 世纪 90 年代，以医学生物化学讲师的专业背景，进入我国率先引入跨国公司医药营销模式的丽珠医药，接受了很好的历练，积累了丰富的专业学术推广的知识和实践经验，为日后的发展打下了坚实的基础。他给我的印象是善于思考、积极进取、勇于创新。在当前医药营销领域面临诸多变局且充满浮躁的时候，他依然能够静下心来思考，力求从方法学上为中成药以专业学术推广探寻一条可行的路径。

中医药是中华民族的瑰宝，具有中国特色和优势，是我国医疗卫生健康领域的重要组成部分，中药、中成药在我国各类、各级医疗机构的疾病治疗中具有突出的临床应用地位，尤其在治未病、慢病及疑难杂症等病症中有突出疗效。最近的例证是 2020 年新冠疫情爆发以来，有众多报导有关新冠患者采用中药汤剂、中成药治疗而获益，取得了突出的疗效，为中国抗击新冠疫情做出了贡献。

在国家中医药战略引领下，中成药产业获得了较快的发展，截至 2018 年底，我国有 2856 家中成药生产企业；生产制剂品种 9629 个，中成药生产批文共 59270 个。不可否认的是，一直以来，中成药市场始终处于激烈竞争的状态，也出现了一些企业采用不规范促销和背离学术推广初衷的手段和方法，导致企业销售费用居高不下，同时推升了药品价格，造成不良的社会影响，阻碍了产业的可持续发展。近来在医疗改革背景下，中成药已纳入国家医保集采模式。目的一是提升中成药质量和疗效水平；二是降价。与此同时，也会导致企业销售费用的大幅减少；医药代表裁员；加大销售业绩下滑压力等，因此，医药企业营销推广面临新的挑战和选择。本书的出版恰逢其时，书中所阐释的观点、方法也许能够为未来中成药的营销推广打开一扇窗。

中成药是"两栖"药品。首先，它源于中医药理论与临床实践，当由中医处方，且因其临床的有效性、大多采用西药剂型，服用及携带方便、良好依从性等特点，西医也可以处方使用。数据显示：中成药总处方量大部分来自西医，凸显了中成药在以西医科室为主体的综合医院具有庞大的市场规模和潜力。面对未来摒弃旧有的促销推广模式，如何促进医药营销回归专业推广模式，开展真正意义上的学术活动，将是中成药企业面对的新课题。

我国在最早一批接受跨国公司训练的医药营销精英的引领下，在专业学术推广思维、理念、理论、策略和医药代表职业素养的养成等方面，通过多年实践，在西药营销模式运用上已然成熟。将其影响到中成药营销思路，通过西医思维逻辑跨越对中成药的药理机理、循证证据等认知障碍，赋予医生有价值的学术观点，增强医师开具处方中成药信心和临床应用，是一直以来需要思考和有待解决的难题。本书针对以上问题给予了详细的阐释，并通过模拟案例从方法学给出了实操范本。

如何做到让西医医生在临床诊疗实践中理解并合理开具中成药，本书提出在了解西医医生对中成药的认知和需求的前提下，用中医思维对产品进行精准的医学定位。通常西医处方用药决策有4要素，即"药理机理、疗效、安全性和价格"；临床用药依据主要遵循《疾病诊疗指南》，但是由于中西医循证医学指标及评价体系的差异，很少有中成药被纳入其中。西医对中成药的认知主要来自药品说明书、文献资料、企业的学术推广信息。西医对于中成药涉及的中医药理、辨证施治，中医术语等难以匹配自身的知识与认知。因此，本书提出了应用现代中药药理学研究成果与实验证据，通过"拆方分析"确定每味中药或有效成分作用于疾病的靶点；再通过"组方分析"对应与细胞、分子水平的发病机制，绘制整方药理机理矩阵靶点图，形成该药有效成分的基本作用机理，让医师更能理解中成药的疗效特点。西医医生非常重视中成药疗效和安全性评价的循证证据。因此，需要查阅以往发表于医学期刊有价值的临床试验文献，获取相关循证证据。最终将药理机理和循证证据进行归纳与提炼，精准得出该中成药的医学定位。以此为核心信息应用到推广工具的制作以及开展推广活动的价值表述。所以，这一定位方法无论从方法学还是满足西医医生的处方逻辑，对中成药的认知需求值得尝试。

中成药规范专业学术推广对产品经理、医学经理、医药代表专业素养的要求会大大提高。本书对于转型后的学术推广对相应专业岗位的任职资格和相应职责均做出了详细论述，同时也为企业建立专业的推广组织架构提出了很好的建议。需要强调的是，随着中成药集采全面落地实施，医药代表仍然可以发挥其不可替代的作用，但是医药代表需要完成从销售人员向医生专业伙伴角色的转变，树立专业医药代表的职业形象。不论是精准的医学定位还是充分的疗效证据以及药品学术信息，都要通过医药代表与医生建立一种稳固的合作伙伴关系，通过日常拜访医生，用更有效、更有建设性的学术信息传递并影响医生的临床行为和处方习惯。

书中较为系统的介绍了中成药的推广方式，涵盖了普遍采用的线下推广和新型数字化营销理念以互联网为载体线上推广等多种方式。随着互联网、云计算、大数据、人工智能等信息技术不断发展，已进入到移动互联网时代，为新型数字化营销带来了快速发展的机会，为医药企业进行专业学术推广带来了新的契机。以互联网为载体，实现在线化、精准化、便捷化、交互性的学术推广，与专家、医生进行有效、快捷的互动交流是处方药包括中成药学术推广新的路径。

书中提出中成药深度学术推广的概念和实操。所谓"深度推广"是指中成药产品上市后持续开展基础药学研究和临床应用研究。药物临床试验是由临床专家主导，临床医生参与的临床循证医学研究，对于企业学术推广价值在于医生直接参与试验的每一环节，并获得真实的循证证据。研究成果形成的文章，通过杂志期刊、会议、论坛发布，会影响到更多的医生关注，堪称中成药学术推广的最高境界。

　　总之，本书的出版对于今天普遍倡导专业学术推广的企业来说，具有重要的指导意义！也有助于企业从另一视角开拓和制订更有效的营销策略。

康震　中国药科大学国家执业药师发展研究中心副主任

2022 年 8 月 15 日，于北京

中华民族的伟大复兴离不开中华文化的复兴。近年来，国家高度重视中医药产业，出台了包括《中医药发展战略发展规划纲要（2016–2030年）》等一系列利好政策，将中医药发展上升为国家战略。中医药学包含着中华民族几千年的健康养生理念及其实践经验，是中华民族的伟大创造和中国古代科学的瑰宝。

在激烈的市场竞争中，中医药想要突围创新，必须注重药材原料、提高药品质量，保证疗效，尤为关键是打造品牌！方向不明确、产品无差异、定位不精准、品牌在老化、传播没力度、产品卖不动、执行力不强……这些都是中医药企业在不同阶段可能面临的营销难题。

营销是个系统工程，必须借助系统营销工具望、闻、问、切，找出问题的关键点，审时度势，对症下药，方可万无一失。

品牌要长久，需满足"六力营销"条件，即：决策力、产品力、策划力、执行力、传播力与品牌力的有机结合，构建一个完整的营销资源生态圈。心有全局，方能谋定市场，通过立标、对标、创标与夺标四部曲，创建品类标杆，成就标杆品牌！

20多年来，向科兄始终深耕中医药行业，服务过很多成功品牌，理论实战经验丰富，《打开中成药学术推广一扇窗精准医学定位与品牌推广》凝聚了向科兄多年来的中成药的市场营销和品牌定位策略经验，以及在临床上的实践应用，是其思想的深度锤炼。

中成药源于中医药理论与长期医疗实践中经过总结、验证有效的方剂或中医处方。如何向西医医生推广中成药，是中成药市场营销的核心难点。在本书中，向科兄首先对中成药的基本概念和发展现状进行了详实的阐述；其次从中成药"精准医学定位"及"品牌推广策略"两个方面，系统论述了如何以学术推广的方式，向西医介绍中成药，有效提升西医医院的成果转化。

在国家的引领和大力支持下，中医药大发展正逢其时。本书作为中成药营销推广匠心之作，相信能够为中医药品牌策划人、产品经理提供有益的借鉴和营销思路。愿我们一同，助力品牌成就标杆，书写中医药传承创新发展新篇章！

张继明　桑迪品牌咨询首席品牌官

2022 年 8 月 18 日，于上海

中成药作为中医药的重要组成部分具有悠久的历史，在我国应用已有 2000 多年的历史，是祖国医药的一座宝库。近年来，在国家大力发展中医药事业，坚持中西医并重、传承与创新相结合，发挥中医药在医疗卫生与健康事业中的独特作用方针引领下，中成药行业获得了迅猛发展。

供给端：截至 2018 年底，我国中成药生产批文共 59270 个，涉及 2856 家企业，制剂品种 9629 个，处方药 5308 个，占总品种数量的 55.12%，2126 个收录于 2017 年版《国家医保目录》。米内网数据显示，2019 年，中国公立医疗机构终端中成药销售额超过 2830 亿元。中成药具有"多靶点、多效应"的整体治疗特点和优势，临床被广泛应用于疾病的防治。

销售端：大约在 2000 年至 2010 年 10 年间，中成药企业快速扩张，新药审批准入相对宽松，导致同质化产品大量上市，加剧了中成药产品在医院市场的激烈竞争。规范的专业学术推广渐渐走样，医药代表演变成了"临床促销员"，专业学术推广进入客情为主与利益加持的灰色地带。2020 年 9 月，国家药监局发布了《医药代表备案管理办法（试行）》公告，其中规定了医药代表职责和主要工作任务，包括：拟订医药产品推广计划和方案；向医务人员传递医药产品相关信息；协助医务人员合理使用本企业医药产品；收集、反馈药品临床使用情况及医院需求信息。同时还对开展学术推广的形式进行了规定，包括：要求医药代表在医疗机构须当面与医务人员和药事人员沟通；举办学术会议、讲座；提供学术资料；通过互联网或者电话会议沟通以及医疗机构同意的其他形式。规定的意义在于促使医药营销走出灰色地带，让专业学术推广得以回归正轨。当前医药市场氛围下，中成药营销推广面临由销售驱动向医学驱动的转型。

医院终端：作为处方药使用的中成药，据统计，大约 80% 的处方量来自西医科室。2019 年，全国有西医 707.8 万；中医 62.5 万。同年中国各级公立医疗机构中成药销售额为 2830 亿元。不难得出西医平均每人处方中成药价值 3.2 元；中医医生平均每人处方价值 9 元的中成药。中医处方中成药金额是西医医生的 3 倍。由此可见，中成药在西医市场仍具有较大的推广使用潜力。

中成药市场营销策略始终是企业发展战略非常重要的组成部分，如何面向广大西医医生开展学术推广，增加医生处方中成药的动力，提升西医医院销售业绩，一直以来是困扰中成药企业的难题。究其原因，一是中医与西医是医学领域的两个不同分支，其产生的文化背景、哲学思想和所经历的社会发展不同，导致中西医学在很多方面都存在一定的差异。中成药有其自身的特点，包括中药配伍、治则、症候学、疗效和安全性指标等，往往难以与西医医生所具有的医学知识与临床认知相融合，形成了产品推广中沟通与交流的一道鸿沟；二是在西医医生看来，中成药产品同质化，特异性不明显，在西医治疗方案中常用于西药常规治疗的辅助或补充；三是中成药推广策略缺乏与西医认知匹配的精准的医学定位、专业品牌形象与传播推广策略。

书中针对以上难点痛点，分别从中成药"精准医学定位"，"品牌推广策略"两个维度进行较为系统的论述，提出建立中成药面向西医医生推广的方法学和路径。首先，基于西医医生对于中成药的认知和需求，应用现代医学进行中医药诠释，以现代中药药理作用机制、临床循证证据、安全性等作为逻辑主线；以发病机制为导向，借鉴中成药网络药理学思路或以实验为基础的现代中药药理学研究证据，从"拆方分析"再到"组方分析"挖掘提炼符合西医认知的药理作用机制；依据疗效和安全性循证证据、系统评价（Meta 分析）等进行论证，用西医医生听得懂的医学语言，提炼出精准的医学定位和产品核心信息。

书中针对中成药品牌推广做了详细论述，指出药品作为特殊产品的属性决定了中成药品牌推广的唯一途径——面向临床医生开展专业学术推广。如何跳出灰色地带拨乱反正，回归学术推广的本色，首先要做好顶层设计，完成由销售驱动向医学驱动转型，构建医学驱动型营销组织，赋予新模式下市场部与医学部、医学经理和医药代表新定位、新职责，在新的理念引导下走出一条学术推广成功之路。

学术推广策略是学术推广工作的遵循；也是产品经理和医学经理的必修课。制定学术推广策略，首先要了解和梳理医生群体需求脉络，尤其是自我完善，渴望获取新的医学理论、诊疗新技术、新药物、新方法和新进展而不断学习提升自身医学素养的刚需；二是要学会像医生一样思考，了解医生获取医学信息、药物信息的途径和方法，为学术推广采取的方式、时机的选择等决策提供参考。中成药的专业学术推广不是口号，它既是理念更是一系列环节构成的复杂体系，包含了产品研发上市、构建医学驱动型营销组织、精准医学定位、学术主张；专业品牌形象和推广工具设计等；通过线下、线上学术推广，搭建起一座符合西医医生认知的桥梁，让更多的西医医生在诊疗中处方中成药并使患者获益。

书中提出深度学术推广概念，是指中成药产品上市后，不仅要满足以患者获益为终极目标的原则，更需要产品上市后开展持续的临床研究。一方面作为干预药品生命周期的主要手段之一，可以帮助制药企业全面了解产品特性，收集实际使用中的反馈，进一步推动药物生命周期发展与延续。同时药物临床试验是由临床专家主导，临床医生参与的临床循证医学研究，对于企业学术推广最大的优势在于医生直接参与试验的每一环节，并获得基于疗效指标和安全性评价且符合循证医学"金标准"（RCT）真实证据。研究成果形成的结果，通过杂志期刊、会议、论坛发布，影响到更多的医生关注，堪称中成药学术推广的最高境界。

中成药精准医学定位是对产品系统全面的梳理和策划的过程，最终将通过撰写"定位策略文案"用于汇报、培训、产品数据库等应用。文案内容通常涵盖五个部分：1.产品相关治疗领域的医学理论与诊疗知识；2.产品药理机理研究，包括：组方单药药理机理和组方药理机理；3.较高级别的循证证据；4.产品定位与学术主张；5.产品学术与品牌推广工具。以上内容逻辑严谨，构成了产品完整的信息库，既可查询又可依据不同用途提取相关信息。书中第十六章以一治疗慢性心衰的中成药模拟了可供借鉴的产品定位策略文案撰写方法，希望能对您有用。

对于中成药精准医学定位和品牌推广策略的阐释侧重于方法学，力求为广大从事中成药临床推广工作的医学经理、产品经理提供具有可操作性的思路和方法，选择了国家药监局批准上市并在临床相关治疗领域应用多年的中成药，依据200余篇相关医学、药学文献报道的组方中药现代药理学研究成果和临床循证证据，对中成药精准医学定位方法和建立在精准医学定位基础上的产品品牌的建立与设计思路及方法等进行了模拟阐释。书中参考和引用的医学文献和资料均为公开出版发行或专业期刊公开发表。在此，对于作者相关表示诚挚的感谢！

目 录

第一章　中成药概述

第一节　中成药概念

一、定义

中成药是源于中医药理论与长期医疗实践中经过总结、验证有效的方剂或中医处方（单方或复方）。是经过严谨的药理学、毒理学、临床试验和安全性评价等相关工作，获得国家药品监督管理局审评中心的批准注册，获得药品批准文号，以中药材为原料，按照规定的生产工艺和质量标准制成一定剂型的中药药品。

二、剂型

中成药剂型是为适应治疗疾病的需要以不同的生产工艺制备的不同的临床给药形式。中成药可以制备成多种剂型，剂型和给药途径不同可能产生不同的疗效。

中成药剂型分为两类：一类为传统剂型，主要是一些从古代和近代中药名家、大师的名方、验方传承至今的原生态制药方法剂型。例如，常见的水蜜丸，小药丸，散剂，膏药等；另一类为现代剂型，通常是在 GMP 认证车间经过现代技术提取、浓缩、干燥、制粒、制剂等技术与工艺生产的剂型。例如，常见的口服剂型有普通片、分散片、硬胶囊、软胶囊、滴丸、颗粒剂、口服液等。注射剂有安瓿小剂量肌肉注射剂，不同规格容量的静脉注射剂等。还有现代工艺生产的中药贴剂等外用剂型。

选择何种剂型的依据，首先是方便使用，同时还要考虑药物进入体内的吸收，甚至还要考虑药物的药代动力学，目的是以最适合的剂型获得最理想的疗效。

三、特点

1. 疗效

中成药大多出自古今经典名方、中医名家经验方、临床证明安全有效的处方。此外，中成药在上市前需要经过较为严谨的Ⅰ期、Ⅱ期和Ⅲ期临床试验。有些中成药上市后还进行了确证性临床试验（Ⅳ期临床试验）。多数中成药临床试验采用分组对照方法，多采用中医症候学结合西医评价指标，对入组样本中无效、有效、显效病例进行统计学分析得出有效率，以保证上市中成药的疗效。

2. 便于处方和患者药店购买

西医往往依据或参考疾病的"诊疗指南"中推荐的药物或方案选择和处方药物，但是仅有少数中药和中成药被载入"诊疗指南"作为辅助治疗被推荐。西医选择或处方中成药最主要的信息来自于中成药产品说明书，参考"处方成分""功能主治"、"适应症""用法用量""不良反应""禁忌症"等信息做出处方决策。患者也可以根据医生推荐或自身症状对照说明书在药店购买非处方中成药。

3. 方便服用

相对于中药汤剂来说，中成药无须煎煮，可直接服用或外用，省去了煎剂煎煮过程、消除了中药煎剂服用时特有的异味和不良刺激等，尤其方便需要长期治疗的患者使用。大多数中成药有和西药一样的常见剂型（片剂、胶囊等），不仅服用方便，还可以做到患者有较好依从性。此外，中成药有和西药类似的包装，存贮、携带更方便。

4. 毒副作用相对较小

大量研究和临床实践表明，治疗剂量、合理使用的情况下，很少发生严重过敏反应和毒副作用，也不会产生成瘾性。通常中成药的安全性是较高的。可能是依据"君、臣、佐、使"组方原则，在多种中药配伍方剂中，其中一种中药能够明显抑制或消除另一种中药的偏性、毒性或副作用。口服制剂临床常见的不良反应大多轻微，主要表现为皮疹、消化道等轻度的不适反应。注射剂相对口服制剂会偶发严重不良反应，多数是制剂生产或储存过程混入细菌或杂质导致的热源反应。中药注射剂是国家药物不良反应监测机构重点关注的中成药制剂。目前多数中药注射剂仅限于具有能够及时有效的处置偶发严重不良反应条件的三级医院使用。

第二节 中成药现状与发展

改革开放的 40 年，中成药工业空前高速发展。国家凭借集中优势科研资源，致力于中药现代化研究；完成中成药生产企业的现代制药 GMP 的标准建设，大大增强中药产品在国际市场上的竞争力。

随着我国经济的飞速崛起，中医药行业紧跟时代脚步，实现快速发展。据原国家食品药品监督管理总局（CFDA）国产药品数据库《新编国家中成药》（第 2 版）以及其他相关数据库统计，截至 2018 年底，我国中成药批文共 59270 个，涉及 2856 家企业，制剂品种 9629 个（非处方药 4321 个，处方药 5308 个，分别占比 44.88% 和 55.12%），其中 371 个收录于 2012 年版《国家基本药物目录》，2126 个收录于 2017 年版《国家医保目录》。

中国上市中成药不仅品种颇多，而且剂型多样。据统计在 9629 个品种中，涉及各类剂型达 42 种。剂型从传统的丸、散、膏、丹发展到现代的片剂、颗粒剂、硬胶囊剂、软胶囊剂、滴丸和注射剂等，临床应用范围广泛。1979 年全国中成药工业产值仅 7 亿元；米内网数据显示，2019 年中国公立医疗机构终端中成药销售额超过 2830 亿元。

2019 年 12 月 28 日，《中华人民共和国基本医疗卫生与健康促进法》发布，明确"国家大力发展中医药事业，坚持中西医并重、传承与创新相结合，发挥中医药在医疗卫生与健康事业中的独特作用"。在国家层面的重视及政策的支持下，中医药势必迎来新的发展机遇，中成药市场有望迸发出新的活力。

第二章　中成药营销模式与演变

第一节　营销模式概述

　　针对广义的商品，经济学中营销模式是指商品通过某种方式或手段送达消费者的方式；是完成制造、流转、消费者、售后等环节构成完整的体系；是以客户为中心的整合营销构建的营销模式。销售业绩为最终评价标准，包括销售额、市场占有率、利润、品牌知名度等。

　　中成药是药品中的一个类别，和西药、中草药一样都属于需要在药师指导（OTC）、医生处方（Rx）的特殊商品。其营销模式是由产品、渠道、终端、推广、购买五个部分组成。参与者包括：产品提供者即生产企业；负责分销的配送商；医院、药店、互联网平台等终端；企业推广人员；处方医生和患者。

　　中成药营销模式链条中，安全有效的产品是前提；渠道和终端是产品顺利输送至医院、药店的路径，属于商业范畴；专业的学术推广是临床医生处方，患者受益的推动力。企业产品创新和专业学术推广是中成药营销模式中是两个最重要的环节。

第二节　营销模式演变

一、产品演变

1.处方药和非处方药

中成药产品按照终端分为处方药（Rx）和非处方药（OTC），其中有些产品即是处方药又是非处方药，俗称"双跨药品"。处方药（Rx），是指凭有处方权的医生开具处方，从医院药房、药店购买的药物。这种药物通常都具有一定的毒副作用及其他潜在的影响，需要在医师或其他医疗专业人员监督或指导下方可使用。非处方药（OTC），是临床上使用多年，疗效肯定，毒副作用较少、较轻，患者可根据药品说明书或在药师指导下在药店购买的药品。

西方发达国家在多年前建立了完善的处方药和非处方药分类管理制度。中国2000年1月1日由国家药品监督管理局公布了《处方药与非处方药分类管理办法》并施行。分批次公布了《非处方药目录》，其中中成药160种（每个品种含有不同剂型）。

2.质量规范化与标准化

近年来，中成药产品发展很快，新品种，新剂型不断出现.因其既保留了传统汤剂的疗效，又便于携带和方便服用，深受广大医生和患者的欢迎。中成药质量直接关系到其临床有效性和安全性，而中成药的生产又涉及药材原料、辅料、生产工艺及包装等环节。因此，影响中成药质量与安全的因素众多。中成药在建国初期采用作坊式小工厂加工生产，其特征为生产设施和技术相对落后、工艺简单、剂型少、缺乏统一质量标准，难以保证中成药产品有效性和安全性。之后经过若干年的发展，特别是改革开放后的40年，中成药产业获得了突飞猛进的快速发展。

疗效是中成药的使用价值，质量是疗效的根本保障。近年来我国实现了中成药生产、经营规范化和标准化。我国制定和颁布了《药品生产质量管理规范》

（GMP）、《医药商品质量管理规范》（GSP）、《中药经营企业质量管理规范》《中药材质量管理规范》（GAP）、《药品非临床研究质量管理规范》（GLP）、《药品临床实验管理规范》（GCP）、《中华人民共和国药典》等，从中成药原料、生产、经营以及新药研制等多个环节推进了中成药的规范化和标准化进程。

中成药不仅产品质量实现了标准化，同时中成药剂型也进行了优化。一是通过引进新技术、新设备、新辅料、改进工艺和质控等手段来完善已有剂型。二是开发新剂型，如控制释放制剂，使药物从制剂中按照设计要求释放，从而达到速效、高效、长效的目的。

近年来，中成药研发，新药开发方兴未艾，例如，通过挖掘古方、民间验方、临床医生多年积累的高效药方以及将经典药方中去除无效组分以提高有效物质相对含量而研制成新的高品质中成药。中成药发展中最核心的关键要素是产品的科技创新。以科技造就中成药精品，靠价值来驱动市场，是中药产业发展的必由之路。

二、中药药理学的发展

药理学是研究药物与机体（包括病原体）之间相互作用及其规律和作用机制的一门学科，是基础医学与临床医学以及医学与药学的桥梁。近代药理学最早是在德国人施米德贝尔（O.Schmiedeberg，1838–1921）首创实验药理学基础之上发展而来。药理学主要研究的对象是化学药（西药）。研究内容包括药效动力学，阐释药物对机体的作用和作用机制；药代动力学；阐释药物在体内吸收、分布、生物转化和排泄等过程及药物效应和血药浓度随时间消长的规律；临床应用和不良反应。随着药理学不断发展进步以及与相关学科相互渗透，彼此借鉴和促进，已衍生出许多诸如临床药理学、新药药理学、中药药理学等分支学科。

中成药包括单方和和复方，药理学统称为中药药理学。中药药理学是以中医基本理论为指导，运用现代科学方法，研究中药和机体相互作用及作用规律的一门学科。中药药理学是药理学的一个分支，都是研究药物与机体之间的相互作用，而且药理学是中药药理学的基础，二者存在一定的交叉和重复，尤其是在药物的作用机制和药物研究方法方面。

1. 近代中药药理学

对于近代中药药理学起源，学术界普遍的共识是始于 1923 年陈克狄自美留学归国后，北京协和医学院药理实验室与史米特、伊博恩等共同研究当归、麻黄的药理作用的开创性工作，公认为中国中药药理研究的标志。之后的中药药理研究虽然各研究机构也有发表多篇相关论文，由于战争以及经济影响，研究逐步停顿下来。1949 年新中国成立后，中药药理研究获得了显著进展。依据中医药基础理论，重点研究和阐释单味中药的来源、功效与应用，尤其是单味中药通过提取化学成分，筛选研究其中的有效部位或有效成分的药理作用机制，取得了很多科研成果。

2. 现代中药药理学

中药药理学作为一个完整而独立的学科，是在 1985 年正式确立。1985 年 10 月，中国药理学会中药药理专业委员会成立，同年出版了第一部《中药药理学》教材，作为中药药理学研究的一个里程碑。从此中药药理研究进入一个崭新的阶段，研究对象也由单味药逐渐走向复方。近年来，随着科学技术的不断进步，伴随分子生物学、基因学及相关生物信息技术、计算机虚拟预测技术、互联网、大数据、云计算等以及高精度现代实验设备、中药提取技术及设备的使用，为中药药理学研究提供了新的理论和技术支撑。引领中药药理学进入到了现代中药药理学阶段。现代中药药理学研究领域具有代表性的两大体系是中药整合药理学和中药网络药理学。

中药整合药理学作为研究多成分药物与机体相互作用及其整合规律和作用原理的一门学科，为解析中药复杂作用体系提供了解决策略、方法和技术。中药整合药理学概念和研究思路，由中国中医科学院中药研究所杨洪军于 2014 年在《中国中药杂志》首次提出，并于 2015 年出版了《整合药理学元胡止痛方探索研究》。

中药整合药理学的提出，克服了中药现代研究中"化学成分－体内过程药理活性－病证效应"之间关联性不足和研究"碎片化"倾向等问题，形成了具有中药特色的药理学评价体系和研究方法。整合药理学策略在多个中药大品种技术提升研究中得到应用，为中药大品种质量控制、作用机制、临床应用等提供了科学依据。

网络药理学是以系统生物学和生物信息学为基础，通过对多层次生物网络进行参数分析，选择关键节点对药物分子进行设计的新学科。它的理论依据来自系统生物学概念和网络生物学的概念。以系统的实验和计算方法，通过模型预测生物系统的真实性；将生物系统看作是由不同组织在不同层面构成的复杂网络，可以通过网络建模模拟生命活动。我国学者利用网络药理学对中医寒热证的生物分子网络进行构建，系统阐述了中药方剂治疗寒热症的网络调节效应，提出了通过建立生物分子网络研究中药复方的策略，从此网络药理学被广泛应用在中医药研究领域。

近年来，中药网络药理学的一系列方法得以创建，包括中药成分的靶标谱和药理活性预测、药物 – 基因 – 疾病的共模块分析、中药方剂多成分协同作用的大规模筛选、中药方剂的配伍规律和网络调节机制分析等。这些方法在众多中药方剂的药效物质与作用机制等方面得到应用。

李秀云等综述报告，以"网络药理学""中药复方"为关键词，在中国知网、万方数据以及维普网等数据库中组合查询 2006 年 5 月 –2020 年 5 月发表的文献进行筛选；对其所用数据库、分析平台、软件进行统计汇总；在进行计量分析的基础上，对网络药理学在中药复方研究中的应用情况进行归纳。结果显示共纳入有效文献 761 篇，其中 2019 年可检索到的文献数量高达 313 篇。由此可见，中药网络药理学研究成果，能够为中医药学从基于经验的医学迈向基于证据的医学提供了新的途径。

三、学术推广的演变

中成药推广从 20 世纪 80 年代至今 30 年，经历了广告宣传、广告 + 学术推广和专业学术推广 + 品牌建设三个阶段。就中成药学术推广的演进来讲与其所处时空环境有很大关系。

80 年代中期，随着中成药企业、新产品增多，厂家之间和产品之间形成了一定的竞争。采取的主要营销手段是借助于广告来开拓市场，通过扩大产品知名度，赢得消费者。大多还停留在卖产品的层面，广告受众大多是患者或患者家属，对于西医主动处方中成药帮助有限。很多处方来自患者在对症前提下向医生提出要求，医生往往是在被动处方。

同一时期，以辉瑞为代表的跨国医药企业进入中国，他们首研和生产上市的药品进入中国市场，同时带来了国际先进的营销理念与模式。中国诞生了医药代表这一新职业，专业学术推广以多种形式在中国各大医院展现。医药代表通过科室会、区域性学术研讨会、论坛、沙龙会议、全国或区域性学术年会等。准确快速传递药物治疗领域相关的医学信息和先进的诊疗理念，促进临床医生合理用药，提高医生的诊疗水平，推动了医学和药学的进步。同时也帮助公司提升了专业化形象，打造公司品牌和企业管理升级，还拥有了多学科的专家集群。

进入到 90 年代初期，国内一些化药头部企业开始关注外企专业学术推广模式。建立了相关组织，例如市场部或医学部，部门负责人大都是来自跨国制药公司，而且具有医学或药学背景。借助于他们在跨国制药企业学习掌握的先进营销理论和实践经验以及培训技能，尝试帮助企业开展专业学术推广工作。包括对医药代表的药品知识培训，拜访医生、科室会讲解技巧与演练，医院微观市场管理方法等。一部分制药企业从最初模仿到以学术推广为导向的营销组织建设，实现了营销战略转型，很多企业获得了成功。笔者当年从事医药代表工作的丽珠医药集团是其中之一。

20 世纪 90 年代中后期至 2000 年代初，国际先进营销理念和理论引入中国，包括美国营销学学者杰罗姆·麦卡锡 4P（产品、价格、渠道、促销）理论；菲利普科特勒以 4Ps 为核心的营销组合方法；美国营销专家劳特朋教授 1990 年提出的消费者需求为导向的 4C（消费者，成本、便利、沟通），营销组合基本要素；STP（市场细分、目标市场、市场定位）营销战略三要素营销理论等。为国内制药企业制定营销战略，营销组合策略、产品核心策略、市场细分、学术推广策略等提供了理论与方法支撑。越来越多的国内制药企业获益良多。

同一时期的中成药企业面对自身营销模式单一，方式陈旧，医院市场尤其是西医科室销售业绩提升缓慢。开始关注和借鉴国内化药企业成功经验，尝试开展专业学术推广工作，争取在西医科室获得更多的中成药处方以提升业绩。一些中成药企业重新调整了营销策略。从改造营销架构开始，建立相应的组织，例如市场部，招募医药代表。较为成功的当属石家庄以岭药业的"通心络"，该企业创始人吴以岭教授创立的"络病理论"在西医科室获得了成功的推广，多个证据水平较高的多中心随机双盲临床实验，获得了心脑血管领域广大医生的认可。

2000 年后，中成药企业快速扩张，新药审批准入相对宽松，导致同质化产品大量上市，加剧了中成药产品在医院市场的激烈竞争。规范的专业学术推广渐渐走样，医药代表演变成了"临床促销员"，专业学术推广进入客情为主与利益加持的灰色地带。真正意义上的专业的学术推广变为促销的幌子。

2020 年 9 月 30 日，国家药监局发布《医药代表备案管理办法（试行）》公告，该公告制定了较为严格的医药代表注册认证规定和相应职责，以拨乱反正。公告规定的医药代表主要工作任务包括：拟订医药产品推广计划和方案；向医务人员传递医药产品相关信息；协助医务人员合理使用本企业医药产品；收集、反馈药品临床使用情况及医院需求信息。公告还对开展学术推广的形式进行了规定，包括：要求医药代表在医疗机构须当面与医务人员和药事人员沟通；举办学术会议、讲座；提供学术资料；通过互联网或者电话会议沟通以及医疗机构同意的其他形式。由此，专业学术推广将回归正轨。

四、面向西医推广

中成药作为临床使用的处方药，理应以中医科室开具的处方量为主。据统计大约 80% 的中成药处方量来自西医科室。多数人据此认为大多数中成药处方来自于西医的贡献。据此可以算一笔账，来自国家卫健委统计信息中心在官网发布《2019 年我国卫生健康事业发展统计公报》数据显示，全国有西医 707.8 万人；中医 62.5 万人。以 2019 年（米内网数据）中国城市公立医院、县级公立医院、城市社区中心及乡镇卫生院（简称中国公立医疗机构）终端中成药销售额为 2830 亿元计算，不难得出西医平均每人处方价值 3.2 元的中成药，中医医生平均每人处方价值 9 元的中成药。由此可见，中医处方中成药金额是西医医生的 3 倍。虽然西医在中成药整体市场占比很高，但平均到每一名医生则处方量相对于中医医生存在较大差距。提示：中成药推广重点在西医。

由于中医、西医是医学领域的两个不同分支，其产生的文化背景、哲学思想和所经历的社会发展不同，导致中西医学在各方面都存在一定的差异。中成药有其自身的特点，包括辨证施治原则下方剂中草药配伍；中药药理、毒理、症候学、判定疗效的指标和安全性等均与西医所具有的医学和临床实践知识背景难以融合。因此，面向西医开展中成药学术推广的一项重要工作，需要产品经理或医学经理借助以实验为基础的现代中药药理学研究成果，努力挖掘与西医医学发病机制、药理机制相匹配的信息并进行论证、提炼西医医生听得懂的语言，通过学术推广活动搭建符合西医医生认知的桥梁。

第三章 中西医差异与融合

第一节 理论体系差异

由于历史和文化背景差异的原因，中医、西医对人和疾病的认识存在着较大差异，分属于两种独立的医学体系，在基础理论上是截然不同的，两者各有所长。

中医基础理论作为中华传统文化之中的重要组成部分，包含着深厚的文化底蕴。中医学产生于经验医学时代，其医学模式为自然哲学医学模式；研究内容为阴阳五行、藏象气血、四诊八纲、经络、六淫、七情等；研究方法为观察法、直接领悟和取类比象；特点是注重天人相应、形神合一的整体研究。这体现在其侧重宏观整体状态的评定，重视人的自稳态能力，强调质变，定性而不定量；讲究"因人""因地""因时"的辨证论治，这些是中医学的思想基础，指导着医者遣方用药，也是中医的精髓所在。

西医基础理论建立在实验观察的基础上，产生于实验医学时代，其医学模式为生物医学模式。研究内容为解剖、生理、病理、病因、诊疗技术等；研究方法为实验分析方法；特点是注重局部和微观研究。这体现在其注重微观分解、定量分析；注重个体独立、理智控制；注重实验测定，从而来探究因果关系。把健康与疾病理解为有特定形态表现的正常与异常状态，都可以通过各种理化指标来加以反映。这也是西医可以看得见摸得着，能被人们直观接受的原因所在。把健康与疾病理解为有特定形态表现的正常与异常状态，都可以通过各种理化指标来加以反映。

总之，从共同的研究对象和目的而言，中医、西医都是相同的。西医研究的是结构、机能和代谢；中医论述的是经络气血，西医讲的是神经和体液；中医把致病的因素命之为邪气等。中西两种医学虽见解不一但各有短长。

第二节　疾病诊疗差异

一、疾病诊断

中医、西医因基础理论的差异，研究人体与疾病的方法不同，提出了不同的临床理论，创造了不同的诊疗技术。

中医诊断是建立在中医基本理论的基础上，把人体看成是以"脏腑"为核心的有机整体，以辨证为方法、四诊为手段获取资料。认为疾病的发展是阴阳失调，正邪斗争的过程，人体有着"邪之所凑，其气必虚""正气内存，邪不可干"的内外因素相互作用和影响，制约和支配着疾病演变过程的特征。其"证"的获取是采用"望、闻、问、切"的方法，获得临床资料，以八纲辨证、六经辨证、脏腑辨证和气血、营卫辨证的辨证理论进行分析，以得出病人的疾病诊断结论。"望、闻、问、切"的方法是偏主观的，并且通过用阴阳、五行、气、脉象、经络等抽象和无形的指标来辨证，中医学诊断注重的是定性和人体变化的相对值。

西医诊断则是建立在人体解剖学和生理学的基础上，运用现代医学科学的知识，通过物理、化学、生物学的实验方法并采用先进的检测仪器、设备，获得引起疾病的病原菌及人体病理改变和各种器官功能状态的数据资料，结合临床表现进行全面系统的分析，得出疾病的诊断结论。这些诊断指标是客观、具体的并可以用数字表达，西医学诊断注重的是定量和人体变化的绝对值。

二、疾病命名

中医诊断包括病名诊断与证型诊断，存在着命名方式的多样性。中医多以病因病机命名，如消渴、中风、郁证。传统中医病名按病因病机命名者较按症状命名者严谨，但都存在限定词少、定义面太广。如"胸痹"，一般多指慢性心力衰竭，但只要患者以心悸怔忡、胸闷心痛为主症，符合心脉痹阻的病机，都可以诊断为"胸痹"，但这可见于西医的心肌炎、风心病晚期等。

西医对疾病的诊断主要是依据理化检查，西医诊断对病名的定义和专指性较为严格，一个病名，专指一种疾病，如急性上呼吸道感染、肺炎、喘息性支气管炎等疾病都以咳嗽为主症，但却是在病理上有着严格区别的不同疾病。

三、治疗

中医治疗着眼于"调整阴阳，扶正祛邪，治病求本"的基本原则，注重功能的恢复，以及新的平衡的建立。遣方用药强调防、治、养并重，"未病先防，既病防变""三分治疗，七分调养"。其中"扶正祛邪"是中医治疗的精髓，即着重调动机体的抗病潜能。中医遵循"辨证施治"原则，用多种药物配伍组方以强调治疗个体化，比如同为感冒发热，中医可能根据四诊归结为不同的证型而采用不同的方剂治疗，而这种情况西医常常用同一种药。

西医多强调对症的、局部的治疗，强调外因的作用，强调单一活性化合物对单一靶点的作用，希望药到病除、立竿见影，采用的多是攻击性或排除性的方法。而中医则强调治本或者标本兼治，强调对整体的作用，强调通过中药方剂中多种成分对身体的多向调节作用达到调动机体内因、调整机体平衡、祛病养生的目的。

西医治病在要求功能恢复的同时，还注重形态、生理、生化、病理等指标的恢复。治法上采用标准化治疗，同一种病就用同一种方法，不太考虑个体化。比如发烧了给你退烧药，细菌感染了给你抗生素。西医注重于治疗，不太注重调养和预防。

总之，中、西医在治疗上存在差异，但是只要具有真实效果，对疾病有好的疗效，那就应该是包含了科学真理，应该予以重视。西医准确诊断，中医辨证治疗，中医和西医在诊断和治疗方面有着很强的互补性。

四、循证医学

"随机双盲安慰剂对照试验"是西医用来检验治疗方法和药物疗效证据的王

牌，是经典科学实验方法。这种方法毫无疑问是一种相对比较客观的科研方法，它含有"随机""双盲""安慰剂"和"对照"诸多因素，严谨且严格。同时又需要疾病的大样本病例数，才可证明疗效可靠。

中成药多是在中医药基本理论指导下，是经过大量的临床实践，证明其安全性、有效性的基础上开发的产品。因而在临床上得以广泛使用。在中成药临床研究中普遍存在结局指标不一致、不规范、不公认、随意性等问题，以往在开展中医药系统评价/Meta分析为主的二次研究中，往往因为同类研究结局指标不一致，导致研究数据不能合并。此外，结局指标缺乏临床重要性、测量方法不规范、观察周期短、主观性指标多、指标缺乏公认等问题。特别是大多采用百分率表示"有效率"指标，是中医临床研究中普遍存在的问题。因此，中成药临床试验结局指标的不合理性是导致中医临床研究实用价值不高的主要因素之一。

2021年2月，中华中医药学会审核发布了《中医药临床试验核心指标集研制技术规范》，结合中医特点和国际核心指标集最新研究成果，构建了结局指标条目产生方法、指标域确定方法、核心指标条目遴选方法、核心指标一致性认定方法等。《技术规范》的实施将加快中成药临床研究与国际临床试验研究"金标准"接轨的进程。

第三节　中西医药的相互渗透与融合

一、中西医结合——中国特色医疗模式

中西医结合是将传统的中医药理论、方法与西医西药的理论、技术相互渗透有机结合，建立创新的且具有中国特色医疗模式的新医学。1952年，毛泽东提出了把中医中药的知识和西医西药的知识结合起来，创造中国统一的新医学、新药学。从此，中西医结合逐步发展为独立学科，经过近半个世纪的不断发展，建立和完善了中西医结合人才、临床、科研体系；拥有了独立的中西医结合医院；学会；出版发行几十种中西医结合学术期刊和大量医学专著；医学高等教育设置了

中西医结合专业，培养了一大批专业人才；国家大力倡导"西学中"，大批西医医生通过参加西医学习中医培训班或短期培训学习中医药专业知识，国家卫健委规定：经过不少于1年系统学习中医药专业知识并考核合格后，遵照中医临床基本的辨证施治原则，可以开具中成药处方；国家还制定了中西医结合执业医师考试及技术职称考试制度；全国各地涌现出一批中西医结合各学科专家和学术带头人，取得了为世界医学界所瞩目的研究成果，他们将研究成果应用于临床实践，使得广大患者从中获益。大力发展中西医结合已成为发展中国医疗卫生事业的一项重要的工作方针。

二、中西医融合汇通

在中医药现代化的大背景下，中西医结合是传统医学为适应现代科学发展的必然。借鉴、吸收现代科技、生物医药的原理、方法和技术，对于促进中医药理论的创新及指导中医药的临床应用都显得尤为重要。上海中医药大学陈晓乐团队应用现代医学对中医药诠释了对包括机体平衡稳态、脏腑关系、病因发病、辨证方法、组方配伍、药性药理等，中医和西医共通之处。

1. 中医阴阳学说阐述生物体内稳态的相互关系：中医的阴阳平衡学说与西医的稳态系统理论分别是中西医两大医学体系的基础和核心。稳态的维持是通过神经、体液和自身调节的参与，物质与能量以反馈控制的形式实现的。用中医阴阳学说可以阐述生物体内稳态的相互关系，认为中医的阴阳概念为缺少整体统一性的现代医学的理论体系提供了一个智慧的架构，借助阴阳学说来归纳阐述生物体内对立统一、动态平衡的制约关系，从而超越微观，形成了独特的整体统一的理论体系。

2. 中医五脏调控系统阐述西医的脏器关系：中医的各个脏腑皆是物质与功能的统一体，都涉及多系统的部分结构和功能，均在神经、内分泌、免疫等系统内有所划分和交叉，并且通过系统内的结构联系和系统间的信息传递，对人体各系统、器官、细胞进行多层次地调节和整合。例如：肾阳虚与神经-内分泌-免疫网络；络病理论与微循环系统；肝脾相关理论与肠-肝轴学说；心-脑-肾-子宫生殖轴与下丘脑-垂体-卵巢轴等。

3. 中医发病病因学说诠释西医的致病理论：中医病因认识根植于整体直觉领悟法。以中医整体思维宏观把握，了解发病过程中可能作为病因的客观条件并以临床表现为依据推求病因，揭示机体的微观变化，阐明疾病的病理机制，升华原有的理论体系，从而更好地指导疾病的防治。例如：疠气与流感病毒；癌毒与基因突变致癌；伏邪与肿瘤循环细胞；痰瘀互结与粥样斑块等。

4. 中医辨证阐述疾病诊断：基于疾病与证候的特征性分子物质群，借助现代医学先进的检测手段、系统生物学技术，不仅能够将其用于疾病分期分型诊断，而且可以用于中医的辨证分型，在分子层面，中西医可以找到病证诊断的"共同语言"。

5. 中药配伍：中药配伍理论和"君臣佐使"组方原理阐述西药或中西药组方的"增效减毒"作用。

6. 中药药性理论诠释西药药理：岳凤先认为中药具有四气五味、归经、升降浮沉的特性，这不仅是中医药学理论体系对中药性能的特殊表示方法，而且是对其所含化合物的功效规律概括，西药与中药具有物质同一性和疗效一致性，由此提出"西药中药化"的论点，并取得了一些成效，将现有西药放在中医药学理论体系中进行研究，使之具有中药的理论、特性和功效内容，从而获得现代科学化中药，不仅能为西医使用，也能被中医按中医药理论来使用。

总之，中医学和现代医学相融合，从而构建汇融中西医学的"精准医学"，必将成为促进中医药发展的有效途径，能够更好地服务于临床。

三、中成药是中西医相互融合的产物

中西医药不仅仅是在理论、技术和方法相互为用，治疗药物中药与西药同样在相互借鉴中实现一定程度的融合。近代中西医汇通倡导者施今墨先生主张中西医病名应该统一，认为首先应将西医对疾病的命名引入到中医的范畴之中。他研制的许多中成药方剂，如气管炎丸、神经衰弱丸、高血压速降丸、感冒丹等，都是以西医病名命名。随着时代的进步与发展以中成药为代表的中西医相互融合与时俱进不断深化，其特征主要体现在四个方面：

1. 传统中成药剂型多为丸、散、膏、丹，现代中成药通过先进的中药有效成分提取、制造技术与生产设备的加持，已囊括了大部分西药剂型，例如：片剂、胶囊、口服液、滴丸、注射剂、贴敷剂等，完成了中成药在剂型上与西药的全面接轨。不仅还提升了药品的疗效，同时为广大患者携带和服用带来极大的方便。

2. 中成药组方策略发生变化，即考虑中医辨证还要融合西医辨病；即遵循"君臣佐使"组方配伍，还要关注有效成分、作用靶点等。中成药上市前研究，通常采用建立动物模型的方法来验证中药和方剂的药理机理，还需要通过临床循证医学试验获得有效性、安全性证据。

3. 中成药的使用更具有开放性特征，不仅中医可以处方，具有一定中医专业知识的西医也可以处方。中成药药品说明书充分体现中西医药的相互融合。例如中成药"补益强心片"是由人参、黄芪、香加皮、丹参、麦冬、葶苈子6味中药组成方剂，药品说明书中功能主治为："益气养阴、活血利水。用于冠心病、高血压性心脏病所致慢性充血性心力衰竭（心功能分级Ⅱ－Ⅲ级），中医辨证属气阴两虚兼血瘀水停证者。症见心悸、气短、乏力、胸闷、胸痛、面色苍白、汗出、口干、浮肿、口唇青紫等。"其中包含了中医的辨证与治则，还包含了西医的辨病（冠心病、高血压性心脏病）所致慢性充血性心力衰竭（心功能分级Ⅱ－Ⅲ级），从而为西医使用该药治疗慢性心衰提供了处方依据。

4. 单一的药物分子的西药在治疗疾病时往往会产生副作用和耐药等，从而影响预期疗效，使用西药的同时配合中成药的思路和治疗方法被广大西医认识和采纳。西医对于许多疾病的治疗实践中，中成药已被纳入到治疗方案。从大量临床研究文献报道的使用方法，通常采用西医常规治疗药物加载使用中成药，显示出了中药多成分、多靶点和多途径整体调节的作用特点和药效优势。例如，癌症的治疗，通常采用西药联合中药进行治疗，可以减轻西药化疗的毒性反应，增强患者对化疗的耐受力，提高疗效，改善病人的生存质量。因此，对于中成药企业，如何做好面向广大西医的推广工作就显得尤为重要。

第四章 中西医中成药处方决策

第一节 处方决策依据

医生对患者经过一定的诊断与评估确诊后进入到治疗环节，药物治疗是必不可少的治疗手段。针对不同药物医生处方原则是不同的。

中医处方中草药，是在辨证施治基础上依照中药处方的组方原则：君、臣、佐、使，选择不同的中药材饮片煎煮后服用或配方颗粒冲服。君药：是针对主病或主症起到主药治疗作用的药物。它体现了处方的主攻方向，其药力居方中之首，是组方中不可缺少的药物。臣药：一是辅助君药加强治疗主病和主证；二是针对兼病或兼证起治疗作用的药物。佐药：一是佐助药，治疗兼证或次要症状的药物；二是消除或减缓君、臣药的毒性。使药：一是引经药，是调和药性的药物，如方剂中常用甘草、大枣以调和药性等。

无论中医还是西医对于中成药通常是根据诊疗的需要，按照临床诊疗规范和药品说明书中药品的适应证、药理作用、用法、用量、禁忌、不良反应和注意事项等做出处方决策。临床诊疗规范包括临床诊疗指南（循证指南）、专家共识。此外，中成药制药企业提供的药品研发以及上市后高质量研究成果和文献资料等相关信息，也是医生处方决策重要参考因素。

一、临床诊疗指南

美国医研所（IOM）2011 年 IOM 的定义："通过系统综述生成的证据及对各种备选方案进行利弊评价和权衡之后提出的最优推荐意见。"该定义强调了循证医学方法的重要性，要求在寻找相应的证据和通过系统的文献评价、权衡利弊后提出推荐意见，称为循证指南。通常也称为临床实践指南（CPG）或临床诊疗指南（CPG）。

临床诊疗指南是系统开发的多学科临床指导意见，可以帮助临床医生对特定的临床问题做出恰当处理、选择和抉择。在临床诊疗指南应用中依据推荐意见强度确定是否应用于临床。如果患者的病情符合指南推荐，应该尽量采用指南的建议，特别是强推荐的意见，证据等级来自 A 级的指南意见更要优先考虑和应用，没有特殊的理由不应该拒绝应用。如果是弱推荐或证据等级很低，可以不考虑使用。

全国高等院校教材《循证医学》第三版，临床实践指南的循证评价与应用一章指出"在临床实践中，基于循证问题进行证据检索，首选的证据当属临床实践指南。临床实践指南（CPG）一般是以最高证据级别的大样本的随机对照临床试验（RCT）和系统性评价（SR）或荟萃分析（MAST）为依据，经专家讨论后由专业机构或学会制订，具有权威性，对临床医学实践具有重要的指导意义。它能帮助医生更合理地制订临床决策，并有助于减轻患者的医疗负担。当临床医生遇到一个具体的临床问题时，首先寻找和使用 CPG，如果 CPG 无推荐则寻找系统综述，如也无系统综述证据则寻找原始研究证据或者进行临床研究。"其中包含了三层意思。一是 CPG 可以指导医生临床诊断评估与治疗决策，其中包括对于药物使用。二是选择药物时，应首先选择 CPG 推荐使用的药物。如果医生使用未被推荐的药物则需要依据高质量的相关文献的定量（Meta 分析）与定性方法（文献综述）获得的结果和结论做出药物使用决策。三是如果以上均缺失则需阅读和参考该药物原始研究资料包括 I、II、III 期临床实验；也可以设计实施高级别证据的临床实验，例如，多中心随机双盲临床实验等。依据相应的结果与结论决策使用。

根据中国国情，临床诊疗指南有三个版本，分别为西医临床诊疗指南、中医临床诊疗指南、中成药临床应用指南。在阅读三个版本指南时会发现在术语和定义、流行病学、临床表现、诊断与鉴别诊断以及设定的相关指标、标准等均采用西医实践进行描述；所不同的是在病因病理和药物治疗部分。在西医临床诊疗指南中有关药物治疗相关内容均推荐使用西药，很少有中成药被推荐使用。原因主要是循证证据这一评价药物疗效的"金标准"的可信程度存在差异。西医指南推荐的药物尤其是高等级证据的药物往往来自于美国指南、欧洲指南，这些药物大多通过国际多中心大样本病例随机对照的研究方法，对结果进行系统观察和评价以得到真实可靠的结论，中成药与之相比暂时还存在较大差距。目前循证医学方法评价中成药的疗效取得了一定进展，中医药治疗心血管疾病多个循证医学研究已经以荟萃分析的方式在《美国心脏病学会杂志》上发表。希望不远的将来中成药临床有效性和安全性的证据欠缺等障碍得以消除。

中医指南和中成药应用指南中以辨证施治为治疗原则列入多个中成药治疗方案。例如中成药"补肺活血胶囊"，药品说明书中功能主治"益气活血，补肺固肾。用于肺心病（缓解期）属气虚血瘀证，证见咳嗽气促，或咳喘胸闷，心悸气短，肢冷乏力，腰膝酸软，口唇紫绀，舌淡苔白或舌紫暗等。"该中成药被列入《中成药临床应用指南》呼吸系统疾病分册、感染性疾病分册；《中医临床诊疗指南释义》呼吸病分册。推荐用于治疗慢性阻塞性肺疾病、肺心病、慢性呼吸衰竭和肺纤维化/肺痿。当中医医生面对诊断为此类疾病的患者将会依据指南做出正确的处方决策。

二、专家共识

专家共识是由一组临床专家开会讨论，将一次或多次开会讨论后达成的共识形成推荐意见作为指导临床决策的文件。临床专家共识特征，是专家依据自身的临床经验和主观意见作为确定适用性的基础，就某临床问题或疾病诊疗达成共识，为某一特定临床问题提出指导性建议。

临床专家共识虽然也纳入了研究证据，但未将推荐意见与相关证据的质量明确地联系在一起，仅适用于临床在证据缺乏或质量不高时对临床实践进行指导。由于中成药面临证据质量不高导致证据等级较低，制定临床诊疗指南面临很大困难。当中成药临床试验无法为临床实践指南制订提供充分的循证医学证据的时候，先制订临床专家共识显然比制订临床实践指南更符合实际，也更易于操作。

专家共识的制订和临床应用，可以为进一步规范临床中成药的应用提供技术指导，也有利于下一步临床研究的开展，为临床指南的制订和修订提供证据。有资料报告，近十年我国专家共识数量逐年增加，达到7000千多篇，从中国知网或万方数据库检索发现其中包含有相当数量的就某一中成药制定的专家共识。专家组的成员不仅有中医专家也有西医专家，对西医使用中成药给出了推荐意见。由于相较于临床诊疗指南门槛较低，制定相对容易些，就不难理解当前很多中成药制药企业市场部或医学部都在推进临床专家共识工作，以此争取更多的西医医生处方中成药。

三、药品说明书

临床诊疗指南、专家共识为临床医生处方中成药治疗疾病决策提供了依据。但是具体到处方的某种药物，尤其西医在没有指南或共识推荐情况下，选择或处方中成药时，药品说明书是不可或缺的重要依据和临床合理用药的主要参考，是药品安全性、有效性等信息的重要载体。同时也是药品上市前，包括药理学、毒理学、药效学、Ⅰ、Ⅱ、Ⅲ期临床实验等研究结果与结论浓缩版本。

中成药药品说明书分为处方药和非处方药说明书两这个版本。分别按照国家食药监局颁布的相关指导原则、规范细则、说明书格式等要求撰写。通常中成药药品说明书内容包括：通用名称；成份；性状；功能主治；规格；用法用量；不良反应；禁忌；注意事项；药物相互作用；药理毒理；贮藏；包装；有效期；批准文号；企业名称和企业地址。西医医生阅读说明书时首先关注适应症／功能主治和药理毒理；其次是不良反应、禁忌、注意事项；处方时还需要关注用法用量。

中成药说明书对适应症／功能主治采用的是中西医两种语言进行表述。中医语言包括：中医辨证和中医治则；疾病名称及适应症往往用西医语言表述。药理毒理部分是基于现代中药药理学实验、药效学、毒理学实验研究，方法涵盖了动物模型的建立；设定了血清药理学等往往被西医医生关注的指标与结果。不良反应、禁忌、注意事项属于对药品安全性的提示。2015年以前，中成药说明书不良反应为"尚不明确"的占大多数。2015年，修订后的药品说明书《规范》规定不得出现"尚不明确"缺项。

总之，整体看中成药药品说明书内容表述体现的是中西医结合，而且西医语言表述内容占据大部分。提示：中成药药品说明书为指导西医医生处方中成药，提供助力和增加了机会。

四、药企提供药品信息

医生通过何种渠道了解中成药及相关药品信息，医生需要获得有关中成药哪些信息。笔者就两个问题曾访谈过多位西医临床专家和医生，得到的一致答案，一是药品说明书；二是来自制药企业通过科室会讲解；三是医学论坛及学术会议等。需要获得制药企业提供中成药信息主要包括四个方面内容，按照关注顺序依次为：临床疗效，药理机制、安全性、价格。其中关于疗效和安全性评价，需要循证医学证据级别较高的临床实验或荟萃分析（Mast）予以佐证；药理机制应通过科学的药理学实验技术在分子、细胞水平；免疫学（细胞免疫、体液免疫）、病理生理学方面研究，阐释药物作用的不同靶点，充分体现中成药多靶点作用的优势。关于价格是指一方面患者可以承受，另一方面疗效与价格匹配，要有好的"性价比"。

西医临床专家和医生普遍的看法是多数中成药制药企业未能提供符合上述要求的产品相关信息资料，未能满足临床医生的需求，导致西医医生处方中成药动力不足。原因主要在于制药企业处方药营销战略顶层设计，是建立以产品销售为导向面向终端的营销策略，还是建立以学术推广为导向面向医生的营销策略。

前者追求医院终端市场的覆盖及占有率，考核指标设定销售数量和销售额，为此，招募大量经销商、代理商瓜分医院市场，采用非学术的灰色促销方式获得临床医生处方。例如，市场部缺乏即具有营销理论和实践，又具有医学背景的产品经理或医学经理等专业推广人员。导致制作拜访用的产品DA、文献汇编、科室会PPT等，内容远离西医医生的认知与需求。产品定位一是"不医学"二是"不精准"，通常采用的是类似广告或口号式的语言。主诉求则罗列了西医看不懂的中医症候、辨证与治则；疗效展示多采用证据等级较低的文献或出自基层医院不具循证说服力的用药体会文章。这样的文章往往不会被医生关注或仔细阅读，甚至会给医生留下对产品的负面印象。再如科室会是临床学术推广常用方式，看似普通实则非常重要。一则它是企业直接向临床处方医生传递药物学术信息和合理用药知识以及为医生解疑释惑获，以得到医生对药品认同最佳机会，同时也是展示企业专业形象扩大品牌影响的舞台。然而一些企业虽然经常召开科室会，但多以与医生建立客情为出发点，科室会流于形式而错失良机。

后者以学术推广为导向，以满足临床医生诊疗疾病需求和患者获益为目标。

自建营销团队，通过真正意义上的学术推广引导医生从开始尝试处方到持续处方，最终形成处方习惯。即可规避外部环境改变给企业带来风险的同时，还能帮助销售业绩实现稳步及持续提升。

总之，中成药在"指南堵点"现实面前，药品生产企业提供药品信息无疑为临床医生处方中成药提供了决策依据，制药企业应当把握这一机会通过专业的学术推广拉动产品业绩持续增长。

第二节　西医中成药处方策略

一、西医对中成药认知

西医与中医对中成药的认知存在较大偏差，一是中成药成分复杂，发挥药效的成分难以确认；二是药理机制缺乏严谨的动物和理化试验，结果和结论很难达成普遍一致的共识。难以出现像西药中例如抗高血压药，血管紧张素转换酶抑制剂（ACEI）（代表药：卡托普利）和血管紧张素Ⅱ受体阻滞剂（ARB）（代表药：缬沙坦）；消化系统胃溃疡的抑酸药，质子泵抑制剂（代表药：奥美拉唑）；H2受体阻断剂（代表药：雷尼替丁）。即具有国际学术界公认的药理机理，还具有在一定时期引领临床治疗方案的首选和权威性、科学性、普遍性。三也是最关键的，大多数西医医生遇到适合的病例会尝试处方或经常处方，在临床实践中确实看到了中成药在治疗一些慢病和疑难杂症的疗效，他们对疗效的判断凭借的是自己的用药经验。因此非常希望临床应用有确切疗效的中成药被诊疗指南推荐，以增强处方的信心和底气。但是西医医生所看到的中成药临床试验文献报道等，会使他们感觉到相较于西药的临床试验研究，在循证医学"金标准"面前，往往是证据质量不高，疗效不能重复，这也是中成药很难进入西医诊疗指南作为一线药物被推荐的原因。

二、西医中成药使用方法

西医医生中成药的使用通常采用"常规治疗联合中成药"；"规范化治疗联合中成药"；"一线治疗联合中成药"方案。将中成药作为常规治疗（UCT）的"辅助"或"补充"。

常规治疗（UCT）是指不变的固定的治疗，是大家都采用的，公认的，应用广泛的治疗；规范化治疗指某种疾病治疗以诊疗指南为指导的规范化常规治疗；一线治疗的意思是对于某个疾病使用对该病最有效，最敏感的药物。一线药物是建立在严格的循证医学证据、对疾病敏感、副作用相对比较小基础之上，临床应用成熟的药物。在没有其他并发症和禁忌症时，首先选择一线药物进行治疗。二、三线药物作为备选。以上的"常规治疗"；"规范化治疗"和"一线治疗"治疗药物均为西药。

检索中成药疗效临床试验研究文献，会发现绝大多数试验方法，采用的是西药常规治疗加载中成药的试验组与西药常规治疗组进行组间对照。例如，文献中的研究方法多描述为"本试验采用前瞻性随机对照的研究方法，将符合本实验纳入标准的患者，随机分为2组，治疗组在常规治疗基础上给予某某中成药口服，对照组采用西药常规治疗方案。"由此可见，西药加载中成药是大多数西医医生处方中成药的"规定动作"。同时也提示了中成药在一定程度上对常规治疗具有增强疗效的作用，被西医视为中成药的优势所在。

在此提示医学经理在制定临床推广方案和上市后临床试验方案时，常规治疗方案的选择尤为重要。一旦加载常规治疗试验确切有效，获得广大医生认可并广泛推广使用，将会对产品带来巨大收益。理想的常规治疗药物需要满足两个条件。一是临床诊疗指南推荐的一线药物；二是临床广泛使用且具有庞大的处方量。中成药与之联合既可以保证疗效患者受益，同时借由常规治疗药物市场规模"借船出海""借势成长"。

第五章　中成药产品精准定位

第一节　产品定位

一、产品定位概念

营销学广义上的"定位"理论出自美国商业战略大师，被誉为现代营销理论奠基者的艾·里斯。1972 年，艾·里斯和杰克·特劳特在《广告时代》杂志上发表《定位新纪元》一文，"定位"一词从此进入人们的视野。1981 年，里斯和杰克·特劳特所著《定位》出版，目前已被译成 17 种文字出版。定位理论的出现，改变了人类"满足需求"的旧有营销认识，如何进入顾客心智以赢得顾客的"定位"才是赢得竞争的关键所在。

里斯和杰克·特劳特定位的定义是，"在对本产品和竞争产品进行深入分析，对消费者的需求进行准确判断的基础上，确定产品与众不同的优势及与此相联系的在消费者心中的独特地位，并将它们传达给目标消费者的动态过程。"

里斯和杰克·特劳特定位理论核心是，"定位要从一个产品开始。产品可能是一种商品、一项服务、一个机构甚至是一个人，也许就是你自己。但是定位不是你对产品要做的事。定位是你对预期客户要做的事。换句话说，你要在预期客户的头脑里给产品定位。旨在确保产品在预期客户头脑里占据一个真正有价值的地位。在我们这个传播过度的社会里，想要解决说话有人听的问题，定位同样也是首选的思路。"

二、产品定位目的

"每个产品都需要一句话来表述它与竞争对手之间的区隔。"它不仅是一个想法，还是一个可以迅速进入潜在顾客心智的想法或概念，也就是无可置疑的"rock"（岩石）。只有精准的定位，简洁的概念才能够从海量的同类产品之中脱颖而出，第一时间抢占消费者的头脑。就是要在目标客户的心目中为产品创造一定的特色，赋予一定的形象，这个形象和地位应该是与众不同的给消费者选择产品时制造一个决策捷径。以适应顾客一定的需要和偏好。

产品定位的目的就是针对竞争产品确立最具优势的位置。通过营销来促成客户或消费者产生购买行为，给客户或消费者选择产品时制造一个决策捷径。既要考虑客户或消费者价值，满足了客户或消费者什么需求，同时又要考虑是否符合公司的战略目标，为公司创造了什么价值，例如利润、客户或消费者增长等。产品定位对于产品推广有着至关重要意义，成功的产品定位代表客户或消费者真实的需求，它会带来成功的营销，失败的产品定位必然导致产品的失败。

第二节 中成药产品精准医学定位

一、精准医学定位概念

中成药属于医药范畴，是有别于其他所有商品属性的特殊商品。广义的商品需要直接满足客户或消费者的需求，药品尤其处方药的消费决策来自于处方医生而非直接来自消费者即患者，只有医生处方，才有患者产生消费行为并获益。依据里斯和杰克·特劳特特定位理论，定义中成药产品精准医学定位，是在对中成药产品和竞争产品进行深入分析，对处方医生的需求进行准确判断的基础上，确定产品与众不同的优势及与此相联系的在处方医生心中的独特地位，并将它们传达给目标处方医生的动态过程。

二、精准医学定位核心

如前所述，中成药品种繁多，不同于化学药成分单一。中成药往往组方中将中草药稍作调整或加减就可以成为一种新的药物。在同一治疗领域乃至同一种疾病会有多种中成药共存，同质化是中成药市场竞争的突出特色。加之产品缺乏市场细分和满足西医医生治疗需求的差异化精准医学定位和学术主张，采用的是非专业学术推广的灰色促销等短视操作，加剧了竞争强度。因此，相对于普通商品对中成药产品定位需要强调"精准"和"医学"。

"精准"是指用"言简意赅"的一句话概括能够触发处方医生关注，产生尝试处方的意愿进而通过临床实践的验证逐渐形成处方习惯，最终印刻在医生头脑中的产品诉求。

如何做到"精准"，需要借助"医学"。需要对中成药所涉及的所有医学有关的问题进行深入探讨与全面系统研究，包括：流行病学（判断市场潜力和细分市场）、病理生理学（药物作用靶标）、药物治疗学（寻找处方机会）、中药现代药理学（药物作用靶点）、循证医学（临床疗效、安全性评价）。在此基础之上归纳该中成药学术主张，再经提炼和文字创意概括出"一句话"。由此可见"医学"是定位的支撑，"精准"的定位构建于"医学"之上。

三、精准医学定位意义

笔者曾经的一个案例，是为中成药补肺活血胶囊产品进行精准医学定位。该药组方由黄芪、赤芍、补骨脂三种中药成分组成。药品说明书规定的功能主治为"益气活血，补肺固肾。用于肺心病（缓解期）属气虚血瘀症，症见：咳嗽气促或咳喘胸闷，心悸气短，肢冷乏力，腰膝酸软，口唇紫绀，舌淡苔白或舌紫暗等。"

就适应症"肺心病（缓解期）"而言，面临两个难题。一是市场容量小，二是西医医生处方的动力不足。经检索流行病学文献和召开临床专家、医生访谈会，获得的信息是近年以来肺心病患病率较低，药品市场潜力与容量均受到限制。提示了若该药品仅局限在肺心病（缓解期）这一细分市场，产品发展前景不容乐观。

从西医的视角分析，以西医医生对肺心病（缓解期）的认知与中医理论为基础的描述不能建立起必然的联系。主要体现以下三个方面。首先西医难以将三味中药单药或组方的功能主治与临床诊疗指南推荐的治疗药物（西药）作用机制和循证证据建立联系。二是西医对于肺心病（缓解期）的病因、发病机制、病理生理等和治疗原则与中医"辩证"，"益气活血、补肺固肾"、"气虚血瘀症"难以进行关联。三是西医循证医学证据关注的指标与中医症候学指标存在较大差异，导致疗效评价指标和证据常常受到西医质疑。

临床专家、医生访谈会得到的信息是补肺活血胶囊处方大多来自慢阻肺（COPD），并且获得了很好的疗效。为此检索 COPD 流行病学文献。COPD 目前居全球死亡原因的第四位，世界银行 / 世界卫生组织（WHO）公布，至 2020 年，COPD 将位居世界疾病经济负担的第五位。在我国 COPD 同样是严重危害人民身体健康的重要慢性呼吸系统疾病。一项对我国七个地区 20245 人群调查，COPD 患病率占 40 岁以上人群的 8.2%。可见其患病率之高是十分惊人的。另一项调查显示，北京农村地区慢性肺心病在 COPD 患者中的患病率为 18.92%，占 40 岁以上人口的 1.72%，男性多于女性，随着年龄的增加肺心病的发病率增加，70 ~ 79 岁者肺心病患病率达到 55.24%。

关于肺心病与 COPD 的关联性，钟南山主编《呼吸病学》一书中指出"随着COPD 的进展，外周气道阻塞、肺实质破坏及肺血管的异常等减少了肺气体交换能力，产生低氧血症，以后可出现高碳酸血症。长期慢性缺氧可导致肺血管广泛收缩和肺动脉高压，常伴有血管内膜增生，某些血管发生纤维化和闭塞，造成肺循环的结构重组。COPD 晚期出现的肺动脉高压是其重要的心血管并发症，并进而产生慢性肺源性心脏病及心力衰竭，提示预后不良"。由此可见，COPD 与肺心病转归存在必然的内在逻辑关系，COPD 是导致肺心病（缓解期）复发的非常重要因素之一。提示了影响 COPD 进程可以减少肺心病（缓解期）复发。这就不难理解补肺活血胶囊处方大多来自 COPD 患者。从而也帮助将补肺活血胶囊细分市场定义为 COPD，补肺活血胶囊市场容量得到了延展与扩增。精准医学定位由肺心病（缓解期）治疗转化为围绕 COPD 相关研究展开。

有关补肺活血胶囊药理机制和循证医学研究，首先认真研究和复习 COPD 发病机制病生理学等理论，找到和明确药物作用的靶标；借鉴网络药理学思路检索黄芪、赤芍、补骨脂三种中药成分现代实验药理学证据，从其中近百篇文献中捕获相对应的作用靶点，总结归纳该药现代药理机制。二是检索临床循证医学文献，获得了补肺活血胶囊治疗 COPD 的循证证据。三是上述研究基础上，基于 COPD 与肺心病的逻辑关系，提炼并加以文字创意，精准定位为："减少复发·保肺安心——影响 COPD 进程减少肺心病复发之选"。

企业围绕产品定位和学术主张开展了系列专业学术推广活动获得了临床专家、医生的认可。某著名呼吸科专家将其上升为"肺心同治"的理论高度予以肯定。补肺活血胶囊已进入多个临床诊疗指南，包括《国际中医临床实践指南·慢性阻塞性肺疾病（2020 年）》、《慢性阻塞性肺疾病中医诊疗指南（2019 年）》、《中成药临床应用指南·呼吸系统疾病分册（2016 年）》、《中医临床诊疗指南释义·呼吸病分册（2015 年）》、《中成药临床应用指南·感染性疾病分册（2015 年）》、《慢性肺源性心脏病中医诊疗指南（2014 版）》，被推荐用于治疗慢阻肺、肺心病、肺纤维化、慢性呼吸衰竭等呼吸系统疾病。令人欣慰的是西医医生处方量获得显著增加。不难看出对中成药产品精准医学定位可以起到了四两拨千斤的作用。

第六章 中成药产品精准医学定位路径

第一节 准备阶段

一、医生调研

中成药是通过临床医生处方达成患者疾病的治疗，所以要始终坚持以医生为中心，要像医生一样思考，医生调研是不可或缺的重要环节之一。首先从营销维度，需要探寻医生的日常诊疗中患者数量和疾病构成，将所获得的数据进行分类与推总，可以帮助判断本企业产品的处方潜力；还需要了解到医生处方中成药的用药原则和处方常规，帮助我们获得诸如，企业自身产品和竞争产品的地位、优劣势、处方原因与机会等信息，为企业制定和调整推广策略提供有价值的参考。二是从产品医学定位的维度，了解到最新的医学进展和动态信息，获得医生对企业产品医学定位方向与市场细分等建议。以临床医生为对象定性调研是中成药精准医学定位的第一步。

1.定性调研概念

关于定性调研，英国人伊冯娜·麦吉恩《市场调研实务》的定义是，市场和社会调研是这样实现的，调研中基本的方法论主要是通过观察、访谈、唤醒回忆而不是测量来达到理解的目的，资料收集过程包括开放式、间接的手法（不是结构化的问卷），而且最后的数据分析结果是描述性的而非统计性的。定性调研最主要的方法是访问资料收集法包括小组讨论、深度访谈和专题研讨会。定性调研符合探索性和描述性调研要求，并适用于复杂问题的调研。

基根（2009）将定性调研描述为一种关于"理解个体和群体思考及行为方式

原因"的调研。布兰斯威特和帕特森（2011）认为定性调研是"和消费者一段直接的对话"，同时对话以被调研者积极倾听的方式支持；它需要调研者和被调研者之间的协调一致，以"一种思想的合并"来获得可以被用于推测市场问题的见解及见解的可能性。

定性调研是在一群小规模、精心挑选的样本个体上的研究，该研究不要求具有统计意义，但是凭借研究者的经验、敏感以及有关的技术，通过观测、分析，有效地洞察研究对象的行为和动机，以及他们可能带来的影响等。由于它只要求对研究对象的性质做出回答，故称定性研究。定性研究的主要形式有小组座谈会和一对一深度访谈。

2. 定性调研特征

定性调研有以下特征：定性调研不采用问卷形式，是小规模（小组，8-10人）对特定招募的个体的研究。是通过参加讨论人员的视角和经验理解他们行为的意义和他们对事物的看法；定性调研是凭借研究者的知识、经验、敏感，在涉及问题讨论中有效地洞察、捕捉到研究对象的真实表述和亮点；定性调研就是用文字来描述现象，有别于用数字和量度来描述的定量研究，分析方式上以归纳为主不要求有统计学意义；成本低。

3. 定性调研方法

（1）小组访谈会（FGD）

过程包括：设计引导性的访谈的内容提纲；选择和安排会谈对象；收集信息和分析内容；得出探索性研究的结果。具体做法是在调研目的被明确定义前提下，通过招募一组（8-12人）具有代表性的人员或消费者，在一个装有单向镜、录音、录像设备、配备速记人员的会议室里召开圆桌会议。由一名主持人负责提问和引导讨论，在主持人组织带有目的性的引导下就某个专题进行讨论。访谈会一般分为两个阶段，前半段访谈是标准化的，主持人根据设立好问题对每一位参会者采用同样的用语和同样的提问顺序对小组成员发起提问，以获得小组每个成员的经验、需求、心理和行为等重要特征；后半段可以互动式随意性的交流，类似头脑风暴，做到受访者都能够畅所欲言。这些讨论是希望集思广益，问题通常是开放式的问题。通过互动讨论可以同时获取更多被访者的反馈，互相讨论也能激发更多的想法和意见，可以在一场小组会中通过多个不同受访者的看法以获得有价值的信息。会议时间一般控制在 1 小时。

（2）深度访谈（DI）

是一对一的访问形式，是访问者和被访问者二人进行对话。在深度访谈中，由掌握高级别访谈技巧的访问者对受访者进行深入的访谈。访问者通常会将问题设计为层层递进，用以揭示对某一专题的更深入的解析，包括态度、立场及敏感话题等，以期获得较为准确和深刻的答案。一般一个深度访谈在 45 分钟到两个小时之间，根据话题和需要的内容来决定。

二、知识整合

中成药产品精准医学定位之前，有必要对所研究中成药所涉及医学信息的系统性了解包括，病因、发病机制、病理生理和诊断、治疗、疗效评价指标与评价方法等；为之后阐释以发病机制为导向的中药药理作用机制研究和疗效与安全性评价奠定基础。要想很好的掌握以上知识，首先要求产品经理或医学经理学习和复习与疾病相关的医学理论，做好相关知识储备。主要包括一是基础医学（生理学、生物化学、免疫学）、桥梁医学（病理生理学、药理学）、临床医学（诊断学、鉴别诊断学、临床治疗学、循证医学）、中药学（中药药理学、中药学）等。二是需要了解将医学带入精准时代的基因组学生物技术、以"药物分子 —— 药物靶标 —— 疾病"为研究模式的中成药网络药理学等知识。相关知识来自于研究者自身医学教育背景和相关医学教科书、医学专著、文献的学习。三是要求产品经理或医学经理具备将与疾病相关的碎片化的医学理论与文献信息进行逻辑整合的能力。

第二节　论证阶段

一、药理机制

中成药多为由若干不同中草药组成的复方制剂，一般认为优势具有多靶点的优势，通过影响疾病对应靶标而发挥作用。中药复方体现了中医理论整体性和系统调控的思想和特点，研究中药复方的药理作用机制和药效对于医生临床用药具有积极的指导作用。一直以来中药复方研究是中医药研究的重点和难点。由于中药复方具有多成分、多靶点以及协同作用的特点，使得确切定义其作用机制极其困难。利用整体性思维的网络药理学方法研究中药复方，构建中药药效成分、疾病靶标、药物靶点网络，在基因、通路、分子水平研究药理作用机制、配伍规律等是当前中药复方相对可行的研究策略。

在对中成药精准医学定位过程中，药理机制研究是至关重要的内容之一。采用的研究方法，首先基于网路药理学思路对复方中个药进行拆方分析，通过建立和分析药物–疾病–靶点之间的关系网络；或以现代中药药理学实验获得的证据，阐释在疾病发生发展过程中每一味中药对关键靶点的作用。二是在此基础上对获得的单一中药作用机制进行组合即组方分析，使之构成多成分–多靶点–多途径整体作用机制系统。

二、循证证据

循证医学是临床疗效的"金标准"，也是印证中成药疗效的试金石，中成药的良好疗效如果能通过循证医学研究的验证得出令人信服证据以证明自身价值，必将会得到西医医生的认可。目前能够检索到的多数中成药循证证据分为两类，一类为上市前Ⅰ、Ⅱ、Ⅲ期临床疗效和安全性试验。尽管与采用多样本、双盲实验来检验药物疗效和安全性，但是距离能让西医医生信服的"金标准"还存在一定差距。但作为上市前的研究成果已被证实有效，还是可以作为有价值的证据。第二类为各种文献资料库中可检索到的上市后临床研究实验。其规范治疗加载中成药与单独采用规范治疗进行的临床疗效和安全性评价实验和 Meta 分析两类不失为具有可供参考的证据。

第三节 总结提炼

一、学术主张

《辞海》把"学术"定义为"较为专门、有系统的学问"。哲学上"学"的内涵在于能够揭示出研究对象的因果联系，形成建立在累积知识上的理性认知。"术"则是这种理性认知的具体运用。"主张"可以理解为以理论与实践为支撑创造性地进行认识、研究、评价的活动及其得出的具有创新性与独特性属性的结论。基于此，中成药学术主张的"学"是对中成药药理作用机制的探寻；"术"是基于中成药药理作用机制治疗疾病的疗效和安全性。"学术主张"则是建立在学术研究之上，通过归纳总结得出所研究中成药相对完整和独特的学术观点。学术主张内容构成了向临床医生传递的主要信息，同时也是日后学术推广工具如科室会 PPT、DA 的主要素材。

二、精准定位

美国著名学者艾·里斯和杰克·特劳特在《定位》中主张定位是极其简化的信息。指出在我们这个传播过度的社会里，最后的办法是传送极其简单的信息。传播和建筑一样，越简洁越好，你必须把你的信息削尖了，好让它钻进人们的头脑。你必须消除歧义、简化信息，如果想延长它给人留下的印象，还得再简化。

当今是信息爆炸的时代，借助互联网技术的发展，一方面现代科学技术包括医学诊疗技术发展的速度越来越快，新的知识和信息量迅猛增加。临床医生每天都在面对大量的医学和药物信息；另一方面当今也是"精准"的时代，医生由于工作繁忙很少有时间将碎片化的信息进行梳理与提炼，以获取最有用的信息。中成药精准医学定位可以做到将产品核心信息用一句话传递给医生。中成药精准医学定位既是过程也是结果。"过程"是指收集、筛选、整理有用的信息；"结果"则是"简化再简化"的信息。是将所研究中成药学术主张浓缩提炼为一句话。做到精准、精炼、易记忆，既要反映药品的作用机制和疗效，又要体现与竞争产品的差异化；既要理性又不失感性；即能够表达药品的学术内涵又能够彰显产品的专业品牌形象。

第七章　中成药药理作用机制研究

第一节　药物靶标与药物作用靶点

一、药物靶标

药物靶标是指体内具有药效功能并能被药物作用的生物大分子，如某些蛋白质和核酸等生物大分子。确定疾病有关的靶标是中成药药理机制研究的基础。选择药物作用靶标时，可以通过发病机制和病理生理作为寻找与疾病相关靶标的线索，重点考虑靶标的有效性，即靶标与疾病确实相关，从而判断药物与靶标是否存在关联，并且通过调节靶标的生理活性能有效地治疗疾病。中药作用靶标可以帮助我们在分子、细胞水平和整体动物水平进行药理机制研究。

二、药物作用靶点

药物与机体生物大分子（靶标）的结合部位即药物靶点。药物靶点是指药物在体内的作用结合位点，包括基因位点、受体、酶、离子通道、核酸等生物大分子。此外，有些药物通过其理化作用或补充机体所缺乏的物质而发挥作用。靶点是药物发挥疾病治疗作用最为重要的功能发挥者，是药物作用的源头。所以对中药活性成分的直接作用靶点的揭示与阐明是诠释中药作用机制的关键突破口，也是中药现代化研究的热点问题。现有药物中，超过50%的药物以受体为作用靶点，受体成为最主要和最重要的作用靶点；超过20%的药物以酶为作用靶点，特别是酶抑制剂，在临床应用中具有特殊地位；6%左右的药物以离子通道为作用靶点；3% 的药物以核酸为作用靶点；仍有 20% 药物的作用靶点尚有待进一步研究。

三、中成药相关药物作用靶点

1. 受体

1909 年，Ehrlich 首次提出受体（receptor）概念。受体在药理学上是指存在于细胞膜、胞质或细胞核内糖蛋白或脂蛋白构成能够同激素、神经递质、药物或细胞内信号分子结合并能引起细胞功能变化的生物大分子。不同的受体有特异的结构和构型。

受体分为两大类，分别为细胞膜受体（膜受体）和细胞内受体。受体本身至少含有两个活性部位，一个是识别并结合配体（能与受体特异性结合的物质）的活性部位，对相应配体有极高的识别能力。另一个是负责产生应答反应的功能活性部位，这一部位只有在与配体通过离子键、氢键、范德华力和疏水基团作用结合形成复合物变构后产生应答反应。由此启动一系列的生化反应，最终导致靶细胞产生生物效应。受体在与配体结合时，具有高度特异性、饱和性、高亲和性、可逆性等特性。

受体是细胞在进化过程中形成的细胞蛋白组分，能识别周围环境中某种微量化学物质（配体），首先与之结合，并通过信息转导与放大系统，触发生理反应或药理效应。

能激活受体的配体称为激动药，能阻断其活性的配体称为拮抗药。受体学说在药理学上为药物作用机制和新药的发展提供了重要的理论依据。例如，中药细辛含消旋去甲乌药碱最多，它具有兴奋 β1 受体作用，而 β1 受体主要分布在心脏、肠壁组织中，所以细辛可以被视为 β1 受体激动剂，用于治疗心肌梗死并发心力衰竭。

酶、载体、离子通道及核酸也可与药物直接作用，但是这些物质本身就具有效应力，严格地说不应被认为是受体。

2. 酶

酶是由机体细胞产生的具有催化活性和高度特异性的特殊蛋白质。酶有很多种，在体内分布极广，参与所有细胞生命活动，且易受各种因素的影响，是药物作用的主要对象。由于酶参与一些疾病发病过程，在酶催化下产生一些病理反应介质或调控因子，因此酶成为一类重要的药物作用靶点，对酶产生抑制、诱导、激活或复活作用。此类药物多为酶抑制剂，多数药物是通过抑制酶的活性而发挥作用。全球销量排名前 20 位的药物，有 50% 是酶抑制剂。例如质子泵抑制剂（PPI）通过抑制胃黏膜的 H^+-K^+ATP 酶（质子泵），抑制胃酸分泌，该药物已经超过 H2 受体阻断药，成为世界上应用最广的抑制胃酸分泌的药物；血管紧张素转换酶抑制剂（ACEI），抑制血管紧张素 I 转换酶活性而实现调节血压等。

酶与疾病有密切的关系，人体的许多疾病与酶的质和量的异常、酶活性的变化有关。当组织细胞损伤时，细胞内酶大量入血，使血清酶活性增高，或因细胞病变使其合成酶的能力下降，使血清中酶活性降低，都会导致酶催化的生物体内物质代谢发生紊乱。从血清酶的状况可以推测体内某种组织或器官发生病变（例如，可以比较血清和组织的酶谱）；测定血清酶的种类和相对数量，还可以判断病变的严重程度和观察疗效。因此，测定血清酶活性对疾病的辅助诊断、疗效评价和预后判断具有重要的临床意义。

近年来，中成药药理机制探索中以酶为靶点的研究取得了一些成果。例如，肖帆等中成药治疗 2 型糖尿病的靶点分布规律研究结果，16 种中成药所含 30 个中药当中茱萸、知母、黄精、泽泻具有抑制 α–葡萄糖苷酶类的作用。α–葡萄糖苷酶直接参与淀粉及糖原的代谢途径。这类酶的功能发生异常会导致代谢类的疾病。这类酶也是多种药物与抑制剂的作用靶点，用以调节人体内的糖代谢。由此可见，四种中药的作用靶点与糖尿病主要病理环节相契合，通过抑制小肠黏膜刷状缘的 α–葡萄糖苷酶以延缓碳水化合物的吸收，可以平稳降低餐后高血糖，而且安全性高，同时还具有降低心血管并发症发生率等特点。孙秀林中药黄芪药理作用研究发现，黄芪有效成分黄芪多糖能改善糖尿病心肌病，主要机制是黄芪多糖抑制胃促胰酶–血管紧张素 II 系统，从而抑制 Ang II 的主要信号通路 p-ERK1/2 活化诱导的心肌肥厚和纤维化。有研究证实，中药北五味子中有效成分为 r–五味子素、五味子素、五味子醇及五味子酯等成分有抗肝炎降转氨酶（GPT）的作用。

3. 离子通道

细胞不停地进行新陈代谢活动，就必须不断地与周围环境进行物质交换，而细胞膜上的离子通道就是这种物质交换的重要途径。大多数对生命具有重要意义的物质都是水溶性的，如各种离子，糖类等，它们需要进入细胞，而生命活动中产生的水溶性废物也要离开细胞，它们出入的通道就是细胞膜上的离子通道。离子通道由细胞产生的特殊蛋白质构成，它们聚集起来并镶嵌在细胞膜上，中间形成水分子占据的孔隙，这些孔隙就是水溶性物质快速进出细胞的通道。离子通道的活性，就是细胞通过离子通道的开放和关闭调节相应物质进出细胞速度的能力，对实现细胞各种功能具有重要意义。

离子通道是一类跨膜的、在多种组织细胞膜上形成的、能使带电荷的离子跨膜转运的糖蛋白。它能产生和传导电信号，对机体正常的生理功能有着重要的调节作用。主要的离子通道有 $Ca2^+$、K^+、Na^+ 及 Cl^- 通道，调节细胞膜内外无机离子的分布。通道的开放或关闭影响细胞内外无机离子的转运，能迅速改变细胞功能，引起神经兴奋、心血管收缩或腺体分泌。钙通道是最为常见的离子通道，其分布较钠通道更为普遍，各类可兴奋膜上都存在电压依赖性钙通道。钙通道在去极化时被激活，内向钙电流 Ica 参与动作电位的形成，内流的 Ca^{2+} 还在神经末梢兴奋－递质释放偶联中及肌细胞兴奋－收缩偶联中起重要作用。

有些离子通道就是药物的直接作用靶点，药物通过改变离子通道的构象使通道开放或关闭。例如，中药苦参中提取而成氧化苦参碱具有抗心律失常的作用。庄氏等应用全细胞膜片钳技术，研究氧化苦参碱对豚鼠心室肌细胞膜 L 型钙通道电流（Ica-L）的影响。结果表明，氧化苦参碱可浓度依赖性增加 Ica-L，在不同膜电位水平对 Ica-L 具有均匀一致的同等程度的增强作用。因而认为，氧化苦参碱的正性肌力作用是通过作用于心肌细胞膜 L 型钙通道促使钙内流完成的。这提示氧化苦参碱与现在临床上应用的钙通道拮抗型抗心律失常药物不同，它是具有正性肌力作用的抗心律失常药物。又如，张氏等利用全细胞膜片钳技术，研究人参皂苷单体 Rb1 对缺血心室肌细胞动作电位及 L 型钙离子通道的影响，结果发现，人参皂苷单体 Rb1 对缺血心室肌细胞 Ica-L 有明显的阻滞作用，使缺血后 Ica-L 的 I-V 曲线电流幅值进一步减小，而不改变 Ica-L 的最大激活电压和反转电位，表明人参皂苷单体 Rb1 并不影响缺血心室肌细胞的 Ica-L 动力学过程。可能的机制是，通过阻滞缺血心室肌细胞钙离子通道 Ca^{2+} 的内流，降低胞质内的 Ca^{2+} 浓度，使心肌收缩力进一步减弱，降低心脏做功和心肌耗氧。

4. 基因

现代遗传学家认为，基因是 DNA 分子上具有遗传效应的特定核苷酸序列的总称，是具有遗传效应的 DNA 片段。近年来，随着基因研究的深入，人类基因组计划的实施，某些疾病的相关基因陆续被找到。基因是生命信息的基本因子，是控制生物遗传性状的基本因素。基因是决定一个生物物种所有生命现象的最基本因子。基因不仅可以通过复制把遗传信息传递给下一代还可以使遗传信息得到表达。遗传信息的载体是 DNA（脱氧核糖核酸）。

现代医学研究证明人类疾病都直接或间接地与基因有关。根据基因概念人类疾病可分为三大类。第一类为单基因病。这类疾病已发现 6000 余种，其主要病因是某一特定基因的结构发生改变如白化病、早老症等。第二类为多基因病。这类疾病的发生涉及两个以上基因的结构或表达调控的改变，称为多基因病。包括了大多数的常见病，如冠心病、高血压、糖尿病、哮喘病、神经性疾病、肿瘤和自身免疫病等。第三类为获得性基因病。这类疾病由病原微生物通过感染将其基因入侵到宿主基因引起。现代科学已证明，基因变异导致细胞受损而使人体发生某种疾病。

越来越多的研究证实，人类疾病的发生发展几乎都直接或间接地与基因密切相关。现在医学研究表明，所有的疾病或多或少都和基因有一些关联，主要是由于基因的改变、突变和表达的改变造成的。因此，从基因的生理机制揭示疾病的内在因素，从分子水平认识各种疾病的发生机制，找到基因和疾病的对应关系成为可能。研究基因与疾病关系主要目的在于：一是确定致病基因或疾病易感基因；二是阐明这些基因的功能和在疾病发生发展中的作用机制；三是指导临床诊断、治疗和预后的实践。已有不少的致病基因和易感基因的结构改变特点，生物学功能和作用的分子机制得到完全阐明或初步阐明，认识到基因突变的异质性和对疾病表型影响因素的复杂性。从遗传 – 环境表型的复杂关系中归纳出一些有规律性和特征性的性质，如突变类型、修饰基因、表观遗传、多基因作用、基因组不稳定性等等，为临床诊断提供可靠指标，为疾病治疗特别是个体化治疗提供新靶点和新思路，为疾病预测、预防和预后提供依据。例如研究发现 II 型糖尿病的发病风险，与一种决定个体间产生移植排斥的基因，hLADQ 的基因多态性有关。已经发现有十种以上的易感基因与 II 型糖尿病的发病风险有关。

针对变异基因的药物已直接用于疾病的治疗，并取得了长足进展。如高血压，根据调节血压的一些基因来寻找抑制血压升高的小分子化合物。还有像糖尿病和肿瘤都是根据基因的改变作为药靶来筛选药物进行治疗。

近年中药现代药理学研究实验也在更多的关注中药活性成分通过对基因表达的调控阐释药理机制并取得大量成果。例如，孙秀林黄芪药理作用研究进展，芪甲苷是黄芪重要的活性成分，具有逆转压力过载诱导的心肌肥厚作用，其机制是黄芪甲苷能降低模型组血浆和心肌组织的血管紧张素Ⅱ（AngⅡ）含量以及醛固酮（Ald）含量，下调心肌组织血管紧张素转化酶（ACE）的基因表达。用黄芪注射液明显改善异丙肾上腺素诱导的心肌肥大、心肌损伤与心功能减退，其机制是促心肌细胞cAMP增多，使肌浆网受磷蛋白磷酸化增强，Ca^{2+}-ATP酶（SERCA2a）的基因及蛋白表达上升；同时能抑制脂质过氧化物产生和增强超氧化物歧化酶（SOD）活性。邓王萍中药香加皮研究发现，香加皮杠柳毒苷可以改善慢性心衰大鼠左室结构和功能，并能提高CHF模型大鼠SERCAmRNA表达，降低PLBmRNA表达，改善PLB/SERCA比值，这可能是其抗心力衰竭的机制之一。

四、免疫系统与中药免疫药理学

1. 免疫系统

免疫系统是机体执行免疫功能的组织系统，由免疫器官、免疫细胞和免疫分子三部分组成（表7-1）。

表7-1　人体免疫系统组成

免疫器官	免疫细胞	免疫分子
中枢免疫器官	固有免疫的组成细胞	分泌型分子
骨髓	单核-巨噬细胞	抗体
胸腺	树突状细胞	补体系统
外周免疫器官	粒细胞	细胞因子
淋巴结	固有淋巴细胞	膜型分子
黏膜相关淋巴组织	（NK细胞、ILC细胞）	T细胞受体（TCR）
皮肤相关淋巴组织	具有固有免疫特性的淋巴	B细胞受体（BCR）
	细胞	MHC分子
	（NKT细胞、γδT细胞、	CD分子与黏附分子
	B1细胞）	细胞因子受体
	适应性免疫的组成细胞	模式识别受体
	T细胞（αT细胞）	其他受体分子
	B细胞（B2细胞）	

免疫器官由中枢免疫器官和外周免疫器官组成，二者通过血液循环和淋巴循环相互联系。中枢免疫器官包括胸腺和骨髓，胸腺是 T 细胞发育成熟的场所；骨髓是造血器官，可产生造血干细胞，是各种免疫细胞的发源地，也是红细胞、单核细胞、粒细胞及 B 细胞分化发育成熟的场所。外周免疫器官是成熟 T、B 细胞定居和接受抗原刺激后产生免疫应答的主要场所，主要包括淋巴结、脾和皮肤黏膜相关淋巴组织。

免疫细胞可分为髓系细胞和淋巴细胞。髓系细胞包括红细胞、粒细胞、单核 - 巨噬细胞、树突状细胞肥大细胞、血小板，介导非特异性免疫应答。淋巴细胞包括三类，一是执行特异性（适应性）免疫应答的淋巴细胞（$\alpha\beta$T 细胞、B_2 细胞）。二是具有固有免疫特性的淋巴细胞（NKT 细胞、$\gamma\delta$T 细胞、B_1 细胞）。三是非特异性免疫应答的固有淋巴细胞 NK 细胞、三组 ILC 细胞（ILC_1、ILC_2 和 ILC_3）。NK 细胞可直接杀伤某些肿瘤细胞或病毒等胞内病原体感染的靶细胞，是执行机体免疫监视作用的重要效应细胞；三组 ILC 活化后迅速产生各种细胞因子（IFN-γ、IL-5、IL-13、IL-22、IL-17）发挥免疫作用。

免疫分子主要包括补体、抗体、细胞因子和表达于细胞膜表面参与免疫应答及发挥免疫效应的各种膜型分子，如主要组织相容性抗原（MHC 分子）、白细胞分化抗原（CD 分子）、黏附分子、TCR 或 BCR、细胞因子受体和模式识别受体等。此外免疫活性物质还包括有免疫球蛋白、干扰素、白细胞介素、肿瘤坏死因子等细胞因子。

免疫系统具有免疫监视、防御、调控的作用，分为固有免疫（又称非特异性免疫）和适应免疫（又称特异性免疫），其中适应免疫又分为体液免疫和细胞免疫。

由于免疫系统的功能与人类健康密切相关，如炎症，感染，肿瘤，衰老，生殖等。根据医学研究显示，人体百分之九十以上的疾病与免疫系统失调有关。人类绝大多数疾病的发病机制涉及免疫功能，因此免疫学机制在临床绝大多数的疾病病理中得到充分的研究，基础与临床免疫学文献已发现机体有数十种细胞和数百种分子参与免疫系统，而且这个数量还在不断发展中。例如在慢性肝病中，当行使细胞免疫功能的 T 细胞亚类比值有所改变，或介导免疫的细胞因子如 IL-1、IL-2 等数量变化，或免疫球蛋白、补体含量不在正常范围时，以此推测患者免疫系统功能发生紊乱，为临床探讨慢性肝病免疫发病机制提供了依据，进而成为免疫治疗的重要依据。

2. 中药免疫药理学

免疫药理学是利用药物来研究细胞间和细胞内信息、受体、基因在分化和激活过程中的关系，并加以控制和利用的一门学科。研究的主要内容包括：如何控制免疫机构的发生、发展和功能，增强和抑制各种免疫活性细胞的功能；控制和修复主要的生物放大系统；利用、调节和抑制 T 细胞释放的淋巴因子和 B 细胞合成的抗体等免疫活因子。影响免疫功能的药物可以影响免疫系统中的免疫细胞和免疫分子之间，以及与其他系统如神经内分泌系统之间的相互作用，使得免疫应答以最恰当的形式维持在最适当的水平即免疫调节。现代医学研究成果表明，很多中药含有多糖类、有机酸类、生物碱类、甙类和挥发油类等，通过影响免疫反应的一个或多个环节而发挥免疫抑制或免疫增强作用。通过免疫调节发挥机体自身具有的免疫功能和适应力，而起到防病治病的作用。

多糖是中药的重要组成成分。中药多糖的功能主要表现为三个方面，一是激活免疫细胞。多糖能激活 T 淋巴细胞、B 淋巴细胞、巨噬细胞、自然杀伤细胞（NKC 细胞 T 淋巴细胞（CTL）等免疫细胞。二是影响补体系统。研究表明，柴胡多糖、艾叶多糖、当归多糖、茯苓多糖、香菇多糖、车前子多糖红枣多糖等，在体内外都有激活补体的作用。三是诱生细胞因子的产生。绝大多数多糖都能促进白介素 1 和白介素 2 的生成；黄芪多糖、人参多糖、柴胡多糖、刺五加多糖、银耳多糖、当归多糖等，均能诱导干扰素的产生。

中药中的生物碱分布较广，已分离出 1000 多种生物碱，广泛用于疾病防治和免疫调节，如小檗碱、苦参碱、豆草总碱等。

在甙类化合物中，人参皂甙、黄芪甙、淫羊藿甙、柴胡皂苷等对免疫均有影响。研究证实，柴胡中的柴胡皂苷对流感病毒有抑制作用，主要通过抑制病毒所引起的过敏反应来降低炎症对组织细胞的损害。

中药对细胞免疫有促进作用。细胞免疫是 T 淋巴细胞介导机体的一种重要的免疫反应。板蓝根多糖可以明显提高正常小鼠外周血液 ANAE+[+] 淋巴细胞比率，并使因氢化可的松所致的小鼠免疫水平降低提高至正常；对氯苯所致的正常小鼠的免疫抑制和迟发性超敏反应均有显著增强作用。兰中芬等报道，当归多糖能明显提高小鼠 E- 玫瑰花环形成率和 ANAE+[+]，细胞比率（P<0.01）。另有报道，柴胡、黄连、黄芩、金银花、蒲公英、黄芪等均能促进淋巴细胞的转化，增强细胞免疫功能。

中药具有影响由 B 淋巴细胞介导的免疫反应，具有促进体液免疫作用。郑旭升等通过 PPA-ELISA- 检测技术证明，党参、黄芪、白术、五味子、淫羊藿、沙参等中药能提高猪瘟免疫抗体水平，而且可延长抗体的存留时间。据报道，服用黄芪、党参、白术、茯苓均可使血清中的 IgM、IgG 水平升高。

白细胞与单核 - 巨噬细胞系统具有强大的吞噬能力，是参与机体非特异性免疫的重要部分，少数参与机体的特异性免疫，其功能的提高主要是通过增加吞噬细胞数目和吞噬能力来实现的。据报道，党参多糖、柴胡多糖、当归多糖、黄芪多糖及白术、猪苓、大蒜、首乌、刺五加等中药均能提高白细胞及单核 - 巨噬细胞的数量和功能。

近年来的研究发现，许多中药具有促进细胞因子产生的作用。如党参、白术、猪苓、茯苓、甘草等有诱生 γ- 干扰素的作用；黄芪、人参等能提高 IgM、促进抗体产生、激发 B 细胞，有诱生 β 干扰素的作用；黄芩、黄连、金银花、蒲公英等具有激活 T 淋巴细胞、促进单核细胞吞噬功能、诱生 γ- 干扰素的作用。香加皮 CPP 可保护荷瘤小鼠的免疫器官不受损害，并可明显提高 CD4T 细胞百分率和 CD4/CD8 比值，增强荷瘤小鼠 T 细胞增殖能力，促进细胞因子 TNF-α、IL-2 和 IL-12 的产生，表明 CPP 具有显著的免疫增强作用。

中药对自然杀伤细胞有促进作用。枸杞多糖能增强 NK 细胞杀伤活性及增加白细胞数量，同时对环磷酰胺所诱发的 NK 细胞杀伤活性的降低有恢复作用。此外，人参、当归能促进小白鼠 NK 细胞的活性，黄芪多糖也具有显著增强 NK 细胞的活性作用。

第二节　网络药理学概述

一、网络药理学概念

网络药理学（network pharmacology）是一门从生物网络的角度来研究疾病的发生和发展过程，认识药物与机体的相互作用，是建立在疾病 - 基因 - 药物多层次网络基础上，从整体上预测药物靶点、指导新药发现和药物的作用机制研究的新兴学科。网络药理学的概念由 Andrew L Hopkins 于 2007 年首次提出，是基于系统生物学和多向药理学的理论基础，通过对生物系统的网络分析，选取特定信号节点（Nodes）进行多靶点药物分子设计的药理学新分支学科。

二、网络药理学方法

与传统药理学最大的区别是，网络药理学更注重整体性和系统性，强调从生物网络平衡的角度来认识药物与机体的相互作用，而不仅仅关注于单个靶标或碎片靶标的发现。网络药理学研究中最关键的技术环节有三个，一是网络构建技术；二是网络可视化技术；三是网络分析技术。

1. 网络构建技术

网络构建技术是网络药理学研究的基础，其基于海量文本数据的取得，通过组学（基因组、蛋白组、代谢组等）、高通量和高内涵、双高通量基因表达检测和分析相互作用等技术，构建药物–基因–疾病分子网络，进而分析三者的关系，可用于预测药物作用靶点、分析药物网络药理学机制等。其最终目标是构建多层次、高精准、动态的分子网络，全面真实地反映生物机体分子间及其与药物间的相互作用关系，从而为进一步信息数据挖掘打下基础。主要包括三大类分子网络构建，分别是药物网络构建、疾病网络构建和分子相互作用网络构建。

2. 网络可视化技术

网络可视化技术是指利用可视化工具将联系表中的对应关系转换成节点由边相联的可视网络的过程，一般分为3个过程：将药物、疾病、靶点间的对应关系网络可视化；丰富网络属性，增添节点、边及整个网络的网络属性；网络描述，使网络表现更直观常用的可视化技术主要有 Cytoscape TM、GUESS、Gephi、Pajek、Arena3D、BiologicalNetworks 等。

3. 网络分析技术

网络分析技术是指利用相关技术对构建出的药物网络、疾病网络和分子相互作用网络进行分析，以挖掘出发挥特定药理作用的药物（成分）或组合及具有特定生理功能的节点或模块，为进一步阐明疾病发生机制、药物作用机制、设计靶点和研发新药提供指导。常用的网络分析技术有网络节点中心性分析、模块分析、全局拓扑属性分析、比对和相似性分析和动态分析等。

第三节　中成药网络药理学

一、中成药网络药理学概念

中成药网络药理学是基于系统生物学和多向药理学的理论，应用针对两味或两味以上药味组成的方剂，通过系统性、多层次的"药物－基因－疾病"网络构建和高通量分析检测等网络药理学技术，挖掘中药复方有效活性成分及多成分间的协同作用，预测中药复方有效成分靶点和药理作用机制的中药理学分支学科。

中成药多为中药复方，是指在辨证审因决定治法后，遵循君、臣、佐、使和七情配伍等原则，针对病情设定的两味或两味以上药味组成的方剂。所含化学成分复杂，并具有"多成分、多途径、多靶点"的特点。中药复方临床疗效显著，但其药效物质基础和作用机制一直是影响现代中医药研究发展的瓶颈。中成药网络药理学符合中医整体观和辨证论治的思维模式，在研究中成药复方制剂方面具有独特的优势，有望成为衔接中、西医药的一个新的桥梁。可以帮助药企产品经理或医学经理对产品进行精准的医学定位，也有助于西医医生突破对中成药药理机制的认知瓶颈。

二、中成药网络药理学与数据库

应用网络药理学对复方中成药的研究主要包括以下方面：阐释中药多成分、多靶点的作用机制。此类研究一般基于中药成分数据库及其与靶点、疾病之间的相关信息构建药物－成分－靶点－疾病网络模型，挖掘网络中的关键节点来阐释中药可能的作用机制。为解决中药有效成分不清、作用机制不明等问题提供思路；筛选中药活性成分，通过整合多种类型的数据，综合运用靶点预测、网络分析等工具，筛选得到中药可能发挥药效的活性成分，促进中药新药的发现；基于靶点－药物－疾病相互作用网络，分析中药成分的药理机制，发现新的适应症；诠释中药方剂主成分与配伍关系，通过对中药多成分相互作用进行网络药理学研究，分析药物对疾病靶点网络的影响，揭示中药方剂的配伍特征。

常用的中药数据库：数据库的建立是网络药理学研究的前提，网络药理学常用的数据库有药物信息数据库（Drug Bank）、化合物和蛋白质互作关系数据库（STITCH）、药物化学成分数据库（ChEMBL 和 PubChem）、疾病相关分子数据库（OMIM）、生物分子相互作用数据库（KEGG、String、HAPPI、MINT、DIP、PDZ-Base）等，为研究者提供了药物分子结构、功能、信号通路等大量信息数据。

三、中成药网络药理学实例

陈俊等基于网络药理学探讨了苦黄注射液药理作用作用机制，研究者采用网络药理学方法通过构建苦黄注射液活性成分 – 作用靶点网络和蛋白相互作用网络，对靶点涉及的功能和通路进行分析，探讨了苦黄注射液保肝退黄的作用机制。一是通过中药系统药理学数据库和分析平台（TCMSP, http: //lsp.nwu.edu.cn/tcmsp.php）及相关文献挖掘获取苦黄注射液中苦参、大黄、茵陈、柴胡、大青叶的主要活性成分；二是利用 GeneCard 数据库（http: //www.genecards.org/）和在线人类孟德尔遗传数据系统（OMIM, http: //www.omim.org/）预测和筛选苦黄注射液活性成分对应靶点中与肝炎和黄疸疾病相关靶点；三是用 Cytoscape 3.6.1 软件构建活性成分 – 作用靶点网络，用蛋白质相互作用数据库（STRING, http：//string-db.org/）和 Cytoscape 3.6.1 软件绘制蛋白相互作用网络；四是用生物学信息注释数据库（DAVID, https: //david.ncifcrf.gov/）对靶点进行基因本体（GO）及京都基因与基因组百科全书（KEGG）通路分析。

通过以上分析，该研究筛选得到苦黄注射液活性成分 16 个，共获得 85 个作用靶点。苦黄注射液"活性成分 – 作用靶点网络"及蛋白质相互关系网络的构建。由图 7-1 可得到异鼠李素、木犀草素可共同作用于靶点 MAPK8，山奈酚、芒柄花素、芦荟大黄素可共同作用于靶点 UGT1A9，而 β – 谷甾醇可同时作用于靶点 ABCG5、ABCG8、SREBF2、DHCR24、APOE、CASP3、SREBF1、ABCB11。同一靶点可对应不同的活性成分，不同靶点也可对应相同的活性成分，充分体现了苦黄注射多成分、多靶点的作用特点。将蛋白靶点导入 STRING 数据库获取蛋白间的相互作用关系，构建的蛋白质相互关系网络（见图 7-1，图 7-2）。

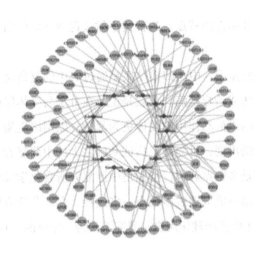

图 7-1 苦黄注射液的"活性成分 – 作用靶点"网络图

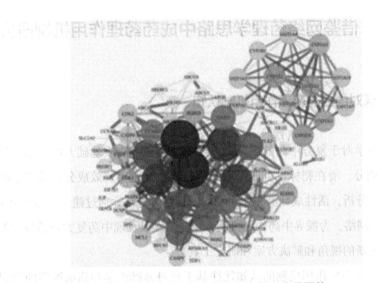

图 7-2 苦黄注射液靶点蛋白相互作用网络

网络分析结果表明，苦黄注射液主要涉及细胞过程、代谢过程和对刺激应答的生物过程。靶点通路分析结果显示，苦黄注射液保肝作用的靶点主要涉及丝裂原活化蛋白激酶（MAPK）、Toll 样受体、p53、神经营养因子等信号通路。苦黄注射液保肝退黄作用可能通过调节 MAPK、Toll 样受体、p53、神经营养因子等相关通路发挥作用。

本研究表明其作用机制涉及多个过程和分子和通路，体现了苦黄注射液多成分、多靶点、多途径的作用特点。为苦黄注射液退黄保肝作用分子机制的进一步研究奠定了基础。

总之，现代研究显示，中药归根结底是通过其中的复杂化学成分与多个靶标同时作用，从而预防或治疗疾病。也就是说，在分子与受体层面，中药与西药是相通的，只是中药的成分和作用的受体更为复杂。以网络生物学和多向药理学为基础的网络药理学的出现，可为基于病证基础之上的中药复方研究提供更加合理完善的方案。中药是多靶点药物，特别是中药复方所含化学成分复杂，药理作用机制是其所含多种活性成分通过多靶点、多途径、多环节所表现出的综合作用。通过网络药理学对于中药药理作用机制研究不失为一重要的工具。

第四节　借鉴网络药理学思路中成药药理作用机制研究

一、西医对中成药药理作用机制认知

网络药理学对于复方中药的研究，主要体现在药效物质基础方面，如预测复方中药活性成分、潜在靶标、可能作用的信号通路及主要药效成分。采用基因功能和信号通路分析，活性成分潜在作用靶点的预测等方法，通过建立"药物分子－靶点－疾病"网络，为探寻中药作用机制、新药研发以及现中药复方新适应症等，提供了一个全新的视角和解决方案和研究工具。

西医医生对药理作用机制的认知往往基于自身基础医学和临床医学的知识背景。西医医生不是从事药物研究、研发的研究人员，他们并不像关注西药成分而过多关注中药的化学成分。例如，网络药理学方法，通过检索 TCMSP 数据库及相关文献，收集所研究中药中主要的化学成分、活性成分少则几十个多则上百个。通过网络药理学研究发现有多个作用靶点，这充分体现了中药多成分、多靶点的作用特点。但是疾病是复杂的疾病网络，涉及多个复杂发病机制。医生对于作用靶点更多关注与发病机制相关联的受体、酶、离子通道，基因和与免疫相关细胞因子等。需要采用客观的现代药理学实验，模拟模型、动物实验等，结合血清药理学方法，对

含药血清进行中药药效作用的观察、获得研究证据，在细胞水平阐释中药的作用机制。提示：在中成药药理机制研究中应以发病机制为导向，以现代药理学实验证据为支撑，同时借鉴网络药理学思路做到相互补充，全面阐释中成药药理机制。

二、借鉴网络药理学思路药理作用机制研究路径

以发病机制为导向，借鉴网络药理学思路研究符合医生需求的中成药药理机制遵循以下路线展开。

1. 构建"疾病网络"

疾病的发生发展进程与转归是非常复杂的系统，往往是某一疾病结局是会经历一系列疾病演变而来。例如中成药补肺活血胶囊主治肺心病（缓解期）。肺心病的发展进程就是由病因、发病机制、病理生理改变、病程演进、转归等构成的疾病网络。该网络包括：感染导致反复呼吸道染状→慢性支气管炎；慢性咳嗽、咳痰→支气管哮喘；慢性咳嗽、咳痰伴有喘息及反复发作→肺气肿；气促、呼吸困难→慢性阻塞性肺炎（COPD）；慢性咳嗽、咳痰的基础上逐渐出现呼吸困难，进行性加重→肺心病。由此，补肺活血胶囊疾病网络构成为：慢性支气管炎 – 支气管哮喘 – 肺气肿 –COPD– 肺心病。

2. 基于发病机制挖掘药物作用靶标

发病机制（pathogenesis）是医学名词，1995 年经全国科学技术名词审定委员会审定发布。发病机制，属于病理学范畴，指在身体受到内外环境影响而发生了失衡的病理过程。每种疾病都有其一定的发病规律，并表现全身或局部（系统、组织、器官、细胞等）的病理反应，称之为机制。药理作用机制研究是以发病机制为导向，发现和研究药物分子如何在整体或局部，器官、组织、细胞水平进行干预（拮抗、抑制、激活、促进、调节等），进而逆转失衡的病理过程。因此，对于中成药药理作用机制的研究，首先以发病机制为导向，挖掘出药物靶标和药物作用的特定靶点。才能够对药理作用机制进行全面彻底的了解。

通过阅读病理生理、免疫学等教科书和相关疾病临床专著及检索文献，复习疾病网络中所涉及疾病发病机制以及病理生理等，从中挖掘导致疾病发生的因子即潜在靶标。例如慢性支气管炎 – 支气管哮喘 – 肺气肿 –COPD– 肺心病构建的疾

病网络中所涉及疾病的主要发病机制：

（1）慢性支气管炎：感染因素：病毒和细感染，呼吸道的免疫功能减退，免疫球蛋白的减少，呼吸道防御功能退化，单核－吞噬细胞系统功能衰退等。

（2）支气管哮喘：是由多种细胞包括气道的炎性细胞和结构细胞以及细胞组分参与的气道慢性炎症性疾病。发病机制包括：气道慢性炎症学说；Th1/Th2失衡学说；气道重构机制：气道上皮损伤／修复和免疫与变态反应机制等。

（3）肺气肿：气道远端部分膨胀并伴有气腔壁的破坏、肺弹性减退及肺容量增大。蛋白酶－蛋白酶抑制物平衡失调学说是肺气肿的基础。与肺气肿形成有关的蛋白酶来自炎性细胞，如中性粒细胞、单核细胞和巨噬细胞。

（4）COPD：慢性炎症，氧化应激：氧化－抗氧化失衡是COPD发病的主要机制；此外肺细胞凋亡和肺组织纤维化也是重要因素。

（5）肺心病：呼吸系统结构或功能障碍导致右心室肥厚或扩张，进而引起心功能障碍综合征。其主要发病机制为缺氧、高碳酸血症、肺部炎症。炎症细胞释放收缩血管的活性物质增多，使肺血管收缩、痉挛，血管阻力增加，形成肺动脉高压。缺氧使平滑肌细胞膜对 Ca^{2+} 通透性增高，Ca^{2+} 内流增加，肌肉兴奋－收缩偶联效应增强，肺血管收缩；肺血管阻力增加，肺动脉压升高，右心功能改变和心力衰竭等。上述发病机制对应多个中药作用靶点潜在的生物大分子靶标。

3. 拆方——构建"单味中药－靶点－疾病网络"

大多数中成药是由几个或多个单味中药组方而成，研究其药理学机制，拆方分析是研究者经常采用的方法。依据中医药理论，中成药的组方是按照君、臣、佐、使基本原则进行配伍组方。"君"指方剂中针对主证起主要治疗作用的药物。"臣"指辅助君药治疗主证，或主要治疗兼证的药物。"佐"指配合君臣药治疗兼证，或抑制君臣药的毒性，或起反佐作用的药物。"使"指引导诸药直达病变部位，或调和诸药的药物。组方中每一味中药都承担着相对应的治疗作用。

在中药药理学看来，每一味中药都有其本身所具有的药理作用。采用现代技术方法研究中成药药理作用机制时，拆方即对组方中单味中药分别进行"庖丁解牛"似的分析，可以借由先进的实验分析和动物实验等方法，阐明器官和组织、细胞、分子生物学等水平上的作用机制，为研究单味中药在组成的方剂整体药理作用机制奠定基础。

中药药理作用机制的物质基础是其中的化学成分，其与机体内生物大分子（靶标）的结合部位即药物作用的靶点，包括基因位点、受体、酶、离子通道、核酸等生物大分子。由计算机文献期刊库可以很方便地检索到大量的中药现代药理学研究成果文献。文献报道的多数内容是围绕中药某一有效成分与相关疾病发病机制所揭示的靶标对应的靶点，以此构成了"单味中药 – 靶点 – 疾病网络"。这些文献提供了丰富的有价值的实验数据。为研究单味中药药理作用机理提供了有力的证据支持。

4. 构建"药物 – 靶点 – 作用机制网络"

计算机检索中国生物医学文献数据库（CBM）、中国知网（CNKI）、万方数字化期刊全文数据（WANFANG DATA）、维普中文期刊数据库（VIP），分别以"＊＊中药""药理研究"、"药理作用"、"药理作用机制"为关键词检索文献。从中筛选出具有真实可信证据支持。以药理作用机制为线索，建立药物 – 靶点 – 作用机制的对应关联，按照不同作用机制分类列表，以备下一步分析归纳之用。例如，补肺活血胶囊中黄芪抗炎作用机制（表7-2）。以此类推。

表7-2 黄芪抗炎作用机制

作用靶点	药理机制
·5-HT	·抑制血管通透性，炎症的渗出液量、中性白细胞游出数和蛋白质渗出量显著减少 [1]。
·IL-8磷脂酶A2（PLA2）	·减少渗出液中IL-8含量，降低渗出液及中性白细胞PLA2活性，减少中性白细胞超氧阴离子（O_2-）生成渗出液中NO生成量 [1]。
·IL-8、PGE2、NO 等炎症介质	·其降低血管通透性和抑制白细胞游出、降低PLA2活性、减少 IL-8、PGE2、NO 等炎症介质的产生与抑制氧自由基生成有关 [7]。
·IL-4、IL-12	·下调IL-4、上调IL-12 表达水平可能为其抑制哮喘呼吸道炎症的重要作用机制之一 [8]。
·CXCL5、IL-8、IL-13IL-17、IL-4、IL-5、IL-13、Th2	·显著降低嗜酸性细胞和中性粒细胞主导的气道炎症，还通过降低黏蛋白（MUC5AC 和 MUC5B）水平减少过多的黏液分泌，抑制杯状细胞分化。降低哮喘时增加的IL-4、IL-5、IL-13等Th2细胞相关的致炎因子 [9]。

5. 药物 – 发病机制 – 药理作用 – 作用机制网络

在"药物 – 靶点 – 作用机制网络"基础上，以发病机制为切入点，将作用机制中与发病机制相关联的内容进行梳理，获得与发病机制对应的药理作用。从而建立"药物－发病机制－药理作用－作用机制网络"。以备下一步分析归纳之用（表7-3）。以此类推。

表7-3 黄芪－发病机制－药理作用－作用机制

发病机制	药理作用	作用机制
·慢性炎症	·减少气道炎症细胞的浸润，抑制COPD气道炎症。抑制NF-kB的活化抑制炎症介质IL-6的表达，减轻和保护肺伤	·降低一些炎性相关因子的基因表达有关，包括肿瘤坏死因子（TNF-α）、白细胞介素（IL-1β、IL-5、IL-6）、趋化因子（CCR3、CCR5）及受体（CXCR2）、细胞黏附分子（ICAM-1、整合素α3、整合素β1）、单核细胞趋化蛋白（MCP-1）、Toll样受体（TLR）-4等基因和蛋白表达，抑制中性粒细胞浸润和活化。
·氧化应激	·抑制NF-κB活性实现抗氧化作用	·黄芪多糖对NF-κB活性的抑制是其抗氧化作用的关键。降低脂质过氧化物丙二醛（MDA），还能提高超氧化物歧化酶（SOD）。通过降低脂质过氧化物MDA，既能减少氧化性损伤，又能升高抗氧化酶SOD、GSH-Px，激活体内抗氧化系统，以调节体内氧化系统与抗氧化系统间的平衡，减轻氧化应激引起的肺部损伤。

6. 组方分析——整合单味中药药理作用

分别获得三种中药的药理作用；主要药理作用列表（靶点网络图），将黄芪、赤芍、补骨脂三种中药作用机制与之对应在表内，从而构成补肺活血胶囊组方的整体药理作用机制"靶点图"。（第十章中成药精准医学定位实例－补肺活血胶囊）。

第五节 基于中药现代药理学证据的药理机制研究

一、中药现代药理学研究现状概述

近年随着现代科学的进步，大量先进实验技术及研究手段的引进，中药现代药理学研究取得突破性进展。国内中药药理研究呈现出涉及中药品种多、研究范围广、研究水平高的局面。

1. 中药活性成分筛选新技术研究

近年来，现代分析测试技术的发展，多维色谱分析、色谱质谱联用、质谱参数设置、采集模式和数据处理策略、离子淌度质谱和质谱成像等新兴技术被应用于中药物质基础和作用机制研究。

基于中药具有多成分、多靶点，协同作用的特点，分子对接技术、高通量筛选技术和细胞膜色谱等技术，利用小分子药物配体和受体之间特异性结合，针对特定的靶点进行全面、客观的筛选，获得的天然活性物质；再辅以现代计算机技术辅助的网络药理学筛选活性成分，建立成分－靶点－基因的网络结构，预测中药药效物质基础和作用机制。现代分析测试技术与网络药理学研究相结合"双管齐下"，不仅可以对中药有效成分进行筛选，还可以获得活性显著、靶向清晰、作用机制明确的途径。研究获得的成果为研究中成药药理作用机制提供了证据支撑。

2. 组学技术在中药研究中的应用

近年来，组学技术在中药研究中的应用备受关注。其中基因组学、转录组学、蛋白质组学和代谢组学已经成为中药研究中使用的主要策略。系统生物学和组学技术的发展与应用为中医药在整体水平上的系统研究开辟了一条新途径（表7-4）。

表7-4　组学技术在中药药理研究中的应用及主要技术

名称	应用	主要参数
基因组学	研究中药作用的遗传分子机制；阐述中药作用的个体化差异；阐明特定基因的作用模式	基因芯片、高密度的寡聚柱苷酸微阵列、基因组的测序与组装
转录组学	揭示中药配方相容性规则的基本原理；确定负责配方的治疗和作用的活性成分从分子水平对中医病证进行表征和阐释；寻找与证候相关的分子标志物；寻找中药作用靶点；研究中药方剂作用机制	基因芯片、高通量测序和单分子测序
蛋白组学	从整体上评价生命体功能状态及其变化；揭示药物干预疾病的代谢通路；探索药物作用过程及药理作用机制	双向电泳技术、差异凝胶电泳基于质谱的蛋白质定量技术

续表

名称	应用	主要参数
代谢组学	揭示中药治疗复杂疾病的分子机制；鉴定中药活性物质及其相应的分子靶标；	NMR.CC-MS.LC-MS.CE-MS.LC-MS MS.SFC-MS.CE-MS.FT-ICR-MS.LC-NMR-MS
网络药理学	确定中药活性物质与疾病之间的关系；探索中药复方的分子机制	高通量/高内技术、双高通量基因表达检测技术、分子相互作用技术

3. 中药血清药理学

中药血清药理学概念最初在 1984 年被正式提出，作为一种新兴的体外实验技术和研究方法。它是将中药给动物灌服一定时间后，采集动物血清，对含药成分的血清进行体外实验的一种方法。选择与人类生物学特性近似的物种，以缩小动物血清和人类血清在生理、生化等状态下的差异，减少因种属差异而造成的免疫反应，以提高实验结果的可靠性。例如，小鼠、大鼠，也可用兔、豚鼠等。还要设计合理的给药方案，以便于对含药血清的研究。例如，血清药理学研究结果证实，苦黄注射液组方中苦参降低血清 AST、ALT 是其用于治疗病毒性肝炎的重要药理作用机制之一。此外，中药血清药理学避免了中药体外用药的干扰，直接反映中药及其代谢产物的药理作用，对中药药理机制和药效的研究开辟了新思路，发挥了重要作用。

二、基于中药现代药理学证据的药理机制研究路径

在中药活性成分筛选新技术研究、组学技术在中药研究中的应用研究以及中药血清药理学等研究领域涌现出大量研究成果。在公开发表的研究报道中涌现出大量中药单味中药、中成药现代药理学研究成果。为产品精准医学定位，研究药理作用机制提供了大量真实可靠的证据。基于中药现代药理学证据的药理作用机制研究包括以下路径：

1. 拆方分析—组方单药药理作用机制

中成药组方按照君、臣、佐、使原则，2 种以上单味中药构成的复方制剂，按照现代药理机制实验研究结果，会发现其中每一味中药包含多个化学组分，分别

对应于相应的多个作用靶点影响疾病靶标而发挥作用。因此，需要逐一对组方中每一味中药的基于现代药理机制实验证据进行分析。例如：中成药苦黄注射液由苦参、大黄、大青叶、茵陈、春柴胡五味中药组成。拆方后分别将文献检索到的药理作用机制和对应的药理作用列表（表7-5）。以此类推。

表 7-5 苦参对肝脏的保护作用

药理作用机制	药理作用
·苦参碱可通过下调 Notch-RBP-Jκ-NF-κB 和 Wnt-1 信号通路，抑制肝干细胞（卵圆细胞）增殖并诱导其向成熟肝细胞分化，有利于肝再生 [14]。 ·苦参碱可通过促进肝细胞内的微小 RNA-122（miR122）的表达，抑制 JNK 和 p38MAPK 的磷酸化，下调脂肪化相关基因二酰基甘油酰基转移酶 -2（Dgat2）、脂肪酸合酶（Fas）、乙酰辅酶 A 羧化酶（Acc1）、低密度脂蛋白受体相关蛋白 -10（Lrp10）的表达，阻滞肝细胞的脂肪变性 [15]。 ·最新研究表明 OMT 可以改善肝功能，降低血液中 HA 和 LN 水平，减少肝纤维化程度，能够影响许多与肝纤维化有关的功能性基因的表达 [19]。 ·OMT 对 CCl4 所致化学性肝损伤亦有明显的保护作用，并存在最佳剂量性关系，可能是通过抑制单核 - 巨噬细胞系统分泌细胞因子和抑制过氧化反应进而产生细胞保护两方面来达到肝损伤的保护作用 [19]。 ……	·保护肝损伤

2. 组方分析—整合单味中方药理机制

将单味中药现代药理机制与药理作用进行总结、提炼浓缩，以表格形式直观展现其复方整体药理作用机制和药物作用靶点分布（见第十一章中成药精准医学定位实例—苦黄注射液）。

第八章 构建中成药药理机制文献证据链

第一节 常用数据库简介

目前医学文献检索常用的中文数据库包括中国生物医学文献数据库、维普、万方、和知网等。一般来说，相同文献在上述数据库是重叠的，选择任何一种数据库均可检索查询。

一、中国生物医学文献数据库（CBM）

中国生物医学文献数据库（CBM），是由中国医学科学院医学信息研究所开发的医学文献书目数据库。内容涵盖基础医学、临床医学、预防医学、药学、中医学及中药学等生物医学各领域。CBM 收录了 1978 年至今 1800 余种中国生物医学期刊、汇编、会议论文的文献题录 789 余万篇，年增长量约 50 万条，双周更新。CBM 是国内目前收录中文生物医学期刊最全的题录型数据库。

CBM 注重数据的规范化处理和知识管理，全部题录均根据美国国立医学图书馆最新版《医学主题词表》中国中医研究院中医药信息研究所《中国图书馆分类法·医学专业分类表》进行主题标引和分类标引。CBM 检索系统具有检索人口多、检索方式灵活的特点。它设置了主题、分类、期刊、作者等多种词表辅助查询功能，检索功能完备，定题检索、限定检索、截词检索、通配符检索及各种逻辑组配检索功能大大提高检索效率，可满足简单检索和复杂检索的需求；与 PUBMED 具有良好兼容性，可获得较好的查全率和查准率。CBM 已经实现了与维普全文数据库的链接功能，可以在检索结果页面直接链接维普全文数据库获取

1989 年以来的全文。网址为 sinomed http：www.sinomed.ac.cn/。

二、维普中文科技期刊数据库（CSJD）

维普中文科技期刊数据库（CSJD），源于重庆维普资讯有限公司 1989 年创建的《中文科技期刊篇名数据库》。维普资讯网是集中外文献、企业咨询、动态新闻服务、行业信息资源等多种服务为一体的国内最大的科技文献知识资源门户网站。网站依托 CSJD 为主要知识资源系统，支持分类学科导航检索、书刊导航检索、专业逻辑检索、知识元关联、网络推送服务功能。维普资讯信息资源系统包括中文科技期刊全文库、中文科技期刊文摘库、中文科技期刊引文库、外文科技期刊数据库、中国科技经济新闻数据库、和维普建筑科学信息资源系统等十种行业的维普行业资源系统。CSJD 全文检索系统，CSTJ 数据库收录了 1989 年至今的 12000 余种期刊，其中收录中文医药卫生类期刊共有 2079 种，核心期刊 1957 种。主网站为 http：//www.cqvip.com. 进入 SinoMed 首页面（图），点击 CBM 的链接，进入 CBM 数据库的检索页面（图）。CBM 的检索途径包括基本检索、高级检索、主题词检索、分类检索、期刊检索、作者检索、定题检索。维普资讯网站 http：//www.cqvip.com。

三、万方数据知识服务平台

万方数据是中国科技信息研究所北京万方数据股份有限公司研制开发的信息服务系统。万方数据有效集纳并整合科技期刊、学术会议、学位论文、外文文献、科技成果、专利、标准等大量文献，拥有多个数据库，既可以单库检索，也可以跨库检索。

万方数据主要有万方数据知识服务平台，万方医学网学术搜索网等。万方数据知识服务按照资源类型分为：全文类信息资源、文摘、题录类信息资源及事实型动态类信息资源。全文资源包括：会议论文、学位论文、期刊论文、文摘、题录。事实类数据库资源主要包括大量科技文献、政策法规、名人机构、企业产品等 100 多个数据库。

中国学术期刊数据库（CSPD）是万方数据知识服务平台的重要组成部分，

集纳了多种科技及人文和社会科学期刊的全文内容，其中绝大部分是进入科技部科技论文统计源的核心期刊。共收录中文期刊 8269 种，其中医药卫生 1191 种。从 2008 年起，中华医学会出版的一系列医学核心期刊的电子版仅在万方数据的检索平台上提供检索。万方数据知识服务平台网址为 http：//www.wanfangdata.com.cn。

四、中国知识基础设施工程（CNKI）

中国知识基础设施工程（简称 CNKI）又称为中国知网，1999 年 6 月由清华大学、清华同方发起组织实施。CNKI 是囊括学术期刊论文、专利、科技成果等多种类型文献的知识网络平台。

CNKI 主要源数据库有期刊：中国学术期刊网络出版总库、中国学术期刊全文数据库等五个数据库；学位论文：中国博士学位论文全文数据库、中国优秀硕士学位论文全文数据库；报纸：中国重要报纸全文数据库；会议：中国重要会议论文全文数据库、国际会议论文全文数据库。其中中国学术期刊网络出版总库（简称 CAJD）是目前世界上最大的连续动态更新的中国学术期刊全文数据库，收录了 1994 年至今（部分刊物回溯至创刊）国内出版的 8000 多种学术期刊，分为 10 个专辑（基础科学、工程科技 I、工程科技 II、农业科技、医药卫生科技、哲学与人文科学、社会科学 I、社会科学 II、信息科技、经济与管理科学），专辑进一步分为 168 个专题。

中国知网网址为：http：//www.cnki.net。

第二节　中成药现代药理文献数据库检索方法

文献检索策略，一是选择检索数据库；二是如何确定合适字段、组配检索字段、和选择检索路径。选择 CNKI 数据源总库进行检索，可以尽可能多的获取中药药理作用及相关研究信息。以中药黄芪为例检索方法和途径如下：

1. 打开 CNKI 网站首页。

2. 选择检索词（字段）："黄芪药理作用" 或 "黄芪药理机制"，在提问框内输入检索词（图8-1）。

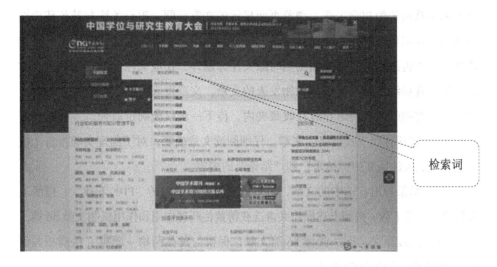

图8-1　选择检索词（字段）

3.点击检索，系统显示检索结果。（图8-2）。

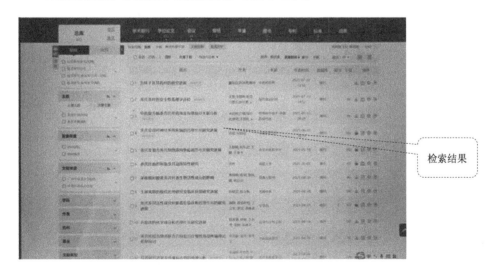

图3　检索结果

4.结果遴选：

（1）选择网页显示的文章标题中带有"黄芪药理作用""黄芪作用机制"等综述文章和有关黄芪药理实验报告等。以"黄芪药理作用"字段检索显示总共有 833 条结果；以"黄芪作用机制"字段检索显示共有 1442 条结果。接下来即可进入文献遴选的初筛工作。浏览页面显示的文章标题。重点关注与黄芪药理作用或药理作用机制有关的文章，文章一般分为两类，一类为综述文章；第二类为药理实验报告或报道；在页面浏览时除关注标题外，还应关注文章来源和发表时间。优先选择级别较高的核心刊物发表的文章，文章发表时间，一般选择距今十年为宜。将初筛文章暂时存放在收藏夹内，待下一步权衡确定取舍。

（2）打开暂存于收藏夹内文章，仔细阅读文章摘要；对于药理实验报告（报道），重点关注摘要中"结果"和"结论"的内容。

（3）结果导出：选中的文章，可点击页面文摘下方的"PDF 下载"，按照流程付费后完成下载。按照上述操作共遴选获得黄芪药理作用和作用机制文献 56 篇。

（4）阅读全文：逐一阅读 56 篇文献，保留与黄芪药物 – 靶点 – 疾病相关信息文献 35 篇，淘汰其余文献。

第九章　构建中成药循证医学证据链

第一节　循证医学概述

一、循证医学概念

循证医学（EBM）又称实证医学是指临床诊疗实践中，针对临床需要解决的具体问题，将医生个人的临床经验和专业知识技能与现有临床研究的最佳证据结合，并充分考虑病人的价值观和意愿需求，做出临床诊治决策的过程。

循证医学的含义从它的字面上可以被简单地解释为有据可循的医学。首任牛津大学循证医学中心主任著名的临床流行病学家 Dvid Sackett 教授将循证医学定义为："循证医学是有意识地、明确地、审慎地利用现有最好的证据制定病人的诊治方案。实施循证医学意味着医生要参照最好的研究证据、临床经验和病人的意见（1996）"；"综合最佳研究证据，临床医生的临床经验和专业技能，患者的权利、价值和期望，制定适合患者的诊断和治疗措施（2000）"。"综合最佳研究证据，临床医生临床经验和专业技能，患者的权利、价值和期望，患者所处的临床阶段和诊疗场所的条件，制定适合患者的诊断和治疗措施（2005）"。

循证医学概念的核心思想是医疗决策应尽量以客观证据为依据。循证医学将临床证据、个人经验与患者的实际状况和意愿相结合，通过开展大样本的随机对照临床试验（RCT），进行系统性评价或荟萃分析（Meta 分析），为临床医生开具处方，制定治疗方案或制定临床诊疗指南，政府机构做出医疗卫生政策等，提供尽量客观证据支持。

传统医学的临床实践也是基于证据的，但是这个证据不是循证医学所特指的

"现有最好的证据"。临床知识往往将非系统的临床经验的总结作为证据，但是相对来讲，它们是不可靠的、低质量的证据。循证医学就是要把过去的那尝试性的、自发的、不系统的、不明确的和无意识的个体行为，转变为一种有组织的，有计划的，系统的，明确的和有意识的集体行为。

科学研究的结果来源于群体比较，因此在应用这些研究结果时，医生要审慎地考虑每个病人的具体情况，并根据自己的临床经验综合把握和平衡研究证据，还要根据医疗条件和病人的选择做出最合适的决定。当高质量的研究证据不存在时，前人的或是个人的实践经验也可作为决策的依据。

循证医学的目的是解决临床问题，包括发病与危险因素→认识与预防疾病；疾病的早期诊断→提高诊断的准确性；疾病的正确合理治疗→应用有疗效的措施；疾病预后的判断→改善预后，提高生存质量。合理用药和促进卫生管理及决策科学化。

二、循证医学证据

1. 证据分类

（1）原始研究证据：是指对直接在患者中进行单个有关病因诊断、预防、治疗、康复和预后等方面的研究所获得的第一手数据，进行统计学处理、分析和总结后得出的结论。主要包括：单个的随机对照试验（RCT）、交叉试验、队列研究、前－后对照研究、病例对照研究、非传统病例对照研究、横断面研究、非随机对照试验和叙述性研究等。

（2）二次研究证据：是指对多个原始研究证据进行严格评价、整合处理、分析总结等再加工后得到的更高层次的证据。主要包括：系统评价（SR）、临床实践指南（CPG）、临床决策分析、临床证据手册、卫生技术评估报告，HTA 和卫生经济学评价等。

2. 治疗性研究证据等级

研究证据级别是指一篇文献的证据力度，治疗性研究依据按质量和可靠程度及文献类型大体可分为以下五级（可靠性依次降低）。

Ⅰ级：按照特定病种的特定疗法收集所有质量可靠、文献的同质性好的随机对照试验（RCT）后所作的系统评价或荟萃分析（Meta 分析）；

Ⅱ级：单个的大样本量的随机对照试验结果（RCT）；

Ⅲ级：设有对照组但未用随机方法分组的研究；

Ⅳ级：无对照的系列病例观察，其可靠性较上述两种降低；

Ⅴ级：专家意见，在没有这些金标准的情况下，可依此使用其他级别的证据作为参考依据但应明确其可靠性依此降低，当以后出现更高级别的证据时就应尽快使用。

三、中医药循证医学现状

中医药在长期医疗实践中积累了丰富的理论和实践经验，有效地发挥了防病治病作用，广泛用于各种疾病治疗。中药临床研究作为验证中药临床疗效和安全性的重要方法，促进了中医药的推广和发展。越来越多的中成药采用循证医学的理念与方法对疗效进行评价，并且有大量研究文献发表于学术期刊。这些文献同时也为中成药系统评价、荟萃分析（Mast 分析）、系统综述等提供了大数据资源。但是相对于西药的临床循证医学研究，在循证评价尚存在一定差距。主要表现在：临床试验的方法学，包括 RCT 的随机序列的产生、分配方案的隐藏不明确，随机化控制缺失，偏倚加大，影响了临床疗效结果的可靠性。此外，由于安慰剂的获得和伦理问题，影响到盲法和对照的实施，导致难以达到 RCT 的双盲、安慰剂对照评价临床疗效这一"金标准"。

临床实践证明中成药不仅中医在应用，西医也在广泛使用，而且科室覆盖和用量远大于中医。由于临床证据存有欠缺，以同类中成药作为对照药难以立证，缺少安慰剂对照和量效关系研究，安全性监测不足等。导致了西医治疗疾病更多是将中成药作为辅助治疗或补充治疗。临床大多采用常规药物＋中成药加成这一"锦上添花"式的治疗方法，普遍取得较好的疗效。这也是西医医生乐于接受中成药的重要原因。

检索到的文献显示，由西医发起和开展的中成药临床试验对于疗效和安全性评价，大都采用试验组：常规治疗（或综合治疗）＋中成药；对照组：常规治疗（或综合治疗）的分组对照方法，通过观察设定的指标，采用统计学方法对结局指标做出评价。尽管证据级别相对于 RCT 较低，但仍可以获得西医医生认可使用和患者获益。

第二节　中成药循证医学文献检索

一、文献检索方法

查询检索临床证据，首先要选择正确的资料库和适当的检索途径。有关中成药临床证据在中网络数据平台都可以检索到。计算机检索中文数据库有；中国生物医学文献数据库网络版；重庆维普中文科技期刊数据库（VIP）；万方数据库（WanFang）；中国知网数据库（CNKI）。二是确定检索词。检索中成药临床证据时，检索词主要为"中成药名称"、"中成药名称＋临床试验"。关于该中成药相关文献在上述中文数据库中均可以检索到。

二、文献纳入与排除

首先依据标题和阅读文献摘要进行初筛，关注文章发表性偏倚问题，选择对照研究阳性结果（结果具有统计学意义的研究）的文献；排除阴性结果（结果无统计学意义的研究）文献。该类文章多为临床用药体会心得、经验总结、个案报道、病例分析等非随机对照研究。二是阅读初步选中的文献全文，优先纳入两类文献，一是多中心随机、双盲、安慰剂对照试验文献；二是随机对照试验的系统评价和荟萃分析（Meta 分析）文献。

随机对照试验是检索到的文献当中数量最多的一类，该类文献质量参差不齐，但不乏高质量文献。选择纳入的随机对照试验应具有以下基本特征：有严格的试验设计；明确研究对象（西医明确诊断的疾病）；对照设计合理；干预措施：试验组应用中成药，或在对照组的基础上（多为常规治疗）＋中成药；对照组采用常规治疗；结局指标，采用公认的症状及体征的积分表作为总有效率和有效率等的评价指标。尽可能选择诊疗指南中推荐的疗效评价指标；采用严谨科学的统计学方法，获得不发生系统误差（偏倚）的可靠结果。

Meta 分析往往符合医生的认知需求。因为一线临床医生工作繁忙，缺乏时间阅读大量的文章，他们希望能在短时间获得具有证据强度的答案。高质量的 Meta 分析汇集大量完整的临床试验资料，采用了科学严谨、系统、明确、减少偏倚的方法针对某一中成药疗效、安全等问题进行系统评价。Meta 分析对相关的研究按照严格纳入标准进行筛选鉴定、选择；采用统计学的方法，对纳入研究的结果进行分析和概括，可以获得综合性结论。

有些医药企业市场部将收集到本企业产品相关的文献装订成册向医生派发，其实医生根本没有时间和兴趣阅读。他们更希望知道 Meta 分析的结果，甚至最想要的是一句话的答案。同时 Meta 分析也可以帮助产品经理或医学经理在进行中成药产品精准医学定位时获得有价值的循证证据支持。

第十章　中成药精准医学定位模拟实例（一）

第一节　产品主要信息

药品名称： 补肺活血胶囊

功能主治： 补肺活血胶囊由三味中药组方，包括黄芪、赤芍、补骨脂。说明书中规定的功能主治为益气活血，补肺固肾。用于肺心病（缓解期）属气虚血瘀症，症见咳嗽气促或咳喘胸闷，心悸气短，肢冷乏力，腰膝酸软，口唇紫绀，舌淡舌白或舌紫暗等。

用法用量： 口服，一次4粒，一日3次。不良反应：偶见口干。药理毒理：

药理试验： 药理试验表明补肺活血胶囊可降低 $FeCl_3$ 致肺心病模型家兔的红细胞、白细胞、血小板计数和血色素，降低全血黏度、血浆黏度、红细胞压积，对肺性P波异变率有一定降低作用，可降低血气中二氧化碳分压，提高氧分压、氧饱和量。对小鼠血清溶血素和脾溶血空斑形成细胞有一定促进生成作用。对麻醉犬的心输出量、冠脉血流量有一定增加作用，对血管总外周阻力、冠脉阻力、心肌耗氧量、耗氧指数有一定降低作用。可延长氨水引咳小鼠的咳嗽潜伏期，减少咳嗽次数，并对组织胺引喘豚鼠的哮喘潜伏期有一定延长作用。

第二节　　临床医生调研

一、模拟临床医生小组访谈会

（1）调研项目：中成药补肺活血胶囊医学定位方向研究。

（2）会议地点：北京某市场调研公司单向镜圆桌会议室。

（3）参加人员：8人（受访者7人，主持人1人）；企业3-5人。

（4）设备物品：录音笔、矿泉水、茶点、水果。

（5）受访医生招募：第三方调研公司负责招募，按照项目方对受访医生的标准要求，在其医生资源数据库随机筛选。

（6）受访者招募标准：医院分布：北京市公立三甲综合医院三家；二甲综合医院两家；中医医院2家。受访者职称与人数：西医呼吸科主任医师1人；副主任医师2人；主治医师2人；中医呼吸科主任医师1人；主治医师1人。

（7）主持人：项目研究者（具有医学和市场营销背景）。

（8）速记员：市场调研公司提供。

（9）摄像：市场调研公司提供。

二、访谈内容与目的

（1）了解呼吸科日门诊就诊患者数量、构成（病种、占比）；肺心病及相关呼吸系统疾病的发病率，为判断潜在市场容量（潜在处方量）和细分市场提供参考。

（2）了解肺心病及相关呼吸系统疾病处方原则和排名前三位常用治疗药物名称与评价。通过医生用药原则和处方习惯，了解竞争产品的信息，为补肺活血胶囊探寻差异化的竞争策略提供参考。

（3）受访者现场阅读补肺活血胶囊说明书，每一位受访医生分别对该药物提出个人看法，临床使用过该药物的医生依据临床实践经验和体会给予评价和建议。

（4）了解医生对该药物的关注点、疑点、反对意见及建议等信息。为制定产品策略提出具有针对性对策提供参考。

（5）了解以受访医生的视角提出补肺活血胶囊医学定位方向和临床专业学术推广建议。

三、医生观点

1. 呼吸科门诊患者数量与患者构成

专家门诊半天接诊 25~30 人，普通门诊日接诊 40~50 人。呼吸道急性感染（上感、嗓子疼、急性气管炎）的占 50%；慢性上呼吸道和下呼吸道感染占到 50%，其中慢性咳嗽 20%；肺气肿急性发作、COPD、肺心病约 30%；肺气肿和慢性支气管哮喘首诊病人较少见，肺气肿稳定期患者仅定期在门诊开药。

受季节影响相关疾病门诊量会发生变化，如春、秋季慢性支气管炎、支气管哮喘、肺气肿、COPD 门诊就诊患者占到 50%；冬季 COPD 患者约占 20%。

2. 处方原则与药物选择

按照诊疗指南进行鉴别诊断，处方指南推荐的药物治疗。指南中没有推荐中药和中成药，必要时作为辅助用药参考说明书使用。上呼吸道感染对症治疗，大多使用去痰药或抗感染药物；慢性下呼吸道感染急性发作使用抗感染药物，平稳期多采用祛痰药物。慢性支气管哮喘、肺气肿，伴随性呼吸困难的维持治疗及急性发作的预防使用最多的西药是思利华（噻托溴铵粉吸入剂、噻托溴铵喷雾剂）。COPD 急性发作采用抗感染治疗；COPD 平稳期维持治疗常用三个中成药，分别是：百令胶囊或金水宝（属同一类）；复方鲜竹沥；补肺活血胶囊。

3. 医生对补肺活血胶囊的建议

受访的西医医生认为由于中成药不被指南推荐，处方主要参考说明书规定的使用范围和用法用量，中成药仅作为为西药辅助治疗，一般采用指南推荐的常规药物联合补肺活血胶囊。通常对于疗效判断和评价，是否获益往往来自患者的感受，缺乏坚实的循证证据支持，往往会导致治疗方案中中成药处于可用可不用的尴尬。医生建议应通过开展高质量循证医学临床试验研究，获得有价值的证据。

受访医生认为，肺心病治疗关键在于缓解期的有效控制，尽量防止反复发作。

肺心病缓解期应用补肺活血胶囊重点针对期前疾病COPD防治，COPD与慢性支气管炎、支气管哮喘、肺气肿相关联。因此有效防治COPD可以延缓肺心病进程。

在医生看来肺心病属呼吸系统疾病终末期，补肺活血胶囊的用于肺心病平稳期以提高免疫功能，增强抵抗力。补肺活血胶囊应用于期前COPD等慢性气道疾病，长期服用可减少肺心病复发。提示：应开展补肺活血胶囊药理作用机制的系统性研究，帮助医生认识到该药物在增强免疫功能的同时还具有抑制气道炎症，减少哮喘发作；抑制气道重塑，抗肺纤维化；抗氧化清除自由基，减轻肺损伤；防止内皮细胞凋亡，保护血管内皮细胞；抑制血小板聚集，改善血液流变性和肺循环；防止肺动脉高压的发生，改善心肌收缩功能，提高心输出量和心肌对缺氧的耐受性等多重作用。

医生了解产品信息主要来自说明书和企业提供的DA，认为科室会讲解和医药代表与医生沟通信息及医药代表拜访频度是学术推广成功的关键。建议的推广方式：通过学术（论坛）会议专家推荐；医学期刊发表高质量临床循证证据文章；制定专家共识等。

四、基于医生调研判断定位方向

肺心病缓解期以减少或防止复发为目标。肺心病多以慢性支气管炎、支气管哮喘、肺气肿导致，三者叠加导致COPD。积极防治COPD是影响肺心病复发的关键所在。补肺活血胶囊医学定位应聚焦减缓肺心病进程开展深入研究。

从营销的视角来看，COPD市场具有较大的市场潜力和现实的市场容量。补肺活血胶囊聚焦COPD这一细分市场可以为提升补肺活血胶囊处方量带来机会。

第三节　借鉴网络药理学思路药理机制研究

一、构建疾病网络

补肺活血胶囊功能主治为益气活血，补肺固肾。用于肺心病（缓解期）属气虚血瘀症，症见：咳嗽气促或咳喘胸闷，心悸气短，肢冷乏力，腰膝酸软，口唇紫绀，舌淡苔白或舌紫暗等。与西医的慢性支气管炎、支气管哮喘、肺气肿3种疾病相符。临床表现多见慢性咳嗽、哮喘、胸闷、疲乏等。鉴于慢性支气管炎、支气管哮喘、肺气肿3种疾病的病理基础都是慢性气道阻塞。1965年美国胸科学会（ATS）曾将这3种疾病合称为"慢性阻塞性肺疾病"（COPD）。有人还将"小气道病"、"支气管扩张"也纳入了COPD范围。

COPD是一种具有气流受限特征的可以预防和治疗的疾病。气流受限不完全可逆且呈进行性发展，与气道和肺部对有害颗粒或有害气体（吸烟）导致的慢性炎症反应增强有关，急性加重及合并症会对患者的整体疾病严重程度产生影响。伴随COPD的进展，外周气道阻塞、肺实质破坏及肺血管的异常等减少了肺气体交换能力，产生低氧血症，以后可出现高碳酸血症。长期慢性缺氧可导致肺血管广泛收缩和肺动脉高压，常伴有血管内膜增生，某些血管发生纤维化和闭塞，造成肺循环的结构重组。COPD晚期出现的肺动脉高压是其重要的心血管并发症，并进而产生慢性肺源性心脏病和心力衰竭（图10-1）。

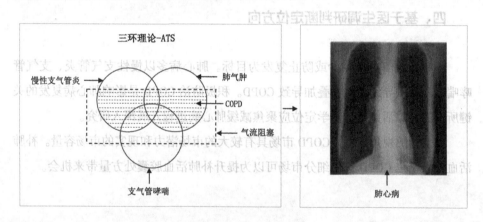

图 10-1 COPD 转归

基于以上分析，补肺活血胶囊疾病网络为："慢性支气管炎 – 支气管哮喘 – 肺气肿 –COPD– 肺心病"。在此基础之上对该疾病网络所涉及疾病的病因、发病机制及病理生理等进行分析，获得潜在靶标；再通过检索文献挖掘其药物作用靶点和药理作用机制（图10-2）。

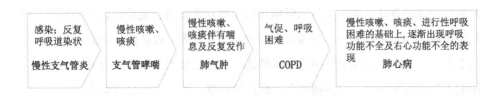

图 10-2　补肺活血胶囊疾病网络

1. 慢性支气管炎

（1）病因

吸烟：国内外研究均证明。吸烟时间愈长，烟量愈大，患病率也愈高。戒烟后可使症状减轻或消失，病情缓解，甚至痊愈。

（2）发病机制

外因：感染因素：感染是慢性支气管炎发生发展的重要因素，主要为病毒和细菌感染。多见鼻病毒、粘液病毒、腺病毒和呼吸道合胞病毒。在病毒或病毒与支原体混合感染损伤气道粘膜基础上可继发细菌感染。从痰培养结果发现，以流感嗜血杆菌、肺炎球菌、甲型链球菌及奈瑟球菌四种为最多见。感染虽与慢性支气管炎的发病有密切关系，但目前尚无足够证据说明为其首发病因。只认为是慢性支气管炎的继发感染和加剧病变发展的重要因素；气候：寒冷常为慢性支气管炎发作的重要原因和诱因，慢性支气管炎发病及急性加重常见于冬季，尤其是在气候突然变化时。寒冷空气刺激呼吸道，一是减弱上呼吸道粘膜的防御功能；二是还能通过反射引起支气管平滑肌收缩、粘膜血液循环障碍和分泌物排出困难等，易引起继发感染；过敏因素：据调查，喘息性支气管炎往往有过敏史。在患者痰液中嗜酸粒细胞数量与组胺含量都有增高倾向，说明部分患者与过敏因素有关。尘埃、尘螨、细菌、真菌、寄生虫、花粉以及化学气体等，都可以成为过敏因素而致病。

内因：呼吸道局部防御及免疫功能减低：正常人呼吸道具有完善的防御功能，对吸入空气具有过滤、加温和湿润的作用；气管、支气管粘膜的粘液纤毛运动，以及咳嗽反射等，能净化或排除异物和过多的分泌物；细支气管和肺泡中还分泌免疫球蛋白（IgA），有抗病毒和细菌作用。因此，在正常情况下，下呼吸道始终保持无菌状态。全身或呼吸道局部的防御及免疫功能减弱，可为慢性支气管炎发病提供内在的条件。老年人常因呼吸道的免疫功能减退，免疫球蛋白的减少，呼吸道防御功能退化，单核－吞噬细胞系统功能衰退等，致患病率较高；自主神经功能失调：当呼吸道副交感神经反应增高时，对正常人不起作用的微弱刺激，可引起支气管收缩痉挛，分泌物增多，而产生咳嗽、咳痰、气喘等症状。

2. 支气管哮喘

支气管哮喘（简称哮喘）是由多种细胞包括气道的炎性细胞（如嗜酸性粒细胞、肥大细胞、T淋巴细胞、中性粒细胞）和结构细胞（如平滑肌细胞、气道上皮细胞等）以及细胞组分参与的气道慢性炎症性疾病。

（1）病因

哮喘的病因还不十分清楚，患者个体过敏体质及外界环境的影响是发病的危险因素。哮喘与多基因遗传有关，同时受遗传因素和环境因素的双重影响。

（2）发病机制

哮喘的发病机制非常复杂，主要包括气道炎症机制、免疫与变态反应机制、气道神经调节机制以及遗传机制等。T细胞介导的免疫调节的失衡与慢性气道炎症的发生是最重要的哮喘发生机制。气道重构与慢性炎症和上皮损伤修复相关，并越来越受到重视。气道慢性炎症与气道重构共同导致气道高反应性的发生。

气道慢性炎症学说： 参与哮喘发生的多种炎症细胞，包括嗜酸性粒细胞、肥大细胞、Th2细胞、巨噬细胞等可分泌一系列与气道重构发生相关的炎症因子。众多炎症细胞、炎症介质和细胞因子的参与和相互作用。促进成纤维细胞增生、胶原沉积、平滑肌增生肥大以及微血管增生。

当过敏原进入机体后，被树突状细胞、单核巨噬细胞等内吞并激活T细胞，活化的辅助性T细胞（主要是Th2细胞）产生白介素（IL-4、IL-l5、IL-13）等进一步激活B淋巴细胞，由B细胞分泌的特异性IgE可借助于肥大细胞和嗜碱性粒细胞表面的高亲和力受体（$Fc\varepsilon RI$）和在中性白细胞、巨噬细胞和NK细胞表面的低亲和力IgE受体（$Fc\varepsilon RII$），固定在细胞表面，使细胞处于"致敏状态"。当再次接触同种过敏原，就会引起异染性细胞释放多种介质和细胞因子。这些介质会引起气道平滑肌痉挛，黏膜微血管通透性增加，气道黏膜水肿、充血、黏液分泌亢进，并诱发气道高反应性。在上述过程中所分泌的细胞因子IL-3、IL-5、GM-CSF和黏附分子、趋化因子，使嗜酸性粒细胞分化、激活，延长其寿命并浸润于气道。激活的嗜酸性粒细胞会释放一些细胞因子和细胞毒蛋白质。ECP、EPO和 MBP 能使气道上皮细胞脱落、坏死，暴露气道上皮的神经末梢，使其受损或易感，也能诱发气道高反应性以及气道重建。

研究发现在哮喘的气道重构过程中，有多种炎症介质参与，其中最主要的有：TNF-α、TGF-β、血管内皮生长因子（VEGF）、白三烯、基质金属蛋白酶母 -9（MMP-9）、解聚素和金属蛋白酶 -33（ADAM-33）。

TNF-α 在肺损伤的病理生理过程中起重要的启动作用，由巨噬细胞产生后可使多形核白细胞（PMN）在肺内聚集、黏附，并释放包括 IL-1β、IL-6、IL-8 等促炎细胞因子。目前认为中性粒细胞（PMN）无论缓解期还是急性期都存在于哮喘机体且对糖皮质激素并不敏感，而反复发作性喘息也更多是以 PMN 为主的气道炎症。

Th1/Th2 失衡学说：Th2 免疫应答占优势的 Th1/Th2 免疫失衡是哮喘重要的发病机制之一。活化的 Th2 细胞分泌的细胞因子，如 IL-4、IL-5、IL-13 等可以直接激活肥大细胞、嗜酸性粒细胞及肺泡巨噬细胞等多种炎症细胞，使之在气道浸润和蓄集。这些细胞相互作用可以分泌出许多种炎症介质和细胞因子，如组胺、前列腺素（PG）、白三烯（LT）、嗜酸性粒细胞趋化因子（ECf）、中性粒细胞趋化因子（NCF）、转化生长因子（TGF）、血小板活化因子（PAF）等，构成了一个与炎症细胞相互作用的复杂网络，使气道收缩，黏液分泌增加，血管渗出增多。同时所产生的炎症趋化因子作用刺激 B 细胞，促进 IgE。不仅如此，Th1 与其分泌的抗炎因子 IFN-γ 水平降低，可引起气道炎症反应和气道的高反应状态。

近年来，有学者的研究提出 Th1/Th2 失衡即 Th2 型反应模式是哮喘气道炎症的重要特征也是哮喘病理生理过程形成的始动和维持因素。诱导 Th2 分化的关键细胞因子是白细胞介素 IL-4；诱导 Th1 分化的关键细胞因子是 IL-12，因此 IL-4、IL-12 对支气管哮喘异常免疫起关键作用。

哮喘与 Th1 细胞分泌的 IFN-C 等细胞因子及 Th2 细胞产生的 IL-4，IL-5 等细胞因子含量和 Th1/Th2 比值密切相关。Th2 的主要代表产物 IL-4，能促进 B 细胞产生 IgE，引发炎症介质释放的链式反应，促进炎症细胞的趋化聚集，引起呼吸道血管通透性增加和粘膜水肿，平滑肌痉挛及粘液分泌亢进，是引起哮喘的重要因素。Th1 的主要代表产物是 IFN-C，能抑制 IL-4，IL-5 等细胞因子的产生，进而抑制 IgE 的产生和 Eos 活性。孙德彬等研究证实，哮喘患者外周 Th2 细胞大量增生活化，

Th1 细胞生长受到抑制，Th1/Th2 失衡造成大量致炎因子的产生，引起或加重病情。

气道重构机制：气道重塑是主要由于呼吸道上皮损伤引起的结构性改变，是引起哮喘气道高反应和肺功能下降的主要原因，涉及多种细胞和分子。气道重构也是哮喘的重要特征，表现为气道上皮细胞黏液化生、平滑肌肥大 / 增生、上皮下胶原沉积和纤维化、血管增生等。气道重构使得哮喘患者对吸入激素的反应性降低，出现不可逆或部分不可逆的气流受限，以及持续存在的气道高反应性。气道重构的发生主要与持续存在的气道炎症和反复的气道上皮损伤 / 修复有关。

气道上皮损伤 / 修复：除气道炎症外，由环境因素或变应原直接导致的气道上皮的损伤及伴随发生的修复过程在气道重构的发生发展中起了重要作用。气道上皮受环境刺激损伤后，一些炎症介质如 TGF-β、表皮生长因子（EGF）等分泌增加，同时细胞间粘连蛋白减少，上皮细胞发生变形，并高分泌基质金属蛋白酶和细胞外基质，该过程称为上皮间质转化（EMT）。紧靠上皮的星形成纤维细胞在各种因素刺激后也发生变化，转化为肌成纤维细胞，分泌细胞外基质（ECM），同时也释放一系列前炎症介质，促进气道重构的发生。

免疫与变态反应机制：I 型变态反应（速发型变态反应），又称过敏反应已被公认为过敏性哮喘的重要发病机制。反应原进入机体后，选择性的诱导特异性 B 细胞产生 IgE，后者以其 Fc 段与肥大细胞或嗜碱性粒细胞表面的 FcεRI 结合，使机体处于致敏状态，当抗原再次进入机体时，与已经结合在致敏靶细胞上的 IgE 特异性结合，引发细胞脱颗粒反应，释放的生物活性物质可引起平滑肌收缩、毛细血管扩张、腺体分泌增加等一系列病理改变，可引发例如呼吸道超敏反应等疾病。

3. 肺气肿

肺气肿，是气道远端部分膨胀，包括呼吸性细支气管、肺泡管、肺泡囊和肺泡，并伴有气腔壁的破坏、肺弹性减退及肺容量增大的一种疾病。1987 年美国胸科学会（ATS）对肺气肿的定义作了修订："终末细支气管远端部分有不可逆性扩张伴有肺泡壁的破坏，但没有明显的纤维化"。肺气肿的基本特征性是换气部分的肺组织过度充气和气流阻塞，所以称之为"阻塞性肺气肿"。肺气肿是老年人的常见多发病，发病率远高于青壮年。

（1）病因

常见的肺气肿可能和患者存在慢性支气管炎或者是哮喘有关系。吸烟、感染和大气污染等可引起细支气管炎症、管腔的狭窄或阻塞。是由于气流受限出现了不可逆的变化，造成肺部过度扩张所致。

（2）发病机制

慢性支气管炎、支气管哮喘、肺纤维化等均可引起肺气肿、尤以慢性支气管炎为最多见。发病机制是：气体滞留肺内；肺泡弹性降低，组织结构破坏。由于肺泡过度充气、持久膨胀、结构破坏、弹性回缩力下降、肺容积增大，从而了导致肺气肿形成。

一般认为与气道阻塞及蛋白酶 - 抗蛋白酶失衡有关。吸烟、感染、大气污染等引起细支气管炎，炎症性充血、水肿、渗出、增生及气道反应性亢进引起了气道狭窄或阻塞。吸气时胸腔呈负压，细支气管扩张，空气进入肺泡；呼气时胸腔正压，细支气管管腔缩小，空气稽留，肺泡内压不断升高，导致肺泡过度膨胀或破裂。

蛋白酶 - 蛋白酶抑制物平衡失调学说是肺气肿现代认识的基础。与肺气肿形成有关的蛋白酶，如丝氨酸蛋白酶系，主要有白细胞弹性蛋白酶、组织蛋白酶G、蛋白酶3、金属蛋白酶和巯基蛋白酶等。它们主要来自炎性细胞，如中性粒细胞、单核细胞与巨噬细胞，它们即可以破坏弹力纤维，也能引起实验性肺气肿。正常情况下它们与蛋白酶抑制物，如来自血浆的 α1 抗胰蛋白酶；来自局部的抗白细胞蛋白酶（ALP）；分泌性白细胞蛋白酶抑制物（SLPI）和金属蛋白酶抑制剂（TIMP）等保持着良好的平衡。吸烟导致弹性蛋白酶活性升高和抗蛋白酶活性抑制；炎症使得炎症细胞周围微小空间内的蛋白酶 - 蛋白酶抑制物平衡失调；α1 抗胰蛋白酶遗传性缺乏，导致肺泡和细支气管壁的弹力纤维被破坏，发生肺气肿。

4. 慢性阻塞性肺病（COPD）

（1）病因

一般认为 COPD 与慢支气管炎和阻塞性肺气肿发生有关的因素都可能参与慢性阻塞性肺病的发病。危险因素包括吸烟、粉尘和化学物质的吸入、空气污染、呼吸道感染等。还有个体易感因素的原因是肺组织内 α1- 抗胰蛋白酶缺乏。

（2）发病机制

慢性炎症：吸烟引起肺部炎症反应，导致炎性细胞的局部浸润。研究发现中性粒细胞、巨噬细胞、T 淋巴细胞以及嗜酸粒细胞和肥大细胞都与慢性支气管炎或 COPD 有关，其中 T 细胞的活化及增殖有特殊意义，中性粒细胞也是 COPD 中重要的浸润性炎症细胞。COPD 炎症状态与很多代谢通路的紊乱相关，其中也包括脂质的生物合成及代谢。

COPD 以气道、肺实质和肺血管的慢性炎症为特征，在肺的不同部位有肺泡巨噬细胞、T 淋巴细胞（尤其是 CD8+）和中性粒细胞增加，部分患者有嗜酸性粒细胞增多。激活的炎症细胞释放多种介质，包括白三烯 B4（LTB4）、白介素 8（IL-8）、肿瘤坏死因子 α（TNF-α）和其他介质。这些介质能破坏肺的结构和促进中性粒细胞炎症反应。

细胞因子 TNF-α、IL-8 与 COPD 的病理生理机制有密切的关系。TNF-α 是具有多种免疫功能的调节因子，在 COPD 气道炎症中可促进炎症细胞黏附、游走和浸润，迅速引起肺损伤。在生理情况下，TNF-α 可刺激花生四烯酸类炎性物质释放，在并发感染情况下，这种刺激更明显，其结果可诱发过度炎症反应。

IL-8 是选择性中性粒细胞（PMN）趋化因子，COPD 气道炎症中的作用主要是通过趋化、激活 PMN 和嗜酸性粒细胞等炎症细胞，使之合成、释放 IL-8、TNF-α 等细胞因子和炎症介质，进一步加重 COPD 气道炎症反应，加重肺组织与气道结构的病理损害。

在 IL-8 基因的增强可启动区域内含有对 TNF-α 的功能反应成分，因此 TNF-α 可以在转录水平刺激 IL-8 的合成，因此，TNF-α、IL-8 共同参与了 COPD 气道炎症反应及气道结构的重塑。

氧化应激：氧化–抗氧化失衡是 COPD 发病机制中的重要因素之一。在 COPD 中，吸烟引起的氧化负担增加以及白细胞和巨噬细胞释放的活性氧（ROS）增加是氧化应激的主要原因。ROS 水平的增加或长时间暴露可能导致核酸、蛋白质、碳水化合物或脂质的病理改变，从而导致细胞代谢的改变。香烟烟雾和其他吸入颗粒能产生氧化物，血中氧化应激的标志物增加，内源性抗氧化物产生下降。氧化应激对肺组织造成一些不利的影响，包括激活炎症基因、抗蛋白酶失活、刺激黏液高分泌，增加血浆渗出糖皮质激素的抗炎活性下降。

核因子 NF-κB 目前被认为是氧化应激和炎症之间连接枢纽，可同时参与氧化及炎症反应，并调节多种细胞的分化，代谢和增殖。

细胞凋亡：越来越多的证据表明，细胞凋亡可能在 COPD 发病机制中发挥重要作用。与正常肺组织相比，COPD 患者肺组织和气道中凋亡细胞数量明显增加。肺细胞凋亡与细胞增殖之间存在着内在的平衡，而血管内皮生长因子作为生存信号对该系统的稳定性至关重要。在 COPD 中存在几种诱导细胞凋亡的途径，例如，香烟烟雾、血管内皮生长因子抑制剂和干扰素 γ 等。除了上述异常的细胞凋亡机制之外，Grabiec 和 Hussell 发现 COPD 中清除凋亡细胞的机制也存在障碍，在 COPD 中凋亡细胞数量的增加可归因于气道巨噬细胞吞噬功能障碍；与健康对照相比，COPD 患者支气管肺泡灌洗液巨噬细胞对凋亡支气管上皮细胞和中性粒细胞的清除明显减少。

肺组织纤维化： 已有报道 COPD 患者或无症状吸烟者的细支气管周纤维化和间质损害。COPD 中肺组织破坏的机制与重复性吸入性损伤刺激的组织修复过程有关。这种类型的组织修复与单一损伤后的组织修复过程不同，两者都可以激活凝血级联反应来启动损伤控制并刺激炎症反应，从而保护组织免受感染并启动死亡和死亡组织的清除，但主要区别在于在单次损伤后，成纤维细胞迁移进入组织，炎症过程消退，最终形成永久性瘢痕的基质，而重复性损伤导致持续炎症，引起组织破坏，最终导致纤维化。

（3）病理生理

粘液高分泌： 在 COPD 肺部病理学改变的基础上会出现相应 COPD 特征性病理生理学改变，包括黏液高分泌、纤毛功能失调、气流受限、肺过度充气、气体交换异常、肺动脉高压和肺心病以及全身的不良效应。黏液高分泌和纤毛功能失调导致慢性咳嗽及多痰。呼气气流受限，是 COPD 病理生理改变的标志，是疾病诊断的关键，主要是由气道固定性阻塞及随之发生的气道阻力增加所致。

气流受限和气体陷闭、气体交换异常： 小气道炎症程度、纤维化和腔内渗出物与 FEV1，FEV1 / FVC 降低相关，并且可能与 COPD 的特征性表现 FEV1 进行性下降相关。外周气道阻塞使得在呼气时气体陷闭，导致过度充气。尽管肺气肿引起气体交换异常比引起 FEV1 下降更为常见，但在呼气时能促进气体陷闭，尤其是当疾病发展到重度时，肺泡与小气道的附着受到破坏。过度充气使吸气容积下降，导致功能残气量增加，尤其是在运动时，引起呼吸困难和运动能力受限。目前认为，过度充气在疾病早期即可出现，是引起劳力性呼吸困难的主要原因。作用在外周气道的支气管扩张剂能减轻气体陷闭，因此可降低肺容积，改善症状和运动能力。

肺动脉高压：随着 COPD 的进展，外周气道阻塞、肺实质破坏及肺血管的异常等减少了肺气体交换能力，产生低氧血症，以后可出现高碳酸血症。长期慢性缺氧可导致肺血管广泛收缩和肺动脉高压，常伴有血管内膜增生，某些血管发生纤维化和闭塞，造成肺循环的结构重组。

COPD 晚期出现的肺动脉高压是其重要的心血管并发症，并进而产生慢性肺源性心脏病及右心衰竭，提示预后不良。COPD 的炎症反应不只局限于肺部，也可以导致全身不良效应。全身炎症表现为全身氧化负荷异常增高、循环血液中细胞因子浓度异常增高以及炎症细胞异常活化等。患者骨质疏松、抑郁、慢性贫血及心血管疾病风险增加。COPD 的全身不良效应具有重要的临床意义，它可加剧患者的活动能力受限，使生活质量下降，预后变差。

5. 肺源性心脏病（肺心病）

肺源性心脏病简称肺心病，是一种由呼吸系统结构或功能障碍导致右心室肥厚或扩张，进而引起心功能障碍的临床综合征，需要排除左心疾病或者先天性心脏病引起的右心功能障碍。按疾病发生急缓，可分为急性和慢性肺心病。急性肺心病：指各种原因，特别是肺栓塞引起突发肺循环阻力急剧增加而导致急性右心功能障碍，甚至心衰，主要心脏变化是急性右心室扩张。慢性肺心病：是由于肺动脉压力逐渐升高导致右室做功增加，而引发的心脏病，主要以右室肥厚为主，同时也可伴有右室扩张，多由 COPD 引起，慢性心脏缺血是关键病机。

（1）病因

急性肺心病最常见于急性肺栓塞，还常见于 COPD 和各类 PH 急性加重期，此外急性呼吸窘迫综合征（ARDS）和机械通气，主要是指冠脉疾病或严重败血症导致右室收缩功能受损的患者也可引起急性肺心病；慢性肺心病常继发于因慢性阻塞性支气管炎或肺气肿引起的 COPD 及肺动脉高压。

肺心病会发生以下病变，包括：呼吸道病变：慢性支气管炎（约占 80% ~ 90%）、支气管哮喘、支气管扩张等；肺组织病变：重症肺结核、肺间质纤维化、尘肺、ARDS 等；肺血管病变：肺栓塞、肺血管炎、原发性肺动脉高压等；胸廓病变：严重脊椎后凸或侧凸、脊椎结核、类风湿性关节炎、胸膜广泛粘连等；神经肌肉疾病：脊髓灰质炎等。

（2）发病机制

肺动脉高压（PH）的形成： 在静息时肺动脉平均压 $\geqslant$ 20mmHg（2.67kPa），或肺动脉收缩压 $\geqslant$ 30mmHg（4.0kPa）即为显性肺动脉高压；若静息肺动脉平均压 < 20mmHg，而运动后肺动脉平均压 > 30mmHg 时，则为隐性肺动脉高压。

体液因素： 缺氧、高碳酸血症、肺部炎症，炎症细胞释放收缩血管的活性物质（白三烯、TXA_2、$PGF_2\alpha$、组胺、5-羟色胺、血管紧张素、血小板活化因子）增多，使肺血管收缩、痉挛，血管阻力增加，形成肺动脉高压。

组织因素： 缺氧使平滑肌细胞膜对 Ca^{2+} 通透性增高，Ca^{2+} 内流增加，肌肉兴奋-收缩偶联效应增强，肺血管收缩。神经因素：缺氧、高碳酸血症可刺激颈动脉窦和主动脉体化学感受器，反射性兴奋交感神经，肺血管收缩。

解剖学因素： 肺源性心脏病在临床上的常见类型为慢性缺氧缺血性肺源性心脏病，其发病机制与氧自由基有关；缺氧的肺源性心脏病患者，由于缺氧刺激了血管内皮细胞，从而分泌过多内皮素，直接导致了血管平滑肌的增殖。长期反复发作的慢性支气管炎及支气管周围炎，累及邻近的肺小动脉，引起血管炎，血管壁增厚、管腔狭窄或纤维化，肺血管阻力增加；随肺气肿加重，肺泡内压增高，压迫肺泡毛细血管，毛细血管管腔狭窄或闭塞，肺血管阻力增加；严重肺气肿，肺泡壁破裂、融合，毛细血管网毁损，当肺泡毛细血管床减损超过 70% 时则肺循环阻力增大，促使肺动脉高压的发生；慢性缺氧使血管收缩，长期肺血管壁张力增高直接刺激管壁，内膜纤维增生，中层增厚，血管变硬，肺血管重建。

血容量增多和血液粘稠度增加： 慢性缺氧刺激促红细胞生成素分泌，继发性红细胞增多，当红细胞压积超过 55%-60% 时，血液粘稠度明显增加，血流阻力增高。缺氧可使醛固酮增加，使水、钠潴留；同时缺氧使肾小动脉收缩，加重水钠潴留，血容量增多，促使肺动脉压升高。

右心功能改变和心力衰竭： 肺动脉高压引起右心后负荷增加是影响右心功能的主要因素。右心后负荷增加，一方面因心室壁张力增加使心肌耗氧量增加，另一方面冠状动脉阻力增加，血流减少，同时缺氧对心肌有直接损害，心肌功能损害；右心后负荷增加，为克服肺动脉压升高的阻力而发生右心室肥厚，维持正常泵功能，右心代偿。随着病情的进展，肺动脉压持续升高且严重，特别是急性加重时，超过右心室的负荷，右心失代偿，右心室扩大和右心室功能衰竭。

左心衰竭：少见；伴发的高血压或冠心病等；继发于肺心病：心肌缺氧、高能磷酸键合成降低，心功能受损；反复肺部感染、细菌毒素对心肌的毒性作用；酸碱平衡失调、电解质紊乱所致的心律失常等。

二、拆方分析——单味中药 - 靶点 - 药理机制网络

以慢性支气管炎、支气管哮喘、肺气肿、COPD、肺心病发病机制、病理、病理生理为导向，对补肺活血胶囊组方进行拆方分析，通过中国知网（CNKI）检索获得总计 81 篇文献，获得补肺活血胶囊组方中药黄芪、赤芍、补骨脂现代中药药理与作用机制研究成果信息，为构建药物 - 靶点 - 疾病 - 药理机制网络提供证据支撑。将现代药理学研究获得的证据，对组方中各味中药、药理机制、作用靶点等信息分别进行分类归纳列表（表 10-1—表 10-20）。

1. 黄芪 - 靶点 - 药理机制

（1）黄芪增强免疫功能机制

表 10-1　黄芪增强免疫功能机制

作用靶点	作用机制
· NK 细胞	· 提高巨噬细胞的吞噬功能，增强 NK 细胞活性 [1, 2]。
· IgG、IgA、IgM	· 呼吸道黏膜的主要保护性抗体 IgA 含量明显升高，增强特异性免疫功能。增强体液免疫作用。慢性气管炎患者用黄芪注射液治疗后，多数病人血清 IgG、IgA、IgM 含量升高[1]。
· 淋巴系统和骨髓中干细胞	· 黄芪多糖可以在多个方面刺激免疫系统。它可以增加淋巴系统和骨髓中干细胞的数量，促进这些干细胞转化为有活性的免疫细胞；还对提高正常小鼠巨噬细胞的吞噬功能、自然杀伤细胞（NK）的活性、促进抗体形成以及 T 细胞等免疫细胞的分化成熟等均有显著作用；另外，还可以纠正细胞因子免疫失衡状态[3]。
· 淋巴细胞，IL-2，T 细胞	· 促进淋巴细胞的增殖分化、IL-2 的产生、细胞毒性 T 细胞的杀伤活性和原癌基因转录的调节等方面都发挥着重要作用；它也可以通过影响巨噬细胞来增强细胞的免疫作用[4]。
· T 淋巴细胞	· 对 T 细胞等免疫细胞分化成熟有显著作用增强特异性免疫功能 [1]。

续表

作用靶点	作用机制
·Th，Th，B 细胞，NK 细 胞，INF、IL-2、TNF、RNA、DNA，cGMP、cAMP	·作为生物免疫调节剂，主要通过以下几种途径作用于人体免疫系统：激活巨噬细胞，促进 Th 转化、活化 Th、提高 B 细胞和 NK 细胞的数量和活性；激活网状内皮系统和补体系统；诱生多种免疫因子 INF、IL-2、TNF 等；影响神经 - 内分泌 - 免疫系统网络；促进细胞中的 RNA、DNA、蛋白质和细胞内环核苷酸（cGMP、cAMP）含量等 [4]。
·细胞内 4 种物质	·能使巨噬细胞吞噬功能增强、能提高巨噬细胞内 4 种物质细胞内 a- 醋酸萘酯酶（ANAE）酸性磷酸酶（Acpase），磷酸腺苷酶 -AT（Pase）糖原及粘多糖（PAS）物质含量，说明黄芪能增加整体细胞活力和膜功能、加强细胞内细胞器的糖代谢加快糖原贮存与合成，加强巨噬细胞对抗原处理和免疫调节作用 [4]
·H2O2，HepG2	·部分逆转 H2O2 诱导的 HepG2 细胞损伤，提高其细胞存活率。从侧面验证了黄芪有可能能通过抗氧化来抵抗机体衰老过程，从而增强机体免疫力 [5]。

（2）黄芪抗炎机制

表 10-2　黄芪抗炎机制

作用靶点	药理机制
·IL-8 磷脂酶 A2（PLA2）	·减少渗出液中 IL-8 含量，降低渗出液及中性白细胞 PLA2 活性，减少中性白细胞超氧阴离子（$O_2 -$）生成渗出液中 NO 生成量 [1]。
·TNF-α、IL-1β、IL-5、IL-6、趋化因子（CCR3、CCR5）及受体（CXCR2）、细胞黏附分子（ICAM-1、整合素 α3、整合素 β1）单核细胞趋化蛋白（MCP-1）、Toll 样受体（TLR）-4	·降低一些炎性相关因子的基因表达有关，包括肿瘤坏死因子（TNF-α）、白细胞介素（IL-1β、IL-5、IL-6）、趋化因子（CCR3、CCR5）及受体（CXCR2）、细胞黏附分子（ICAM-1、整合素 α3、整合素 β1）、单核细胞趋化蛋白（MCP-1）、Toll 样受体（TLR）-4 等基因和蛋白表达，使中性粒细胞浸润和活化受到抑制。作用机制主要与抑制 NF-κB 活化有关。具有抗炎作用，能够减轻各类炎症损伤 [6]。
·IL-8、PGE2、NO 等炎症介质	·其降低血管通透性和抑制白细胞游出、降低 PLA2 活性、减少 IL-8、PGE2、NO 等炎症介质的产生与抑制氧自由基生成有关 [7]。

作用靶点	药理机制
· IL-4、IL-12	· 下调 IL-4、上调 IL-12 表达水平，可能为其抑制哮喘呼吸道炎症的重要作用机制之一 [8]。
· CXCL5、IL-8、IL-13IL-17、IL-4、IL-5、IL-13、Th2	· 显著降低嗜酸性细胞和中性粒细胞主导的气道炎症，还通过降低黏蛋白（MUC5AC 和 MUC5B）水平减少过多的黏液分泌，抑制杯状细胞分化。降低哮喘时增加的 IL-4、IL-5、IL-13 等 Th2 细胞相关的致炎因子 [9]。
· BALF 中 IL-4、IL-5IL-17、IFN-γ	· 通过 mTORC1 信号通路改善哮喘小鼠的气道炎症，能够显著抑制气道高反应性，降低 BALF 中 IL-4、IL-5、IL-17 水平，升高 IFN-γ 水平 [10]。
· NF-κB	· 通过抑制 NF-κB 信号通路减轻哮喘，其降低致炎因子水平，从而改善哮喘的炎症级联反应，缓解病情 [11]。
· Th1/Th2	· 调节哮喘患者的细胞免疫，纠正 Th1/Th2 的失衡状态，使 Th2 细胞功能降低，Th1 细胞功能增强，以调节细胞免疫处于平衡状态，抑制机体的炎症反应，有效改善患者的呼吸状态 [12]。
· Treg、Th-17	· 升高抑炎的 Treg 细胞，降低致炎的 Th-17 细胞，调节 Th17/Treg 处于平衡状态，维持机体免疫内环境的稳态，减少哮喘发作 [13]。
· IL-10、Treg、TGF-β	· 能提升 IL-10 和 Treg 水平，还能使 TGF-β 水平降低，抑制炎症及气道重塑，对改善哮喘起关键作用 [14]。
· HPA、NEI	· 能够增强下丘脑-垂体-肾上腺皮质轴（HPA）功能，纠正 NEI 网络相关指标的紊乱，进一步促进促肾上腺皮质激素（ACTH）、皮质醇（CORT）的分泌，抑制免疫性炎症，控制哮喘的发生 [15]。
· NF-κBp65	· 通过降低大鼠模型炎症促进因子如 NF-κBp65 抑制炎症反应减轻肺损伤从而保护急性肺损伤肺组织 [16]。
· IL-1α、IL-2	· 增加血清中 IL-1α 与 IL-2，同时减少肺组织中 β-防御素含量。IL-1α 与 IL-2 作为活化 T 细胞的重要因子，可一定程度上反应细胞免疫应答的水平，对两者的上调作用可理解为对机体细胞免疫功能的提高 [17]。
· TNF-α	· 通过 AMPK 途径减轻巨噬细胞所致的促炎应答，并能通过抑制 p38 磷酸化来降低在 LPS 诱导黏膜损伤中升高的 TNF-α 水平 [18]。

作用靶点	药理机制
·IL-1β、IL-6，MCP-1	·抑制包括IL-1β、IL-6，MCP-1在内等前炎性因子的功能是通过AMPK通路实现的，方法是通过质粒转染抑制AMPK通路[19]。
·NF-kBp65、IL-8 ICAM-1、NF-kB	·能够通过减少NF-kBp65、IL-8和ICAM-1的表达来延迟其炎症应答，保护肺组织进一步损伤，而这种作用的关键在于对NF-kB的调制，具体为影响NF-kB下调细胞外调节蛋白激酶（EPK）和氨基末端激酶（JNK）的磷酸化来完成抗炎活性[20]。
·Th17、Treg	·Th17/Treg细胞失衡作为哮喘研究领域的新靶点，在哮喘机体中表现为Th17细胞功能的增强及Treg细胞功能的减弱。黄芪多糖对于Th17/Treg细胞因子具有调节作用。经过黄芪多糖干预哮喘大鼠28d后ELISA检测相关因子，与模型组大鼠比较干预组大鼠BALF中Th17细胞因子IL-17A、IL-25降低，相应的Treg细胞因子IL-35、IL-10升高[21]。
·CD4+T（Th1、Treg Th2、Th17）	·CD4+T细胞是哮喘发病机制的主要效应细胞，可将其分为抑制炎症反应的Th1、Treg细胞和促炎Th2、Th17细胞。黄芪多糖可以降低Th2、Th17比例。体外实验中黄芪多糖可以直接干预CD4+T细胞对不同分子的分泌，说明对CD4+T细胞在细胞和分子水平都存在免疫调节效应[22]。
·IL-8、TNF-α、IL-1	·黄芪多糖可减少渗出液中IL-8的含量，降低渗出液及PMN中磷脂酶A2活性，减少PMN超氧阴离子生成及渗出液中一氧化氮的生成量。黄芪多糖可增强血管内皮细胞与白细胞的黏附，并对TNF-α、IL-1促进内皮细胞与白细胞黏附有协同增强作用[26]。

（3）黄芪对抗细菌、病毒感染机制

表10-3　黄芪对抗细菌、病毒感染作用

作用靶点	作用机制
·多种致病菌	·黄芪对金黄色葡萄球菌、绿脓杆菌、痢疾杆菌、伤寒杆菌、炭疽杆菌、肺炎双球菌、甲乙型溶血性链球菌、白喉杆菌、假白喉杆菌、枯草杆菌等均有抑制作用[1]。黄芪对痢疾杆菌、肺炎双球菌、溶血性链球菌A、B、C及金黄色、柠檬色、白色葡萄球菌等均有抑制作用[2]。

作用靶点	作用机制
·流感病毒毒株	·黄芪对口腔病毒及流感仙台BB1病毒的致病作用也有一定的抑制作用，但无直接灭活作用。实验表明，黄芪100%水煎剂对实验用流感病毒毒株有一定程度的直接抑制作用；对流感病毒感染鸡胚也表现不同程度的预防和治疗作用 [2]。
·流感病毒	·黄芪多糖通过增强宿主的体液免疫和细胞免疫来保护宿主抵抗胞内菌的感染。在对抗流感病毒、人疱疹病毒和李斯特菌方面有显著的作用 [3]。
·多种病毒	·黄芪能对多种病毒产生干扰、吞噬、结合等作用而杀灭病毒，对禽流感病毒的防治、有明显效果 [4]。
·NF-κB通路	·通过诱生内源性干扰素，抑制病毒蛋白合成，发挥抗病毒感染的作用。也可能通过阻断 NF-κB 通路，抑制某些病毒的复制 [23]。
·流感病毒	·黄芪多糖有明显的抗流感病毒作用。其作用机制可能为膜稳定作用，增强抵抗能力；直接的抗病毒物质和（或）诱导干扰素、NK 细胞活性，从而杀灭部分病毒 [4]。
·IL-7，Th-17/IL-17	·实验已知，一些由病毒或细菌内毒素引起的过敏性肺部炎症中，IL-7 在其中其重要作用。黄芪多糖对 Th-17/IL-17 的调制，可能也是有效的作用途径 [24]。

（4）黄芪呼吸系统作用机制

表10-4 黄芪呼吸系统作用机制

作用靶点	作用机制
·SOD	·可使肺组织中 MDA 含量明显降低、SOD 活性明显增强，以抗氧化作用来防护低氧对肺血管的刺激，防止肺动脉高压的发生 [27]。
·MDA，SOD，GSH-Px	·降低 MDA 还能提高 SOD 活性。通过降低脂质过氧化物 MDA，既能减少氧化性损伤，又能升高抗氧化酶 SOD、GSH-Px，激活体内抗氧化系统，以调节体内氧化系统与抗氧化系统间的平衡，减轻氧化应激引起的肺部损伤 [39]。
·MDA，黏附分子	·通过降低脂质过氧化作用，减少 MDA 的生成，清除自由基；抑制黏附分子的表达以减少白细胞的肺内扣押而有效地减轻氧自由基造成的肺损伤 [4]。
·TNF-α、IL-8	·黄芪可一定程度下调 COPD 时 TNF-α、IL-8 的表达，减少气道炎症细胞的浸润，对 COPD 大鼠气道炎症有抑制作用 [26]。

作用靶点	作用机制
·肺组织 IL-βmRNA	·抑制肺组织巨噬细胞和中性粒细胞 IL-βmRNA 表达，对内毒素性急性肺损伤具有保护作用 [25]。
·COX-2mRNA	·通过抑制 COX-2mRNA 表达，使 COX-2 产量减少，降低花生四烯酸转化为 PGs，具有类似激素样的抗炎作用 [4]。
·NF-kB、IL-6	·抑制 NF-kB 的活化进而抑制炎症介质 IL-6 的表达，从而减轻或中断炎症级链反应而对肺损伤起到治疗和保护作用 [29]。显著抑制过敏性哮喘豚鼠气道壁内细胞的 NF-kB 的表达，提示这可能是黄芪治疗哮喘的作用机制之一 [30]。
·PaO2，血清 SOD	·黄芪能显著降低油酸型 ALI 的肺湿重、湿/干比、肺组织匀浆 ET 和 BALF 中白蛋白含量、提高 PaO2 和血清 SOD 水平。表明黄芪能降低肺损伤的肺水肿和白蛋白渗出、改善缺氧、增强抗氧化，减轻肺损伤程度 [28]。
·Th1/Th2	·ChenSM 等 [40] 研究显示，黄芪提取物能纠正哮喘小鼠 Th1/Th2 类细胞表达的偏移，使 Th1/Th2 处于平衡状态，改善其免疫异常，从而缓解哮喘时的损伤情况，其作用可能与激活 PPARγ 活性有关。
·TGF-β、B（PI3K/Akt）	·黄芪显著抑制 TGF-β 或磷脂酰肌醇激酶/蛋白激酶 B（PI3K/Akt）抑制剂诱导的 FOXO3a 高磷酸化，从而逆转下调 EMT，延缓肺纤维化的发生发展 [41]。
·LC3 蛋白、p62 蛋白 IL-1β、IL-18、Caspase-1 蛋白	·显著提高自噬相关蛋白 LC3 蛋白表达，抑制 p62 蛋白积累，降低白细胞介素-1β（IL-1β），IL-18 和 Caspase-1 蛋白表达，作用机制可能与抑制焦亡并增强自噬有关。具有抗肺纤维化作用 [42]。
·TGF-β1	·能够较好地抑制促纤维化细胞因子 TGF-β1 表达，降低磷酸化 -Smad2/3（p-Smad2/3）表达并通过上调 Smad7，降低 Smad3，干扰 TGF-β/smad 信号通路和细胞外基质（ECM）的沉积，减轻特发性肺间质纤维化（IPF）大鼠肺部的纤维化 [43]。
·TGF-β1	·TGF-β1 是影响气道重塑的重要细胞因子，而细胞内蛋白 Smads 的表达能够反映 TGF-β1 信号的传递及其 mRNA 的表达 [16]。通过抑制 TGF-β1/SMAD 信号通路，能改善哮喘的气道重塑状态 [50]。黄芪多糖抑制 TGF-β1 介导的支气管上皮细胞向平滑肌成纤维细胞的转化，减轻气道平滑肌的增生 [51]。

作用靶点	作用机制
·TGF、α-SMA	·α-SMA 的高表达不仅增强气道高反应性，也加重气道重塑 [45]。张学平等证实黄芪多糖可以抑制经 TGF 诱发的人气道平滑肌细胞中 α-SMA 的高表达。同时实验第一次发现黄芪多糖可直接作用于人气道平滑肌细胞，为黄芪多糖在哮喘气道重塑防治中提供了有益的药理学依据 [46]。
·IL-17	·对于 IL-1 的调节可能是另一条改善气道重塑的重要途径 [47]。Chang 等发现 IL-17 通过 ERK1/2MAPK 通路促进平滑肌细胞增殖，这也可能是黄芪多糖改变气道重塑的作用靶点之一 [48]。
·NF-κB	·NF-κB 目前被认为是氧化应激和炎症之间连接枢纽，可同时参与氧化及炎症反应，并调节多种细胞的分化，代谢和增殖，而实验中通过免疫组化，westernblot 及 PCR 多种检测手段验证黄芪多糖对 NF-κB 活性的抑制是其抗氧化作用的关键 [49]。
·TXB2	·明显降低慢性低氧大鼠肺组织中的 TXB2 含量，抑制肺血管结构重建，防治肺动脉高压的发生，有望在临床上防治慢阻肺引起的缺氧性肺动脉高压中起到一定的作用 [31]。

（5）黄芪对心血管系统的作用机制

表 10-5 黄芪对心血管系统的作用

作用靶点	作用机制
·血小板钙调蛋白、磷酸二酯酶	·抑制血小板钙调蛋白而抑制磷酸二酯酶活性，增加血小板内 cAMP 含量。抑制血小板聚集作用 [1]
·NO 合成酶	·通过血管平滑肌细胞诱导一氧化氮合成酶的产生，促进 NO 产生，继而激活血管内皮细胞一氧化氮鸟苷酸环化酶途径。扩张血管。减轻心脏负荷作用 [1]。
·心肌细胞中 TNF-amRNA	·且缺氧心肌细胞中 TNF-amRNA 水平和凋亡率都增高，提示一定浓度的黄芪可能通过抑制 TNF-amRNA 参与诱导缺氧心肌细胞的凋亡 [1]。
·SOD、MDA、CK	·提高 SOD 活性，使 MDA、CK 水平降低，清除自由基和稳定细胞膜，防止细胞受损，保护心肌细胞 [32]。
·血管内皮细胞	·黄芪能不同程度地促进血管内皮细胞游走与增殖，提高内皮细胞整合素活性，具有较好的促进血管生成的作用。黄芪主要通过防止内皮细胞凋亡，改变血管通透性而保护血管内皮细胞 [1]。

作用靶点	作用机制
· Na^+，K^+-ATP 酶	· 黄芪皂苷（AMS）通过 Na^+-K^+-ATP 酶实现强心作用。改善衰竭心脏的功能 [1]。
· 磷酸二酯酶（PDE）	· 抑制 PDE 活性，心肌细胞内 cAMP 分解减少、浓度升高。激活磷酸化酶，促进糖原分解，红细胞葡萄糖耗氧率显著增高，提高心肌细胞内 Ca2+ 的利用，心肌收缩力增强 [2]。
· SOD，LDH、MDA	· 能有效提高再灌注心肌组织中 SOD 活性，抑制 LDH、MDA 的生成，清除氧自由基，维持心肌细胞氧化和抗氧化的平衡，对抗脂质过氧化反应，降低受损心肌细胞的凋亡率 [52]。
· 心肌组织胶原蛋白 I	· 黄芪注射液可有效降低心力衰竭大鼠的左心室质量 / 体质量指数，改善心力衰竭动物的心肌收缩功能，其机制可能与下调心肌组织胶原蛋白 I 的表达有关 [53]。
· β 受体	· 具有强心作用。增加心肌细胞膜上 β 受体数目和心肌细胞膜上存在 β 肾上腺素能受体，儿茶酚胺类物质作用于心肌 β 受体，引起心肌收缩，心率加快，心输出量增加 [52]。
· $Na+$-K^+-ATP 酶，磷酸二脂酶（PDE）	· 抑制 Na^+-K^+-ATP 酶及磷酸二脂酶（PDE）的活性黄芪总皂苷和黄芪甲苷均能通过增加心肌 cAMP 的含量、抑制心肌细胞膜 $Na+$-$K+$-ATP 酶活性发挥正性肌力作用 [54]。
· Ca^{2+}-ATPase mRNA	· 黄芪皂苷Ⅳ可上调肌浆网 Ca^{2+}-ATPase 的活性与肌浆 Ca^{2+}-ATPase 蛋白及其 mRNA 的表达，黄芪皂苷Ⅳ可通过干扰肌浆网内 Ca^{2+} 的运转，改善心肌的收缩或舒张功能，保护心脏 [55]。
· 氧化物酶体增殖物激 γ 辅助激活因子 1α（PGC-1α）	· 黄芪甲苷通过调节过氧化物酶体增殖物激 γ 辅助激活因子 1α（PGC-1α）信号介导的能量合成增加 ATP/AMP 比值，降低 FFA 含量，改善心功能，可防止异丙肾上腺素引起的心脏肥大 [56]。
· LVEDP	· 黄芪甲苷能够降低心力衰竭大鼠的左心室舒张末压力（LVEDP），一定程度升高左室内压峰值（LVSP）和左室压力上升最大速率（+dp/dt max）以及左室压力下降最大速率（-dp/dt max），起到强心作用，改善血流动力学指标，作用效果与卡托普利相同 [57]。

作用靶点	作用机制
·前列环素（PGI2）合成酶血栓素（TXB2/PGI2）	·抑制血小板聚集抗血栓形成。增强了前列环素（PGI2）合成酶的活性，改变了血栓素（TXB2）/PGI2 比值，从而起到抗血小板凝聚作用 [33]。
·ROS	·可降低微血管内皮细胞中 ROS 水平，抑制氧化应激反应，提高内皮细胞存活率，从而预防和保护内皮屏障功能。[58, 59]。
·HIF-1α	·黄芪黄酮类化合物可能通过诱导缺氧因子 -1α（HIF-1α）积累介导的信号，促进红细胞生成素的表达，增加红细胞数，进而促使血液流动加速，刺激血液再生 [60]。

2.赤芍 - 靶点 - 药理机制

（1）赤芍呼吸系统作用机制

表 10-6 赤芍呼吸系统作用机制

作用靶点	作用机制
·DPPH 自由基、NIH/3T3 成纤维细胞的 DNA	·赤芍具有较强的抗氧化活性，研究发现，赤芍的乙醇提取物没食子酸、没食子酸甲酯可清除 DPPH 自由基，并对抗脂质过氧化反应，亦可抑制过氧化氢诱导的 NIH/3T3 成纤维细胞的 DNA 损伤 [61]。
·血红素氧化酶 -1、SOD	·赤芍可诱导血红素氧化酶 -1 的表达，提高 SOD 的活性，抑制脂质过氧化反应，对肺脏具有保护作用 [61]。
·cAMP，TXB2	·赤芍通过增加 cAMP 水平、抑制 TXB2 合成、影响血小板能量代谢来抑制血小板聚集及减少氧自由基的产生，保护肺血管内皮 [62]。
·内毒素（LPS）iNOS	·预防性或治疗性应用临床相关剂量赤芍对内毒素（LPS）诱导的急性肺损伤有明显的保护作用，其可能机制为：赤芍抑制 LPS 诱导的肺组织 iNOS 异常高表达减少 NO 的生成和释放进而减轻肺组织脂质过氧化损伤 [62]。

续表

作用靶点	作用机制
· eNOS	· 维持肺组织 eNOS 的表达。研究表明血管内皮细胞及其通过 eNOS 分泌的 NO 等活性物质在维护正常血管紧张度、血管结构及屏障功能方面极为重要内皮细胞的损伤及其功能障碍参与了机体的多种病理生理过程。由于肺由大量的毛细血管网组成因而肺组织的血管内皮细胞更易受到诸如内毒素等疾病因素的侵袭使之成为内毒素性急性肺损伤（ALI）的主要靶器官。ALI 的主要血流动力学特征是肺血管收缩性增强肺循环阻力增大导致肺动脉高压进而加重右心后负荷和肺内血液分流引起肺水肿。赤芍正是通过维护 eNOS 表达间接地减轻了肺损伤 [62]。
· 中性粒细胞巨噬细胞	· 赤芍能抑制内毒素模型（LPS）诱导的中性粒细胞和巨噬细胞在肺内的聚集从而减少血管内皮的损害 [62]。
· iNOS	· 赤芍中含一种有效成分为 1、2、3、4、6—五—O—没食子酰葡萄糖PGG 它拥有有效的抗氧化剂、抗诱导突变剂、抗增殖的效果；还可抑制诱导型的一氧化氮酶 iNOS [7]。赤芍可改善缺血组织微循环提高机体耐受缺血缺氧能力；降低肺血管阻力，减轻后负荷来改善 ARDS 状态下心肌作功能力提高心输出量 [63]。
· Ⅸ合成酶、TXA2／PGI2 比值	· 低氧时 TXA2／PGI2 比值增大是引起缺氧性肺血管收缩，导致肺动脉高压的主要因素之一。实验表明赤芍注射液可显著地提高小白鼠对常压缺氧的耐受力，通过抑制Ⅸ合成酶的活力而抑制 TXA2 的合成，使比例失调的 TXA2／PGI2 比值趋于正常，从而降低升高的肺动脉压力 [64]。

（2）赤芍心血管系统作用机制

表 10-7 赤芍心血管系统作用机制

作用靶点	作用机制
· ADP	· 赤芍总贰可调节机体微循环，改善血液流变学状态，抑制 ADP 诱导的血小板聚集，并能抑制机体内、外源性凝血系统功能，具有多角度的活血化瘀作用 [64]。

作用靶点	作用机制
· 支气管平滑肌	· 赤芍在降低肺动脉高压的同时，使动脉血及混合静脉血氧分压均升高，二氧化碳分压降。这可能与赤芍不仅使肺血管舒张，也使支气管平滑肌舒张，肺泡通气量与肺泡灌注量相应增加有关 [64]。
· cAMP、TXB2	· 赤芍抑制血小板聚集是通过增加 cAMP 水平、抑制 TXB2 合成、影响血小板能量代谢等来实现的 [65]。
· ADP	· 赤芍总苷可以显著改善机体微循环状态，降低血浆黏度，抑制 ADP 诱导的血小板聚集，延长凝血酶原时间（PT）和活化部分凝血活酶时间（KPTT）[65]。
· NO、氧自由基、Glu、PC12 细胞	· 赤芍总苷（TPG）对缺糖、NO、氧自由基和 Glu 损伤有保护作用，但仅 200mg·L-1TPG 对缺氧损伤有保护作用 TPG 作用机制可能主要针对损伤后期出现 NO 毒性损伤及细胞内钙超载等环节；研究显示 TPG 对 PC12 细胞超钙损伤具有明显的保护作用 [65]。
· 内皮素 -1	· 内皮素是一类具有强烈缩血管作用的活性多肽，研究表明"赤芍 801"（没食子酸丙酯）可与内皮素 -1 特异性结合，抑制其活性，作用于心血管系统 [66]。
· 冠脉血管	· 赤芍能显著改善油酸所致犬成人迫综合征（ARDS），赤芍注射液能改善 ARDS 状态下心肌作功能力提高心输出量其机制可能是；扩张冠脉血管增加冠脉血流量从而增加心肌营养性血流量；保护缺血心肌提高心肌对缺氧的耐受性；降低肺血管阻力，减轻后负荷 [67]。
· MDA、NOX2、NOX4 NOX	· 赤芍总苷（TPG）可通过调节多种心肌酶、脂质氧化产物 MDA 等水平而发挥心肌保护作用，且呈剂量依赖性；TPG 还可延长凝血酶原时间和活化部分凝血酶原时间等；TPG 亦可明显改善心血管系统功能，降低 NOX2 和 NOX4 的表达和 NOX 的活性，从而减少氧化应激而达到保护肌细胞的作用 [68, 69, 70]。
· KCa 与 KATP 介导的 AKT-e NOS-c GMP 和 SOCE-e NOS-cGMP通路、L 型钙离子通道	· TPG 可显著降低血小板与红细胞的聚集，增强红细胞的变形能力，活化及延长凝血酶原时间，降低高、低切变率下全血黏度及血浆黏度，从而减少血栓的生成；赤芍的乙醇提取物还可以舒张内膜，从而激活 KCa 与 KATP 介导的 AKT-e NOS-c GMP 和 SOCE-e NOS-c GMP 通路，抑制 L 型钙离子通道，达到扩张血管作用 [71, 72]。

3. 补骨脂 – 靶点 – 药理机制

（1）补骨脂增强免疫功能作用机制

表10-8　补骨脂增强免疫功能作用机制

作用靶点	作用机制
· 颗粒性抗原 SR–BC 可溶性抗原卵白蛋白	· 补骨脂对颗粒性抗原 SR–BC 免疫后淋巴细胞产生的抗体（溶血素）的含量有显著提高作用，对可溶性抗原卵白蛋白免疫后的特异性抗体水平亦有显著提高作用 [1]。
· 巨噬细胞	· 补骨脂促进腹腔巨噬细胞的吞噬功能 [1]。
· 二倍体成纤维细胞（2BS 细胞）	· 研究证明了补骨脂提取液能明显地提高二倍体成纤维细胞（2BS 细胞）的生长增殖速度，提高小鼠腹腔巨噬细胞的吞噬功能 [73]。
· INF-γ、IL-2	· 将补骨脂多糖灌服小鼠 7d 加强免疫后检测血清中 INF-γ 和 IL-2 的生成水平结果显示实验组 INF-γ 和 IL-2 激发水平均显著高于对照组说明补骨脂多糖对正常小鼠机体有免疫增强作用 [74]。
· 淋巴细胞合成 RNA	· 补骨脂多糖对机体特异性免疫有促进作用。补骨脂多糖能刺激淋巴细胞合成 RNA，提高淋巴细胞的成活率，并能与植物凝集素（PHA）产生复合刺激效应 .[75]。
· 颗粒性抗原 SRBC 免疫后淋巴细胞产生的抗 SRBC 抗体（溶血素）	· 提高特异性抗体水平。给予小鼠 20% 补骨脂水液灌胃给药 7 d 分别用凝集反应及酶标法测定免疫小鼠给药后产生特异性抗体的水平实验结果表明补骨脂对颗粒性抗原 SRBC 免疫后淋巴细胞产生的抗 SRBC 抗体（溶血素）的含量有显著提高作用对可溶性抗原卵白蛋白免疫后的特异性抗体水平亦有显著增强作用 [76]。

（2）补骨脂呼吸系统作用机制

表10-9　补骨脂呼吸系统作用机制

作用靶点	作用机制
· 组胺	· 对支气管平滑肌，补骨脂酒浸膏、补骨脂素有舒张作用，补骨脂定有收缩作用，异补骨脂素无作用。补骨脂对组胺引起的气管收缩有明显舒张作用 [1]。

作用靶点	作用机制
· 环磷腺苷 CAMP、环鸟苷酸 cGMP	· 平喘作用，补骨脂总香豆素对豚鼠过敏性哮喘及组胺性哮喘潜伏期有显著的延长作用，作用机制可能与补骨脂总香豆素调节体内环磷苷（cAMP）、环鸟苷酸（cGMP）的量及比值变化有关 [77]。
· RAW64.7 巨噬细胞因子干扰素 -γ、多糖、核转录因子 -κB	· 抗炎作用。补骨脂酚能有效抑制 RAW64.7 巨噬细胞因子干扰素 -γ 和多糖诱导产生的 NO，研究发现其作用机制是使核转录因子 -κB 失活进而抑制 iNOSmRNA 表达 [77]。
· Th2 细胞产生 IL-4、IL-5、IFN-γ /IL-5、Th1 / Th2	· 从哮喘中考察 Th2 细胞产生的 IL-4、IL-5 的比值变化更具有意义，以 IFN-γ/IL-5 为例，分析 Th1 / Th2 的变化，补骨脂 95% 乙醇提取水萃取物和补骨脂 95% 乙醇提甲醇洗脱物对 Th2 细胞产生的 IL-4、IL-5 细胞因子有较强的抑制作用，因而具有平喘作用。[78]。
· Th1/Th2、IL-4	· 补骨脂总香豆素影响 IL-4，协调 Th1/Th2 比值达到止喘作用 [79]。
· 多种细菌	· 补骨脂对金黄色葡萄球菌、结核杆菌及多种真菌有抑制作用。补骨脂提取物对葡萄球菌和耐青霉素的葡萄球菌均有抑制作用 [1]。用平碟培养法实验证实：补骨脂素及异补骨脂素对某些细菌如小孢子菌石膏样小孢子菌红色毛癣菌、金黄色葡萄球菌、白色念珠菌、乙型链球菌、大肠杆菌、绿脓杆菌等［80］。

（3）补骨脂心血管系统作用机制

表 10-10 补骨脂心血管系统作用机制

作用靶点	作用机制
· 核糖核酸、巯基、多种酶	· 对氢化可的松引起的小鼠肝变性及核糖核酸、巯基、多种酶活性的下降，补骨脂注射液均有良好的治疗作用。补骨脂水提取液能清除超氧阴离子自由基,抑制鼠肝匀浆脂质过氧化作用 [1]。
· 心肌	· 补骨脂乙素能加强豚鼠、大白鼠的心肌收缩力；能兴奋蛙心,并对抗乳酸引起的蛙心心力衰竭 [73]。

作用靶点	作用机制
·冠脉，垂体后叶素	·补骨脂乙素具有强心和扩张冠状动脉、增加冠脉血流量的作用，但对总外周血管阻力影响不大。有研究报道补骨脂乙素能明显扩张大鼠、豚鼠、兔、猫等的离体心脏和冠状动脉，其作用强度是凯林的 4 倍；能对抗脑垂体后叶素对冠状动脉的收缩。给犬静脉补骨脂乙素 20mg/kg 时，冠脉血流量增加 80% 以上，冠脉阻力明显下降，每搏心输出量及作功量均有增加，而心肌耗氧量则增加不明显，心肌呼吸商却有所提高 [77]。
·SOD，MDA	·抗氧化机制方面，研究认为补骨脂中的补骨脂定，补骨脂酚，补骨脂双氢黄酮，骨脂异黄酮具有较强的抗氧化活性。其机制与升高 SOD 降低 MDA（丙二醛）含量有关 [80]。
·TNF-α	·心血管保护作用补骨脂中香豆素类成分对心血管系统具有保护作用。补骨脂素能够降低 TNF-α 诱导人脐静脉内皮细胞的组织因子释放，降低血栓形成风险 [81]。

三、建立药理作用机制网络

1. 黄芪 – 疾病 – 药理作用 – 作用机制

（1）黄芪 – 慢性支气管炎 – 发病机制 – 药理作用 – 作用机制

表 10-11 黄芪 – 慢性支气管炎 – 药理作用 – 作用机制

发病机制	药理作用	作用机制
·细菌、病毒感染	·诱导干扰素、NK 细胞活性，从而杀灭部分病毒；	·通过对甲型流感病毒 NS1 基因的质粒 pNS1/EGFP 表达的影响，减轻炎症和减少细胞凋亡来延长 pNS1/EGFP 表达。
·免疫功能减退，呼吸道防御功能退化	·影响免疫调节，强化呼吸道防御及免疫功能。	·诱生内源性干扰素，抑制病毒蛋白合成。通过阻断 NF-κB 通路，抑制某些病毒的复制。 ·增强单核 – 吞噬细胞系统和肺泡巨噬细胞吞噬功能，促进 Th 转化与活化；提高 Th/Ts 的比值；增强细胞免疫，NK 细胞、T 细胞的数量和活性。增强体液免疫和特异性免疫功能，提高 B 细胞数量，增加免疫球蛋白，显著升高呼吸道黏膜的主要保护性抗体 IgA 含量。

发病机制	药理作用	作用机制
· 支气管壁炎浸润、充血、水肿和纤维增生。	· 抗炎作用与降低血管通透性；抑制纤维化，减轻气道平滑肌的增生。	· 抗炎作用与降低血管通透性、抑制白细胞游出、降低 PGE2 活性、减少 IL-8、NO、PLA2 等炎症介质的产生和抑制氧自由基生成。通过对对 NF-κB 活性的抑制，影响氧化及炎症反应，并调节炎性细胞的分化，代谢和增殖。抑制 TGF-β1 介导的支气管上皮细胞向平滑肌成纤维细胞的转化，减轻气道平滑肌的增生。

（2）黄芪 – 支气管哮喘 – 发病机制 – 药理作用 – 作用机制

表 10-12　黄芪 – 支气管哮喘 – 药理作用 – 作用机制

发病机制	药理作用	作用机制
· Th1 / Th2 免疫失衡	· 维持 Th1/Th2 平衡	· 调节哮喘患者的细胞免疫，纠正 Th1/Th2 的失衡状态。使 Th2 细胞功能降低，Th1 细胞功能增强，以调节细胞免疫处于平衡状态，抑制机体的炎症反应，有效改善患者的呼吸状态。维持 Th1/Th2 之间的致炎 / 抑炎平衡状态，阻遏哮喘的发生和进展。
· 气道慢性炎症	· 抑制气道炎症，对肺损伤起到治疗和保护作用，减少哮喘的发作。	· 上调白细胞介素（IL-12）表达水平；降低肿瘤坏死因子（TNF-α）、白细胞介素（IL-1β、IL-5、IL-4、IL-13、IL-1β）、MCP-1、NF-κBp65 等致炎因子表达及趋化因子（CCR3、CCR5）及受体（CXCR2）、细胞黏附分子（ICAM-1、整合素 α3、整合素 β1）、单核细胞趋化蛋白（MCP-1）、Toll样受体（TLR）-4 等基因和蛋白表达；抑制 NF-κB 的活化进而抑制炎症介质 IL-6 的表达，从而减轻或中断炎症级链反应，同时升高抑炎的 Treg 细胞，降低致炎的 Th-17 细胞，调节 Th-17/Treg 处于平衡状态，从而维持机体免疫内环境的稳态，减少哮喘的发作。

发病机制	药理作用	作用机制
·气道重构，黏膜上皮细胞损伤，气道上皮纤维化。	·抑制气道重塑。减轻气道平滑肌的增生，具有抗肺纤维化作用。	·提升 IL-10 和 Treg 水平；降低 TGF-β1 水平；抑制炎症及气道重塑，对改善哮喘起关键作用。通过抑制 TGF-β1/SMAD 信号通路，改善哮喘的气道重塑状态；抑制 TGF-β1 介导的支气管上皮细胞向平滑肌成纤维细胞的转化，减轻气道平滑肌的增生。调节 IL-17 通过 ERK1/2MAPK 通路促进平滑肌细胞增殖。黄芪多糖可以抑制经 TGF 诱发的人气道平滑肌细胞中 α-SMA 的高表达，降低气道高反应性，抑制气道重塑。
·氧自由基生成增多	·通过降低脂质过氧化作用，减少 MDA 的生成，清除自由基。有效地减轻氧自由基造成的肺损伤。	·通过降低脂质过氧化作用减少 MDA 的生成，清除自由基。降低 MDA，既能减少氧化性损伤，还能提高抗氧化酶 SOD、GSH-Px，激活体内抗氧化系统，以调节体内氧化系统与抗氧化系统间的平衡，减轻氧化应激引起的肺部损伤；抑制黏附分子的表达以减少白细胞的肺内扣押有效减轻氧自由基造成的肺损伤，抑制肺组织巨噬细胞和中性粒细胞 IL-1β mRNA 表达，对内毒素性急性肺损伤具有保护作用。
·血管内皮细胞损伤	·防止内皮细胞亡，改变血管通透性保护血管内皮细胞。	·降低微血管内皮细胞中 ROS 水平，抑制氧化应激反应，提高内皮细胞存活率，从而预防和保护内皮屏障功能。保护血管内皮细胞。

（3）黄芪－肺气肿－发病机制－药理作用－作用机制

表 10-13　黄芪－肺气肿－药理作用－作用机制

发病机制	药理作用	作用机制
·吸烟导致氧自由基增多、中性粒细胞增多导致蛋白酶－蛋白酶抑制物平衡失调；肺巨噬细胞吞噬功能下降，导致气道慢性炎症，气道重塑，气流受限，肺泡和细支气管壁的弹力纤维被破坏，发生肺气肿。	·显著降低嗜酸性细胞和中性粒细胞主导的气道炎症，抑制氧自由基生成以维持蛋白酶－蛋白酶抑制物平衡；阻止弹力纤维、肺泡壁被破坏。	·显著降低嗜酸性细胞和中性粒细胞主导的气道炎症，还通过降低黏蛋白（MUC5AC 和 MUC5B）水平减少过多的黏液分泌，抑制杯状细胞分化。降低哮喘时增加的 IL-4、IL-5、IL-13 等 Th2 细胞相关的致炎因子。抑制血管通透性，炎症的渗出液量、中性粒细胞游出数和蛋白质渗出量显著减少。抑制中性粒细胞 IL-β mRNA 表达，对内毒素性急性肺损伤具有保护作用。
	·提高巨噬细胞吞噬功能，抑制气道重塑，减轻气道平滑肌的增生，具有抗肺纤维化作用。	·降低血管通透性和抑制白细胞（中性粒细胞、嗜酸粒细胞和嗜碱粒细胞）游出，降低 PLA2 活性、减少 IL-8、PGE2、NO 等炎症介质的产生与抑制氧自由基生成有关。减少 MDA 的生成，清除自由基。 ·提高巨噬细胞内醋酸 α—萘酚酯酶（ANAE）、酸性磷酸酶（Acpase）、三磷酸腺苷酶（ATPase）糖原及粘多糖（PAS）4 种物质含量，增加整体细胞活力和膜功能，加强细胞内细胞器的糖代谢、加快糖原贮存与合成，加强巨噬细胞对抗原处理和免疫调节作用。 ·激活巨噬细胞，促进 Th 转化、活化 Th。提高 B 细胞和 NK 细胞的数量和活性。

（4）黄芪 –COPD– 发病机制 – 药理作用 – 作用机制

表 10–14 黄芪 –COPD– 药理作用 – 作用机制

发病机制	药理作用	作用机制
·慢性炎症	·减少气道炎症细胞的浸润，抑制 COPD 气道炎症。	·显著减少炎症的渗出液、中性白细胞游出数和蛋白质渗出量。抑制 NF–kB 的活化抑制炎症介质 IL–6 的表达，减轻和保护肺损伤。 ·降低一些炎性相关因子的基因表达有关，包括肿瘤坏死因子（TNF–α）、白细胞介素（IL–1β、IL–5、IL–6）、趋化因子（CC R 3、CC R 5）及受体（CXC R 2））、细胞黏附分子（ICAM–1、整合素 α3、整合素 β1）、单核细胞趋化蛋白（MCP–1）、Toll 样受体（TL R）–4 等基因和蛋白表达，使中性粒细胞浸润和活化受到抑制。 ·减少渗出液中 IL–8 含量，降低渗出液及中性白细胞 PLA2 活性，减少中性白细胞超氧阴离子（O_2-）生成及渗出液中 NO 的生成量。
·氧化应激	·抑制 NF–κB 活性实现抗氧化作用	·NF–κB 目前被认为是氧化应激和炎症之间连接枢纽，可同时参与氧化及炎症反应，并调节多种细胞的分化，代谢和增殖，而实验中通过免疫组化，westernblot 及 PC R 多种检测手段验证黄芪多糖对 NF–κB 活性的抑制是其抗氧化作用的关键。降低脂质过氧化物丙二醛（MDA），还能提高超氧化物歧化酶（SOD）。通过降低脂质过氧化物 MDA，既能减少氧化性损伤，又能升高抗氧化酶 SOD、GSH–Px，激活体内抗氧化系统，以调节体内氧化系统与抗氧化系统间的平衡，减轻氧化应激引起的肺部损伤。
·细胞凋亡	·防止内皮细胞凋亡，改变血管通透性而保护血管内皮细胞。降低肺组织和气道中凋亡细胞数量	·可降低微血管内皮细胞中 ROS 水平，抑制氧化应激反应，提高内皮细胞存活率，从而预防和保护内皮屏障功能。保护血管内皮细胞。

续表

发病机制	药理作用	作用机制
·肺组织纤维化	·具有抗肺纤维化作用	·显著抑制 TGF-β 或磷脂酰肌醇激酶 / 蛋白激酶 B（PI3K/Akt）抑制剂诱导的 FOXO3a 高磷酸化，从而逆转下调 EMT，延缓肺纤维化的发生发展。显著提高自噬相关蛋白 LC3 蛋白表达，抑制 p62 蛋白积累、降低白细胞介素 -1β（IL-1β），IL-18 和 Caspase-1 蛋白表达，其作用机制可能与抑制焦亡并增强自噬有关，具有抗肺纤维化作用。
·肺动脉高压	·防止肺动脉高压发生	·有效地清除 ETx、降低 ET-1；降低血浆 ET-1 水平，保护血管内皮功能，对继发于 COPD 的肺动脉高压有预防和治疗用，从而延缓甚至逆转 COPD 的病情进展。可使肺组织中 MDA 含量明显降低、SOD 活性明显增强，以抗氧化作用来防护低氧对肺血管的刺激，防止肺动脉高压的发生。

（5）黄芪 - 肺心病 - 发病机制 - 药理作用 - 作用机制

表 10-15 黄芪 - 肺心病 - 药理作用 - 作用机制

发病机制	药理作用	作用机制
·炎症细胞释放收缩血管的活性物质增多，肺血管收缩、痉挛，血管阻力增加，肺动脉高压。	·降低肺动脉高压提高 CPHD	·可使肺组织中 MDA 含量明显降低、SOD 活性明显增强，以抗氧化作用来防护低氧对肺血管的刺激，防止肺动脉高压的发生。
·缺氧刺激血管内皮细胞，分泌过多内皮素，血管壁增厚，管腔狭窄或纤维化，肺血管阻力增加。	·保护内皮细胞	·有效清除 ETx、降低血浆内皮素（ET-1）水平，防止血管平滑肌的增殖，保护血管内皮功能。减轻肺心病内毒素血症可能导致肺血管内皮功能障碍和损伤；抑制血管壁增厚、管腔狭窄或纤维化，降低肺血管阻力。
·血液粘稠度明显增加，血流阻力增高。	·改善血液流变性和肺循环，抑制血小板聚集，降低血液粘稠度和血流阻力。	·抑制血小板钙调蛋白而抑制磷酸二酯酶活性，增加血小板内 cAMP 含量。抑制血小板聚集作用。

发病机制	药理作用	作用机制
·右心功能改变和心力衰竭。	·改善心力衰竭动物的心肌收缩功能。	·有效降低心力衰竭大鼠的左心室质量/体质量指数，改善心力衰竭动物的心肌收缩功能，其机制可能与下调心肌组织胶原蛋白Ⅰ的表达有关。

2.赤芍－疾病－发病机制－药理作用－作用机制

（1）赤芍－肺心病－发病机制－药理作用－作用机制

表10-16　赤芍－肺心病－药理作用机制

发病机制	药理作用	作用机制
·肺血管收缩性增强肺循环阻力增大导致肺动脉高压。	·减轻肺损伤，降低肺动脉高压。	·急性肺损伤（ALI）的主要血流动力学特征是肺血管收缩性增强肺循环阻力增大导致肺动脉高压，进而加重右心后负荷和肺内血液分流引起肺水肿。赤芍可通过维护eNOS表达间接地减轻肺损伤。
·缺氧刺激血管内皮细胞，分泌过多内皮素，血管壁增厚、管腔狭窄或纤维化，肺血管阻力增加。	·保护内皮细胞	·赤芍可以维持肺组织eNOS的表达。血管内皮细胞及其通过eNOS分泌的NO等活性物质在维护正常血管紧张度、血管结构及屏障功能方面极为重要内皮细胞的损伤及其功能障碍参与了机体的多种病理生理过程。由于肺由大量的毛细血管网组成。肺组织血管内皮细胞更易受到诸如内毒素等疾病因素的侵袭使之成为ALI的主要靶器官。
·血液粘稠度明显增加，血流阻力增高。	·改善血液流变性和肺循环，抑制血小板聚集，降低血液粘稠度和血流阻力。	·赤芍总苷可改善机体微循环状态，降低血浆黏度，抑制ADP诱导的血小板聚集，延长凝血酶原时间（PT）和活化部分凝血活酶时间（KPTT）。
·右心功能改变和心力衰竭。	·改善心肌收缩功能，提高心输出量，增加心肌供血，提高心肌对缺氧的耐受性。	·赤芍注液能改善ARDS状态下心肌作功能力提高心输出量其机制可能是：扩张冠脉血管增加冠脉血流量从而增加心肌营养性血流量；保护缺血心肌提高心肌对缺氧的耐受性；降低肺血管阻力，减轻后负荷。

3. 补骨脂 – 疾病 – 发病机制 – 药理作用 – 作用机制

（1）补骨脂 – 慢性支气管炎 – 发病机制 – 作用机制

表 10–17　补骨脂 – 慢性支气管炎 – 药理作用 – 作用机制

发病机制	药理作用	作用机制
·细菌、病毒感染	·抗细菌感染	·补骨脂中的黄酮类成分有较强的抗金黄色葡萄球菌及表皮葡萄球菌、格兰氏阳性菌金黄色葡萄球菌、格兰氏阴性铜绿假单胞菌等有抑制作用。
·免疫功能减退	·促进腹腔巨噬细胞的吞噬功能，显著提高特异性抗体水平，增强机体免疫功能。	·补骨脂促进腹腔巨噬细胞的吞噬功能。补骨脂多糖促进机体特异性免疫作用。刺激淋巴细胞合成 RNA，提高淋巴细胞的成活率，并能与植物凝集素（PHA）产生复合刺激效应。显著增加 INF–γ 和 IL-2 的激发水平具有增强免疫作用。

（2）补骨脂 – 支气管哮喘 – 发病机制 – 药理作用 – 作用机制

表 10–18　补骨脂 – 支气管哮喘 – 药理作用 – 作用机制

发病机制	药理作用	作用机制
·Th1 / Th2 免疫失衡	·维持 Th1/Th2 平衡	·研究结果提示，哮喘大鼠血清 IFN–γ 含量无明显减少，但 IL-4 含量明显增加，说明哮喘大鼠体内的 Th1/Th2 比例失调。补骨脂总香豆素主要影响 IL-4 协调 Th1/Th2 比值达到止喘作用。从哮喘中考察 Th2 细胞产生的 IL-4、IL-5 的比值变化更具有意义，以 IFN–γ/IL-5 为例，分析 Th1 / Th2 的变化，补骨脂 95% 乙醇提取水萃取物和 95% 乙醇提甲醇洗脱物对 Th2 细胞产生的 IL-4、IL-5 细胞因子有较强的抑制作用。
·气道慢性炎症	·抑制气道炎症，对肺损伤起到治疗和保护作用，减少哮喘的发作。	·补骨脂酚能有效抑制 RAW264.7 巨噬细胞因 γ 干扰素和脂多糖诱导产生的 NO，研究发现其作用机制是使核转录因子–κB 失活进而抑制 iNOSmRNA 表达，从而具有抗炎作用。

发病机制	药理作用	作用机制
·氧自由基生成增多	·通过降低脂质过氧化作用，减少MDA的生成，清除自由基。减轻氧自由基造成的肺损伤。	·对氢化可的松引起的小鼠肝变性及核糖核酸、巯基、多种酶活性的下降，补骨脂注射液均有良好的治疗作用。补骨脂水提取液清除超氧阴离子自由基，抑制鼠肝匀浆脂质过氧化作用。

（3）补骨脂－肺心病－发病机制－药理作用－作用机制

表10-19　补骨脂－肺心病－药理作用－作用机制

发病机制	药理作用	作用机制
·右心功能改变和心力衰竭。	·改善心肌收缩功能，提高心输出量，增加心肌供血，提高心肌对缺氧的耐受性，对抗乳酸引起的心力衰竭。	·补骨脂乙素能加强豚鼠及大鼠心收缩力，能兴奋蛙心，并能对抗乳酸引起的心力衰竭。补骨脂甲素开环生成的补骨脂查耳酮，对冠脉也有一定的扩张作用。 ·补骨脂乙素对家兔实验性缓慢心率还有明显提高作用，其效果与阿托品相当。补骨脂素衍生物能增加犬冠状动脉及末梢血管的血流量。 ·补骨脂中的黄酮类成分对心血管有一定的作用。能加强豚鼠、大白鼠的心肌收缩力；能兴奋蛙心并对抗乳酸引起的蛙心心力衰竭。犬注射20mg/kg时冠脉血流量增加，80%以上冠脉阻力明显下降，每搏心输出量及作功量均有增加而心肌耗氧量增加不明显，心肌呼吸商有所提高。

四、组方分析——整合单味中药药理作用

通过对补肺活血胶囊组方中三味中药的拆方分析，挖掘出各自的药物作用靶点，结合发病机制明确了它们所对应的药理作用机制。经过提炼获得了相对应的药理作用。组方分析是在拆方分析及逻辑推演的基础上将每味中药的药理作用与靶点进行组合，构成一幅完整的"药理作用－靶点图"。见表10-20。表10-20

所展示了补肺活血胶囊组方整体的 10 个方面的药理作用机制，其中黄芪全部覆盖了这 10 个作用机制，这与中医药组方的"君、臣、佐、使"原则相吻合。显然黄芪在方中是作为君药发挥主导作用。其他 2 味中药在 10 个药理作用机制中"各司其职"以其特有的优势"辅佐"黄芪而发挥作用（表 10-20）。

表 10-20　补肺活血胶囊药理作用

药理作用＼中药	抗菌抗病毒感染	增强呼吸道防御及免疫功能	维持 Th1/Th2 平衡	抑制气道炎症减少哮喘发作	抑制气道重塑抗肺纤维化	抗氧化清除自由基减轻肺损伤	防止内皮细胞凋亡保护血管内皮细胞	防止肺动脉高压的发生	抑制血小板聚集改善血液流变性和肺循环	改善心肌收缩功能提高心输出量和心肌对缺氧的耐受性
黄芪	•	•	•	•	•	•	•	•	•	•
赤芍								•	•	•
补骨脂	•	•	•	•						

<h2 style="text-align:center">第四节　构建循证证据链</h2>

一、评价指标

1. 临床总有效率

按照卫生部制定的《中药新药临床研究指导原则》中的临床疗效标准进行评定。临床控制：临床症状、体征基本消失，症状积分减少 ≥ 90%；显效：临床症状、体征明显好转，症状积分减少 ≥ 70% ~ 90%；有效：临床症状、体征好转，症状积分减少 ≥ 30% ~ 70%；无效：临床症状、体征无明显好转，症状积分减少 < 30%。

2. 血气分析指标

$PaCO_2$：$PaCO_2$ 又称动脉血二氧化碳分压，指物理溶解的二氧化碳所产生的张力（或压力）。参考值 35-45mmHg。衡量肺泡通气情况，反映酸碱平衡中呼吸因素的重要指标。$PaCO_2$ 主要是一项反映呼吸性酸碱平衡障碍的指标，当数值明显降低，可能存在呼吸性碱中毒，表明通气过度。当数值明显升高时可能存在呼吸性酸中毒，表明肺泡通气不足。肺泡通气 / 血流比例失衡导致缺氧而无二氧化碳的潴留。通常偏高可能出现阻塞性肺气肿、慢性支气管炎、支气管哮喘、充血性心力衰竭等疾病。

PaO_2：PaO_2 又称动脉血氧分压，为物理溶解于血液中的氧所产生的张力（或压力）。动脉血氧分压的高低，主要取决于吸入气体的氧分压和外呼吸的功能状态。正常时，动脉血氧分压（PaO_2）正常值约为 80 ~ 100mmHg。PaO_2 主要取决于吸入气体的氧分压和肺的外呼吸功能。PaO_2 反映心肺功能和缺氧程度，是缺氧的敏感指标。肺部疾病氧分压减低，如慢支、肺气肿、肺心病。

SaO_2：SaO_2 又称血氧饱和度。血氧饱和度是血液中被氧结合的氧合血红蛋白的容量占全部可结合的血红蛋白容量的百分比，即血液中血氧的浓度，它是呼吸循环的重要生理参数。监测动脉血氧饱和度可以对肺的氧合和血红蛋白携氧能力进行评估。SaO_2 正常范围 95%-98%。血氧饱和度低于正常，最常见的就是肺通气功能和或换气功能出现障碍，常见疾病有慢性支气管炎、支气管哮喘；COPD 等肺换气功能疾病。

3. 肺功能指标

VC：VC 又称肺活量。是指在最大吸气后尽力呼气的气量。包括潮气量、补吸气量和补呼气量三部分。肺活量 = 潮气量 + 补吸气量 + 补呼气量。潮气量指每次呼吸时吸入或呼出的气体量。补吸气量又叫吸气储备量，指平静吸气末，再尽力吸气所能吸入的气体量。补呼气量又叫呼气储备量，指平静呼气末，再尽力呼气所能呼出的气体量。肺活量是一次呼吸的最大通气量，在一定意义上可反映呼吸机能的潜在能力。肺活量因性别和年龄而异，男性明显高于女性。在 20 岁前，肺活量随着年龄增长而逐渐增大，20 岁后增加量就不明显了。成年男子的肺活量约 3500 ~ 4000 毫升，成年女子约 2500 ~ 3000 毫升。肺活量主要取决于胸腔壁的扩张与收缩的宽舒程度。健康状况愈好的人肺活量愈大。VC 减少：支气管炎、慢性阻塞性肺疾病，阻塞性肺气肿，肺纤维化，肺气肿，矽肺等。

FVC：FVC 为用力肺活量。是指尽力最大吸气后，尽力尽快呼气所能呼出的最大气量。该指标是指将测定肺活量的气体用最快速呼出的能力。FVC 是进行肺功能检查的重要项目，可以达到测试肺功能指标的目的。FVC 正常值的参考范围：1秒 -83%；2秒 -96%；3秒 -99%。FVC 是测定呼吸道有无阻力的重要指标。

FEV1、FEV1%、FEV1/FVC%：FEV1 是最大深吸气后做最大呼气，最大呼气第一秒呼出的气量的容积，简称 1 秒量。FEV1 既是容量测定，也是一秒之内的平均流量测定，是肺通气功能的最主要指标之一，无论阻塞性病变，还是限制性病变均可导致 FEV1 的下降。

FEV1% 测定是判定哮喘和 COPD 的一个常用指标，哮喘主要是出现呼气性的呼吸困难，所以 FEV1% 测定会降低或者明显降低。临床上常以 FEV1/ 用力肺活量 FVC 的比值 FEV1/FVC% 做判定；FEV1 正常值：男性约 $3179 \pm 117ml$、女性约 $2314 \pm 48ml$，FEV1/FVC% 正常为 83%。

6MVT：6MVT 又称 6 分钟步行试验。6MVT 主要是通过测量个体用最快的速度步行 6 分钟所通过的距离长短来判断其心功能强度的一种临床检测手段。六分钟步行实验是用于判断中重度心肺功能疾病患者功能状态的一种运动性试验，其具体标准就是根据六分钟步行最大的距离长短来判断。六分钟步行的最大距离小于 150 米，可以考虑存在重度的心肺功能衰竭，最大距离在 150-425 米，这为中度心肺功能衰竭，最大距离在 426-550 米，则为轻度心肺功能衰竭。该项运动试验由于操作比较简单，并且廉价和安全，可以在一定程度上客观的反映病人的实际活动量的大小，因此常常用来评估慢性阻塞性肺疾病病人的运动能力以及心功能不全患者的心脏功能，同时也可以用来评判治疗效果和预后。

4. 血液流变学指标全血比黏度低切、全血比黏度高切

全血比黏度低切、全血比黏度血液流变学重要指标。高切为全血比黏度不仅检测血液本身（主要是红细胞）的变化，亦可了解血管和心脏的变化。全血比黏度分为高切变和低切变两种黏度。高切变黏度反映红细胞的变形能力，红细胞变形能力低的血液，高切变黏度便高；低切变黏度反映红细胞的聚集能力，红细胞相互聚集的血液，其低切变黏度增高。

正常值锥板式血液黏度计检验法：高切：男，2.70-5.20mPa·s；女，1.64-4.78mPa·s；中切：男，5.03-6.67mPa·s；女，4.36-5.88mPa·s；低切：男，8.23-10.01mPa·s；女，7.67-10.29mPa·s。

全血比黏度临床意义：增高：缺血性脑卒中、心肌梗死、冠状动脉粥样硬化性心脏病（冠心病）、肺心病、血栓性闭塞性脉管炎、动脉硬化性栓塞、肿瘤、多发性骨髓瘤、原发性巨球蛋白血症、纤维蛋白原增多症、真性红细胞增多症；降低：出血性脑卒中、呕血与黑粪（上消化道出血）、子宫出血、出血性休克。

5. 免疫学指标

IgG：IgG 抗体，在免疫应答中起着激活补体，中和多种毒素的作用。IgG 抗体持续时间长，是唯一能在母亲妊娠期穿过胎盘保护胎儿的抗体。主要由脾脏和淋巴结中的浆细胞产生。是血清主要的抗体成分，约占血清 Ig 的 75%。其中 40%–50% 分布于血清中，其余分布在组织中。血清半衰期较长，约 20–23 天，是再次体液免疫应答产生的主要抗体，其亲和力高，在体内广泛分布，具有重要的免疫效应，是机体抗感染的主要免疫球蛋白，能有效地预防相应的感染性疾病。正常值：成人，7–16.6g/L（700–1660mg/dl）。

IgM：免疫球蛋白 M（IgM）是分子量最大的免疫球蛋白，主要由脾脏和淋巴结中浆细胞分泌合成，分为 IgM1 和 IgM2 两个亚型。主要分布于血清中，以五聚体的形式存在，占血清总 Ig 的 5% ~ 10%。IgM 具有强大的杀菌、激活补体、免疫调理和凝集作用，也参与某些自身免疫病及超敏反应的病理过程。检测血清中的 IgM 含量，最常用的方法是单向免疫扩散法和免疫比浊法，但后者已逐渐代替前者。免疫球蛋白 M（或简称为 IgM）是由 B 细胞分泌的一种基本抗体。IgM 是迄今为止实际发现的在人体循环系统中的最大抗体。它也是接触抗原首先发生反应的第一抗体。脾脏是 IgM 的最大生产者。

IgM 是血管内主要的抗传染性免疫物质。可通过激活补体系统发挥溶菌、溶细胞及中和病毒等免疫作用。检测机体免疫球蛋白的含量可了解机体的体液免疫功能状态，帮助诊断免疫增生、免疫缺陷、感染及自身免疫性等多种疾病，具有重要的临床意义。机体被感染后，最先出现的抗体是 IgM，故检测 IgM 水平可作为传染病的早期诊断指标。血清 IgM 含量正常参考值：0.6 ~ 2.5g/L。

IgA：免疫球蛋白 A（IgA），是血清中的含量仅次于 IgG，占血清免疫球蛋白的 10 ~ 20%，存在于黏膜组织，例如消化道、呼吸道以及泌尿生殖系统。黏膜组织具有黏膜层淋巴组织，会制造出 IgA 以避免遭到病原的入侵，也存在于唾液、泪液以及乳汁当中，尤其是初乳，其 IgA 的含量相当高。

IgA 分两种类型： 即血清型 IgA 和分泌型 IgA。血清型 IgA 存在于血清中，血清 IgA 具有某些 IgG 和 IgM 的免疫功能，特异性 IgA 能中和血液中的抗原，同时也出现替代性补体免疫系统。血清型 IgA 具有多种抗体活性，如同种血凝素，抗胰岛素，抗布氏菌，抗白喉毒素，抗脊髓灰质炎病毒抗体等；分泌型免疫球蛋白 A 对机体局部免疫，如保护呼吸道、消化道粘膜有重要作用。老年性支气管炎也可能与呼吸道分泌型 IgA 合成功能降低有关。由于外分泌液中呼吸道分泌型 IgA 含量多，又不易被一般蛋白酶破坏，故成为抗感染、抗过敏的一道重要的免疫"屏障"。

检测机体免疫球蛋白的含量可了解机体的体液免疫功能状态，帮助诊断免疫增生、免疫缺陷、感染及自身免疫性等多种疾病，具有重要的临床意义。血清 IgA 含量正常参考值：$0.7 \sim 3.8g/L$。

6. 生活质量 SGRQ 评分

SGRQ（圣乔治呼吸问卷）是目前用于测量呼吸性疾病成年患者健康受损情况和生活质量的应用最广泛的特殊量表之一，是一种标准化的患者自填问卷，共 50 个问题，可以分成 3 个主要方面：症状（症状发生频率和严重程度）；活动（能导致气促或气促引起的活动受限）；对日常活动的影响（气道疾病引起的社会能力损害和心理障碍）；对以上 3 个主要方面根据不同问题的权重进行记分，得到症状评分、活动评分和影像评分，最后汇总得到总分。患者得分越高，说明生活质量越差。

二、循证证据

1. 补肺活血胶囊治疗慢性支气管炎、支气管哮喘

证据 -1：补肺活血胶囊改善肺通气功能的临床观察

资料来源： 李彬等，实用心脑肺血管病杂志，2006.9. 第 14 卷第 9 期。

试验目的： 观察补肺活血胶囊改善肺通气功能的疗效。

试验方法： 患者 63 例，慢性支气管炎 42 例，支气管哮喘 21 例，均有咳嗽、咳痰、喘憋症状，肺部罗音等。均给予补肺活血胶囊 4 次，口服 3 次 / d，疗程 90d 停用其他与本病治疗有关的药物，统计分析。

试验结果：

（1）患者治疗前、后通气功能（表 10-21）

表 10-21　患者治疗前、后通气功能（x̄±s）

	例数	VC（%）	FEV1（%）
治疗前	63	69.4±7.3	57.8±26.3
治疗后	63	75.4±8.0	65.1±25.8
t 值		4.25	4.71
P 值		＜0.01	＜0.01

治疗前、后症状评分比较治疗后症状明显改善（10.2±1.8）分与治疗前（20.8±2.3）分比较差异有非常显著性意义（P＜0.01）。

（2）患者治疗前、后的血气分析（表 10-22）

表 10-22　患者治疗前、后的血气分析（x̄±s）

	例数	PaO_2（KPa）	$PaCo_2$（KPa）	SaO_2（%）
治疗前	63	66.2±11.0	57.6±15.2	95.3±5.6
治疗后	63	75.6±9.21	48.3±7.6	95.0±3.5
t 值		3.37	2.84	0.05
P 值		＜0.01	＜0.01	＞0.05

治疗前、后肺通气功能比较治疗前、后 VC%、FEV1% 间差异有非常显著性意义（P＜0.01）

（3）患者治疗前、后的血液流变学分析（x̄±s）（表 10-23）

表 10-23　患者治疗前、后的血液流变学分析（x̄±s）

项目	治疗前	治疗后	t 值	P 值
全血比黏度高切（mPa·s）	5.6±0.8	5.0±1.0	5.41	＜0.01
低切（mPa·s）	12.6±3.2	10.6±2.6	4.28	＜0.01
血浆比黏度（mPa·s）	1.7±0.5	1.7±0.5	0.10	＞0, 05
红细胞比容	48.4±3.2	47.5±4.8	2.84	＜0.05

治疗前、后血液流变学比较治疗前、后全血黏度（高、低切）及血细胞比容间差异均有显著性意义（P < 0.05）。

（4）患者治疗前、后的免疫指标比较（表 10-24）

表 10-24　患者治疗前、后的免疫学指标比较（x̄±s，g/l）

项目	治疗前	治疗后	t 值	P 值
LgA	2.1±1.0	2.4±1.0	3.95	< 0.01
LgM	1.3±0.6	1.6±0.6	4.35	< 0.01
LgG	9.0±1.5	10.3±1.9	4.87	< 0.01

治疗前、后免疫指标比较治疗前、后 IgA、IgM、IgG 各指标间差异均有非常显著性意义（P < 0.01）。

本组资料显示 63 例患者应用补肺活血胶囊后，咳、痰、喘及心悸、气短等症状和 P2 亢进，肺部罗音，水肿等体征都得到有效改善。补肺活血胶囊可以改善肺外呼吸功能，能够显著降低血细胞比容，从而降低全血黏度，改善血流动力学状态，并能显著增强机体体液免疫功能。各项安全性指标治疗前、后无差异，观察中未见不良反应。说明该药安全性高。补肺活血胶囊可用于改善 COPD 和哮喘患者症状体征，提高其肺通气功能。

2. 补肺活血胶囊单独用药治疗 COPD

证据 -2：补肺活血胶囊在改善肺通气功能中的临床研究

资料来源： 余俊杰，中国当代医药 2011 年 11 月第 18 卷第 32 期

试验目的： 观察慢性阻塞性肺疾病（COPD）缓解期患者服用补肺活血胶囊后与肺通气功能改善之间的关系，并评估其效果。

试验方法： 按纳入标准选择病例，在规定的时间内停服其他治疗 COPD 的药物，按标准剂量服用补肺活血胶囊 90d，定期观察检测患者临床症状改善情况，肺通气功能变化，血气分析结果，同时检测肝肾功能相关指标。

试验结果：

（1）肺通气功能指标（表10-25）

表10-25　肺通气功能指标（x̄±s，%）

时间	PaO$_2$（KPa）	PaCo$_2$（KPa）	SaO$_2$（%）
治疗前	66.7±7.8	59.7±2.8	93.1±1.1
1个月	70.1±5.9	63.9±13.1	97.1±1.9
1个月	72.8±13.6	64.8±17.3	97.0±1.0
1个月	75.9±8.8	65.1±13.8	97.0±1.1

注：F_{1-0}=13.6，F_{2-0}=4.52，F_{3-0}=4.76，P_{1-0}＞0.05，P_{2-0}＜0.05，P_{3-0}＜0.01，

治疗前与观察1、2、3、个月后肺功能比较显示：P1-0>0.05，差异无统计意义；P2-0＜0.05，差异有统计学意义；P3-0＜0.01，差异有统计学意义。且数值显示肺功能呈持续增高状态，显示随服用药物时间延长，肺功能逐渐好转。

（2）血气分析指标（表10-26）

表10-26　血气分析指标（x̄±s）

时间	PVC	FEV1
治疗前	69.7±8.2	57.9±5.8
1个月	70.1±5.2	60.1±3.1
2个月	73.8±9.6	64.8±17.3
3个月	75.4±8.0	65.1±13.8

注：F_{1-0}=3.6，F_{2-0}=2.52，F_{3-0}=2.06，P_{1-0}＜0.05，P_{2-0}＜0.05，P_{3-0}＜0.05，

治疗前与观察1、2、3个月后血气分析显示治疗后每个月P值均有统计学意义（P<0.05），PaO$_2$、PaCO$_2$、SaO$_2$3个数值均有不同程度升高，显示肺换气功能逐渐好转。

根据本研究组使用补肺活血胶囊治疗162例COPD缓解期患者的临床疗效证实：补肺活血胶囊对于绝大多数COPD缓解期患者改善肺通气功能效果确切，安全性好，服用药物2个月后通气功能可有明显改善。

3. 补肺活血胶囊联合常规用药治疗 COPD

证据 -3：应用补肺活血胶囊治疗慢性阻塞性肺疾病疗的 Meta 分析

资料来源：王琳琳等，中华中医药学刊

试验目的：系统评价补肺活血胶囊治疗慢性阻塞性肺疾病的临床疗效以及安全性。

分析方法：检索中国知网（CNKI）、重庆维普中文科技期刊数据库（VIP）、中国生物医学文献数据库（CBM）和万方数据库中应用补肺活血胶囊治疗慢性阻塞性肺疾病的随机对照试验，采用 Cochrane handbook 推荐的文献质量评价办法进行文献评价，应用 Rev Man5.2 软件进行统计学处理。

分析结果：符合纳入文献共 18 篇，共纳入患者 1602 例，治疗组 809 例，对照组 793 例。通过对文献的分析显示，西医常规治疗联合补肺活血胶囊治疗在慢性阻塞性肺疾病的临床总有效率、改善肺功能、改善血氧、6 分钟步行试验等结局指标优于单纯西医常规治疗，且具有统计学意义（P < 0.05 或 0.01）。

（1）补肺活血胶囊治疗组与对照组有效率（图 10-3）

Study or Subgroup	补肺活血胶囊+西医常规治疗 Events	Total	西医常规治疗 Events	Total	Weight	Risk Ratio M-H,Fixed,95% CI
叶 彬 2015	40	45	31	45	9.3%	1.29[1.03,1.61]
周翠华 2017	34	36	31	38	9.1%	1.16[0.98,1.37]
廖 敏 2018	36	37	27	37	8.1%	1.33[1.09,1.63]
方 泓 2011	20	32	7	30	2.2%	2.68[1.33,5.40]
李学明 2013	46	50	32	40	10.7%	1.15[0.97,1.37]
杜春苑 2015	0	0	0	0		Not estimable
毛振兴 2018	38	40	32	40	9.6%	1.19[1.00,1.41]
王 倩 2016	38	40	32	40	9.6%	1.19[1.00,1.41]
邓少珍 2015	56	60	44	60	13.2%	1.27[1.08,1.50]
郭 洁 2015	57	60	50	60	15.0%	1.14[1.00,1.29]
闫 菊 2018	48	50	44	50	13.2%	1.09[0.97,1.23]
Total （95% CI）		450		440	100.0%	1.23[1.16,1.30]
Total Events	413		330			

Heterogeneity,Ch^Z=12.11,df=9(P=0.21;I^2=26%)
Test for overall effect Z=6.86 (P< 0.00001)

图 10-3 补肺活血胶囊治疗组与对照组有效率比较的 Meta 分析

常规治疗基础上加用补肺活血胶囊治疗慢性阻塞性肺疾病有效率优于西医常规治疗。

（2）血气分析指标结果（图10-4——图10-6）

Study or Subgroup	治疗组 Mean	SD	Total	对照组 Mean	SD	Total	Weight	Mean Difference IV,Random,95% CI
周翠华 2017	71.055	9.977	36	61.605	9.226	38	13.9%	9.45[5.07,13.83]
朱东全 2013	73.24	3.07	60	68.36	3.02	60	25.3%	4.88[3.79,5.97]
杜春苑 2015	0	0	0	0	0	0		Not estimable
王　倩 2016	72.24	3.73	40	67.62	3.85	40	23.6%	4.05[3.19,6.51]
赵光强 2018	86.21	5.96	49	75.88	5.42	48	21.5%	10.53[8.26,12.80]
靳　莉 2016	77.1	8.3	41	70.4	9.5	41	15.6%	6.70[2.84,10.56]
Total（95% CI）			**226**			**227**	**100.0%**	**7.01[4.64,9.38]**

Heterogeneity, Tau²=5.45, Chi²=23.59,df=4(P<0.0001;I²=83%)
Test for overall effect Z=5.80(P< 0.00001)

图10-4　肺活血胶囊治疗组与对照组 PaO2 情况比较的 Meta 分析

Study or Subgroup	治疗组 Mean	SD	Total	对照组 Mean	SD	Total	Weight	Mean Difference IV,Random,95% CI
周翠华 2017	44.25	3.237	36	45.605	2.212.	38	22.4%	-1.35[-2.62,-0.09]
朱东全 2013	44.36	10.06	60	54.46	8.87	60	19.5%	-10.10 [-13.49,-6.71]
杜春苑 2015	0	0	0	0	0	0		Not estimable
王　倩 2016	45.33	9.87	40	53.35	8.58	40	18.3%	-8.02[-12.07,-3.97]
赵光强 2018	43.93	5.37	49	51.43	5.36	48	21.4%	-7.50[-9.64,-5.36]
靳　莉 2016	48.9	8.4	41	53,4	10.2	41	18.3%	-6.50[-10.54,-2.46]
Total（95% CI）			**226**			**227**	**100.0%**	**-6.50[-10.42,-2.67]**

Heterogeneity, Tau²=17.03, Chi²=44.83,df=4(P<0.0001;I²=91%)
Test for overall effect Z=3.31(P< 0.0009)

图10-5　补肺活血胶囊治疗组与对照组 PaCO2 情况比较的 Meta 分析

Study or Subgroup	治疗组 Mean	SD	Total	对照组 Mean	SD	Total	Weight	Mean Difference IV,Random,95% CI
朱东全 2013	91.3	5.6	60	83.1	6.87	60	50.4%	8.20[5.9710.43]
杜春苑 2015	0	0	0	0	0	0		Not estimable
赵光强 2018	95.79	5.63	49	89.79	5.75	48	49.6%	5.82[3.55,-8.09]
Total（95% CI）			**109**			**108**	**100.0%**	**7.02[3.55,9.35]**

Heterogeneity, Tau²=1.52, Chi²=2.15,df=1(P=0.14);I²=54%
Test for overall effect Z=5.90(P< 0.0001)

图10-6　补肺活血胶囊治疗组与对照组 SaO2 情况的 Meta 分析

与对照组相比，在常规治疗基础上服用补肺活血胶囊，患者的 PaO2、PaCO2、SaO2 的水平有显著性升高。

（3）肺功能指标结果（图 10–7——图 10–9）

Study or Subgroup	治疗组 Mean	SD	Total	对照组 Mean	SD	Total	Weight	Mean Difference IV,Random,95% CI
叶　彬 2015	2.41	0.23	45	2.98	0.28	45	10.1%	-0.57[-0.70,-0.44]
廖　敏 2018	2.42	0.56	37	2.12	0.63	37	9.5%	0.30[0.03,057]
朱东全 2013	2.56	0.56	60	2,16	0.52	60	9.9%	0.40 [0.21,0.59]
杜春苑 2015	2.68	0.46	34	2.14	0.26	34	9.9%	0.54 [0.36,0.72]
毛振兴 2018	2.45	0.36	40	2.36	0.25	40	10,1%	0.09 [-0.05,0.23]
王　倩 2016	2.42	0.33	40	1,96	0.27	40	10.1%	0.46[0.33,0.59]
赵光强 2018	2.58	0.38	49	2.13	0.44	48	10.0%	0.45[0.29,0.61]
邓少珍 2015	2.37	0.47	60	2.1	0.41	60	10.0%	0.27[0.11,0.43]
陶建峰 2014	2.4	0.34	43	2.97	0.26	42	10.1%	-0.57[-0.70,-0.44]
靳　莉 2016	2,4	0.2	41	1.9	0.3	41	10.2%	0.50[0.39,-0.61]
Total （95% CI）			**449**			**447**	**100.0%**	**0.18[-0.11,0.48]**

Heterogeneity, Tau^2=0.21, Ch^2=346.35,df=9(P<0.0001;I^2=97%

Test for overall effect Z=1.24(P=0.21)

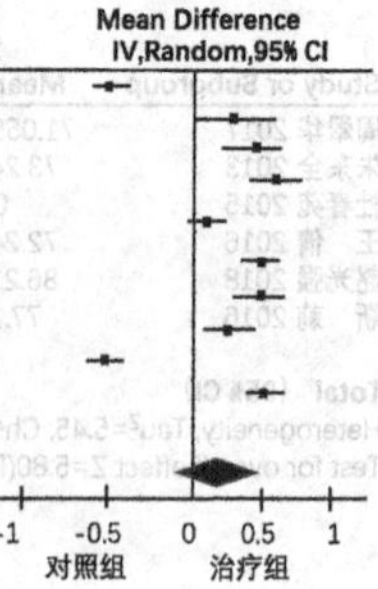

图 10–7　补肺活血胶囊治疗组与对照组 FVC 情况的 Meta 分析

当不纳入叶彬这篇文献时，结果合并后的效应量［MD=0.27，95% CI（0.01，0.53）］差异有统计学意义（P ＜ 0.00001）。

Study or Subgroup	治疗组 Mean	SD	Total	对照组 Mean	SD	Total	Weight	Mean Difference IV,Random,95% CI
叶　彬 2015	1.68	0.21	45	1.97	0.3	45	7.3%	-0.29[-0.40,-0.18]
廖　敏 2018	1.57	0.61	37	1.23	0.51	37	6.9%	0.34[0.08,0.60]
方　泓 2011	1.87	0.68	32	1.79	0.75	30	6.6%	0.08[-0.28,0.44]
朱东全 2013	1.66	0.57	60	1,33	0.55	60	7.1%	0.33 [0.13,0.53]
杜春苑 2015	1.75	0.28	34	1.64	0.19	34	7.3%	0.11 [-0.0,0.22]
杨俊姝 2018	1.97	0.37	36	1.76	0.45	36	7.1%	0.21 [0.02,0.40]
毛振兴 2018	1.4	0.2	40	1.21	0.22	40	7,3%	0.19 [-0.10,0.28]
王　倩 2016	0.7	0.11	40	1,98	0.32	40	7.3%	-1.28[-1.38,-1.18]
赵光强 2018	1.87	0.45	49	1.53	0.49	48	7.1%	0.34[0.15,0.53]
邓少珍 2015	1.76	0.55	60	1.45	0.51	60	7.1%	0.31[0.12,0.50]
闫　菊 2018	1.94	0.75	50	1.75	0.75	50	6.8%	0.19 [-0.10,0.48]
陆　贞 2017	1.87	0.26	60	1.72	0.2	60	7.3%	0.15 [0.07,0.23]
陶建峰 2014	1.69	0.22	43	1.96	0.31	42	7.3%	-0.27[-0.38,-0.16]
靳　莉 2016	3.6	0.5	41	3.2	0.2	41	7.2%	0.40[0.24,-0.56]
Total （95% CI）			**627**			**623**	**100.0%**	**0.05[-0.22,0.33]**

Heterogeneity, Tau^2=0.26, Ch^2=708.80,df=9(P<0.00001;I^2=98%

Test for overall effect Z=0.39(P=0.70)

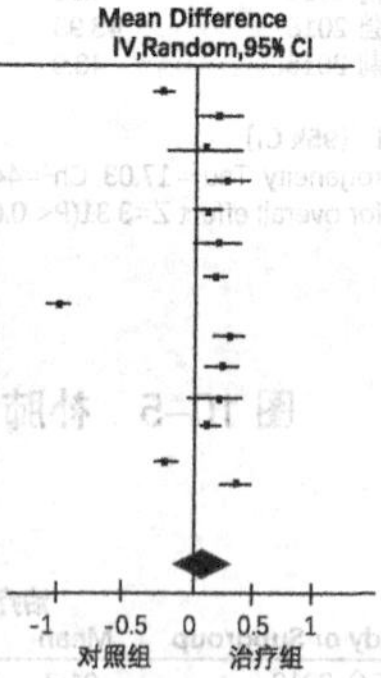

图 10–8　补肺活血胶囊治疗组与对照组 FEV1 情况的 Meta 分析

剔除王倩的研究，结果合并后的效应量［MD=0.15，95% CI（0.02，0.29）］差异有统计学意义（P ＜ 0.00001）。

Study or Subgroup	治疗组 Mean	SD	Total	对照组 Mean	SD	Total	Weight	Mean Difference IV,Random,95% CI
叶　彬 2015	53.64	11.75	45	56.63	12.17	45	7.7%	-5.99[-10.93,-0.05]
廖　敏 2018	64.87	7.15	37	58.29	5.42	37	8.8%	8.58[5.69,11.47]
方　泓 2011	33.6	9.6	32	31.6	9.2	30	7.9%	2.00[-2.68,6.68]
杜春苑 2015	66.32	5.89	34	53.25	3.34	34	9.1%	13.07 [10.79,15.35]
杨俊姝 2018	60.43	5,44	36	58.65	5.35	36	9.0%	1.78 [-0.71,4.27]
毛振兴 2018	57.14	12.65	40	51.27	10.42	40	7,6%	5.87[0.79,10.95]
王　倩 2016	53.57	11.65	40	59.09	12.41	40	7.5%	-5.52-[10.79,0.25]
赵光强 2018	84.35	7.82	49	76.58	7.92	48	8.7%	7.77[4.64,10.90]
邓少珍 2015	74.6	6.45	60	67.2	6.81	60	9.0%	7.40[5.03,9.77]
闫　菊 2018	69.56	11.89	50	62.36	10.96	50	8.0%	7.20 [2.72,11.68]
陆　贞 2017	64.74	6.88	60	58.46	6.53	60	9.0%	6.28 [3.88,8.68]
陶建峰 2014	53.68	11.79	43	59.61	12.15	42	7.8%	-5.93[-11.02,-0.84]
Total （95% CI）			**526**			**522**	**100.0%**	**3.87[0.72,7.01]**

Heterogeneity, Tau^2=26.99, Ch^2=118.86,df=9(P<0.00001;I^2=91%

Test for overall effect Z=2.41(P=0.02)

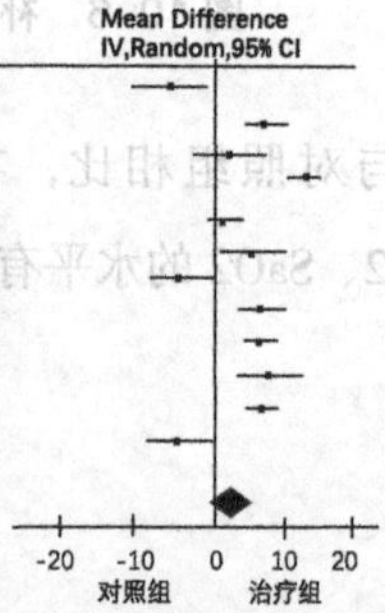

图 10–9　补肺活血胶囊治疗组与对照组 FEV1/FVC% 情况的 Meta 分析

结果表明加用补肺活血胶囊患者在提高患者 FVC、FEV1、FEV1/FVC% 的水平上要优于常规治疗，而在提高 FEV1% 水平方面差异不明显。

（4）6 分钟步行距离实验结果分析（图 10-10）

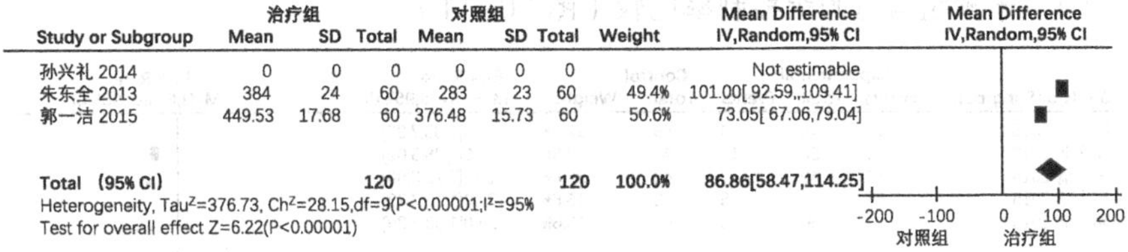

| Study or Subgroup | 治疗组 | | | 对照组 | | | Weight | Mean Difference IV,Random,95% CI | Mean Difference IV,Random,95% CI |
	Mean	SD	Total	Mean	SD	Total			
孙兴礼 2014	0	0	0	0	0	0		Not estimable	
朱东全 2013	384	24	60	283	23	60	49.4%	101.00[92.59,,109.41]	
郭一洁 2015	449.53	17.68	60	376.48	15.73	60	50.6%	73.05[67.06,79.04]	
Total （95% CI)			120			120	100.0%	86.86[58.47,114.25]	

Heterogeneity: Tau²=376.73, Ch²=28.15,df=9(P<0.00001;I²=95%
Test for overall effect Z=6.22(P<0.00001)

图 10-10　补肺活血胶囊治疗组与对照组 6MWT 情况的 Meta 分析

常规治疗基础上加用补肺活血胶囊可提高患者 6 分钟步行距离。

（5）安全性报告

有 4 篇研究提及不良反应，其中 3 篇为在治疗期间，两组患者均未出现明显不良反应，剩余 1 篇提及不良反应，但未发生与试验药物相关性的严重不良反应。主要以轻度恶心、乏力、头晕、大便干等为表现，但均可耐受，且随着用药而逐渐消失。其中，观察组恶心 5 例、乏力 7 例及头晕 3 例；对照组恶心 4 例、乏力 9 例、头晕 4 例及大便干 1 例，余研究未提及安全性评价和不良反应，相对而言，应用补肺活血胶囊治疗慢性阻塞性肺疾病不良反应较少。

通过对以上研究报告的分析，证实西医基本治疗联合补肺活血胶囊治疗在提高临床总有效率、改善肺功能、改善血氧、6 分钟步行试验等结局指标优于西医常规治疗，且具有统计学意义。这些研究结果提示，补肺活血胶囊在慢性阻塞性肺疾病的缓解期的治疗中具有重要的临床应用价值。

证据 -4：补肺活血胶囊治疗慢性阻塞性肺病稳定期有效性的 Meta 分析

资料来源：王文秀等，天津药学 2019 年第 31 卷第 4 期

试验目的：系统评价补肺活血胶囊治疗慢性阻塞性肺病稳定期有效性。

分析方法：计算机检索中国期刊全文数据库（CNKI）、中文科技期刊全文数据库维普（VIP）、中国生物医学文献数据库（CBM）、万方数字化期刊全文库、美国国立医学图书馆（Pubmed）、Cochrane Library 等数据库，检索补肺活血胶囊治疗慢性阻塞性肺病稳定期的随机对照试验（RCT），以控制率、愈显率、急性加重次数、咳嗽积分、喘促积分作为结局指标，Meta 分析。

分析结果： 纳入 12 篇随机对照试验，共 1055 名患者。经 Meta 分析，其中有效性分析结果表明在提高治疗后控制率、愈显率、急性加重次数、咳嗽积分、喘促积分方面补肺活血胶囊组优于对照组，差异具有统计学意义（P < 0.05）。

（1）干预组与对照组控制率比较（图 10-11）

| Study or Subgroup | Experimental | | Control | | Weight | Risk Ratio | Risk Ratio |
	Events	Total	Events	Total		M-H,Fixed,95% CI	M-H,Fixed ,95% CI
叶 彬 2015	10	45	4	45	12.5%	2.50[0.85,7.39]	
李学明 2013	20	50	10	40	34.6%	1.60[0.85,3.02]	
王 倩 2016	12	40	7	40	21.8%	1.71[0.75,3.90]	
邓少珍 2015	15	60	5	60	15.6%	3.00[1.16,7.73]	
郭 洁 2015	14	60	5	60	15.6%	2.80[1.08,7.29]	
Total (95% CI)		255		227	100.0%	2.14[1.47,3.12]	
Total events	71		31				

Heterogeneity: Chi²=1.96,df=4(P=0.74) ;I²=0%
Test for overall effect Z=3.95(P< 0.0001)

图 10-11　两组控制率比较

干预组与对照组控制率间差异具有统计学意义总效应 Z=3.95（P < 0.0001），RR 值及其 95% 可信区间为 2.14［1.47，3.12］。提示在提高控制率方面，干预组优于对照组。

（2）干预组与对照组控制率比较（图 10-12）

| Study or Subgroup | Experimental | | Control | | Weight | Risk Ratio | Risk Ratio |
	Events	Total	Events	Total		M-H,Fixed,95% CI	M-H,Fixed ,95% CI
叶 彬 2015	15	45	8	45	10.8%	1.88[0.88,3.98]	
李学明 2013	25	50	12	40	17.9%	1.00[0.53,1.89]	
王 倩 2016	18	40	11	40	14.8%	1.64[0.89,3.01]	
邓少珍 2015	31	60	19	60	25.8%	1.63[1.05,2.55]	
郭 洁 2015	34	60	23	60	30.9%	1.48[1.00,2.18]	
Total (95% CI)		255		245	100.0%	1.50[1.00,2.18]	
Total events	113		73				

Heterogeneity: Chi²=2.12,df=4(P=0.71) ;I²=0%
Test for overall effect Z=3.40(P< 0.0007)

图 10-12　两组愈显率比较

两组（干预组与对照组）控制率间差异具有统计学意义。总效应 Z=3.40（P=0.0007）RR 值及其 95% 可信区间为 1.50［1.19，1.89］。提示在提高愈显率方面，干预组优于对照组。

（3）干预组与对照组急性加重次数比较（图10-13）

Study or Subgroup	Experimental Mean	SD	Total	Control Mean	SD	Total	Weight	Mean Difference IV,Random,95% CI	Mean Difference IV,Random,95% CI
叶 彬 2015	3.18	2.1	45	4.92	1.64	45	9.1%	-1.74[-2.52,-0.96]	
朱东全 2013	1.65	0.35	60	3.11	0.91	60	90.9%	-1.46[-1.71,-1.21]	
Total (95% CI)			105			105	100.0%	-1.49[-1.72,-1.25]	

Heterogeneity, Ch²=0.45,df=1(P=0.50);I²=0%
Test for overall effect Z=12.38(P<0.00001)

Favour[experimental Favours[control]]

图 10-13　两组急性加重次数比较

两组（干预组与对照组）急性加重次数差异具有统计学意义，MD 值及 95% 可信区间为 -149［-1.72，-1.25］，P < 0.0001。提示在减少急性加重次数方面，干预组优于对照组。

（4）干预组与对照组咳嗽积分比较（图10-14）

Study or Subgroup	Experimental Mean	SD	Total	Control Mean	SD	Total	Weight	Mean Difference IV,Random,95% CI	Mean Difference IV,Random,95% CI
郭 洁 2015	2.15	2.1	60	2.97	1.26	60	9.7%	-0.82[-1.24,-0.40]	
斯 莉 2016	1.5	0.35	41	2.1	0.4	41	90.3%	-0.60[-0.74,-0.45]	
Total (95% CI)			101			101	100.0%	-0.62[-0.75,-0.49]	

Heterogeneity, Ch²=0.97,df=1(P=0.33);I²=0%
Test for overall effect Z=9.37(P<0.00001)

Favour[experimental Favours[control]]

图 10-14　两组咳嗽积分比较

两组（干预组与对照组）咳嗽积分差异具有统计学意义，MD 值及 95% 可信区间为 -0.62［-0.75，-0.49］，P < 0.000 01。提示在减少咳嗽积分方面，干预组优于对照组。

（5）干预组与对照组喘促积分差异（图10-15）

Study or Subgroup	Experimental Mean	SD	Total	Control Mean	SD	Total	Weight	Mean Difference IV,Random,95% CI	Mean Difference IV,Random,95% CI
郭 洁 2015	2.78	1.39	60	3.85	1.59	60	7.6%	-1.07[-1.60,-0.54]	
斯 莉 2016	1.3	0.3	41	2	0.4	41	92.4%	-0.70[-0.85,-0.55]	
Total (95% CI)			101			101	100.0%	-0.73[-0.88,-0.58]	

Heterogeneity, Ch²=01.70,df=1(P=0.19);I²=41%
Test for overall effect Z=9.70(P<0.00001)

Favour[experimental Favours[control]]

图 10-15　两组喘促积分比较

两组（干预组与对照组）喘促积分差异具有统计学意义，MD 值及 95% 可信区间为 -0.73［-0.88，-0.58］，P < 0.0001。提示在减少喘促积分方面，干预组优于对照组。

2. 补肺活血胶囊联合常规用药治疗肺心病

证据 -5：补肺活血胶囊治疗老年肺心病缓解期 78 例临床观察

资料来源：郭欢等，中国全科医学，2007 年 4 月，第 10 卷，第 8 期

试验目的：探讨补肺活血胶囊配合西医常规治疗老年肺心病缓解期患者的治疗效果及其对血液流变学和免疫功能的影响。

试验方法：治疗组 40 例，对照组 38 例，对照组采用西医常规方法治疗，治疗组在对照组治疗基础上加用补肺活血胶囊，观察两组患者血液流变学、免疫学指标及疗效统计分析。

试验结果：（表 10-27——表 10-29）

表 10-27　两组患者疗效比较

组别	例数	显效	有效	无效
治疗组	40	16	21	3
对照组	38	21	19	7

表 10-28　治疗前、后两组患者血液流变学指标比较

组别	例数	全血比黏度低切		全血比黏度高切切		Het	
		治疗前	治疗后	治疗前	治疗后	治疗前	治疗后
治疗组	40	11.5±1.8	10.0±1.6	5.8±1.1	5.1±1.0	46.5±4.8	43.3±4.2
对照组	38	11.4±1.7	11.0±1.4	5.6±1.2	5.6±1.1	46, 6±5.0	45.3±4.4
t 值		0.29	3.31	0.00	2.38	0.10	2.33
P 值		> 0, 05	<0.05	> 0, 05	<0.05	> 0, 05	<0.05

表 10-29　治疗前、后两组患者免疫学指标比较

组别	例数	Lugg（g/l）		LgM（g/l）		LgA（g/l）	
		治疗前	治疗后	治疗前	治疗后	治疗前	治疗后
治疗组	40	10.7±3.0	13.6±3.4	1.4±0.5	1.8±0.4	1.9±0.7	2.4±0.6
对照组	38	11.0±3.0	12.2±3.3	1.4±0.4	1.6±0.4	1.9±0.7	2.1±0.6
t 值		0.50	2.09	1.00	2.21	0.00	2.21
P 值		＞0，05	<0.05	＞0，05	<0.05	＞0，05	<0.05

治疗前两组患者全血比黏度低切、高切、红细胞比容（Hct）、IgG、IgM、IgA 间差别均无显著性意义（P>0.05）；治疗后两组患者全血比黏度低切、高切、Hct、IgG、IgM、IgA 间差别均有显著性意义（P<0.05）；治疗后两组患者疗效间差别有显著性意义（P<0.05）。补肺活血胶囊配合西医常规疗法治疗老年肺心病缓解期患者，可以改善其临床症状，疗效肯定，并降低血液黏稠度，提高免疫力。

第五节　提炼学术主张与医学定位

一、学术主张

1. 补肺活血胶囊主要信息

补肺活血胶囊是由黄芪、赤芍、补骨脂三种中药组成方的中药复方制剂，产品说明书规定用于肺心病（缓解期）治疗。肺心病（缓解期）的转归很大程度上依赖于期前疾病包括慢性支气管炎、支气管哮喘、肺气肿尤其 COPD 的防治，以防止肺心病复发。通过对补肺活血胶囊药理作用机制研究；文献报道的临床试验和 Meta 分析结果显示：血气分析、肺功能、血液流变学、免疫学等指标及生活质量获得明显改善，使大多数患者获益。补肺活血胶囊不失为影响肺心病（缓解期）进程，防止肺心病复发的有效药物。

2. 补肺活血胶囊药理作用机制

中医认为慢性呼吸系统疾病归因于慢性咳嗽、咳痰，长久以往伤及肺脏，肺为脾之子，脾为肺之母，肺虚及脾虚，进而导致脾肺两虚；肺为肾之母，肾为肺之子，肺虚及肾虚，进而导致肺肾两虚，最终进展为肺脾肾三脏气虚。补肺活血胶囊具有扶正固本、益气活血、补肺固肾的作用。

西医认为肺心病期前疾病包括慢性支气管炎、支气管哮喘、肺气肿、慢性阻塞性肺研（COPD），其进程直接影响肺心病转归。四种疾病也可认为是导致肺心病的病因。依据"三环理论（ATS）"COPD是这一疾病链中最为关键的一环。

补肺活血胶囊药理作用机制研究借鉴网络药理学思路，首先构建慢性支气管炎、支气管哮喘、肺气肿、慢性阻塞性肺疾病、肺心病疾病网络，以发病机制为导向，挖掘致病靶标；二是进行"拆方分析"：通过检索81篇文献获得组方中每一味中药的现代药理实验数据，建立"药物–靶点–药理机制"、"药物–疾病–药理机制"网络；三是"组方分析"：将大量碎片化的信息进行整合、归纳得到补肺活血胶囊十个方面的药理作用机制。

充分体现了补肺活血胶囊多靶点、多途径、基于整体的治疗观。

（1）抗菌、抗病毒感染：针对导致呼吸道感染的细菌例如格兰氏阳性菌金黄色葡萄球菌、格兰氏阴性铜绿假单胞菌等有较强的抑制作用；具有诱生干扰素和增强 NK 细胞活性作用，可以杀灭部分病毒，对流感病毒毒株有一定程度的抑制作用，从而阻断引起呼吸道感染的外部因素。

（2）增强呼吸道防御及免疫功能：提高巨噬细胞的吞噬功能，增强 NK 细胞、T 细胞等免疫细胞活性，显著提高特异性抗体水平，呼吸道黏膜的保护性抗体 IgA、IgA、IgM 含量明显升高，从而强化呼吸道防御及免疫功能，增强机体免疫力。

（3）维持 Th1/Th2 平衡：通过调节哮喘患者的细胞免疫，纠正 Th1/Th2 的失衡状态，使 Th2 细胞功能降低，Th1 细胞功能增强，以维持 Th1/Th2 之间的致炎/抑炎平衡状态，调节细胞免疫维持 Th1/Th2 平衡，从而抑炎症反应的发生，有效阻遏哮喘的发生进展。

（4）抑制气道炎症减少哮喘发作：显著减少炎症的渗出液、中性粒细胞游出数和蛋白质渗出量，减少气道炎症细胞的浸润；通过抑制 NF-kB 的活化和炎症介质的表达，从而抑制气道炎症，减轻和保护肺损伤，减少哮喘的发作。显著降低嗜酸性细胞和中性粒细胞主导的气道炎症，抑制氧自由基生成以维持蛋白酶 – 蛋白酶抑制物平衡；阻止弹力纤维、肺泡壁被破坏。

（5）抑制气道重塑抗肺纤维化：提升 IL-10 和调节性 T 细胞（Treg）水平，降低 TGF-β1 水平，抑制炎症及降低气道高反应性和气道重塑。直接作用于人气道平滑肌细胞，抑制支气管上皮细胞向平滑肌成纤维细胞的转化，减轻气道平滑肌的增生，具有抗肺纤维化作用，从而改善哮喘的气道重塑状态。

（6）抗氧化清除自由基减轻肺损伤：通过降低脂质过氧化作用，减少 MDA 的生成，清除自由基。有效地减轻氧自由基造成的肺损伤。

（7）防止内皮细胞凋亡保护血管内皮细胞：降低微血管内皮细胞中活性氧簇（ROS）水平，抑制氧化应激反应，提高内皮细胞存活率，改变血管通透性而保护血管内皮细胞，防止内皮细胞凋亡，降低肺组织和气道中凋亡细胞数量，从而预防和保护内皮屏障功能。减轻内毒素血症可能导致肺血管内皮功能障碍和损伤，抑制血管壁增厚、管腔狭窄或纤维化，降低肺血管阻力。

（8）防止肺动脉高压的发生：通过抑制 IX 合成酶的活力而抑制 TXA2 的合成，使比例失调的 TXA2 / PGI2 比值趋于正常，从而降低肺动脉高压。同时还可以通过抗氧化作用来防护低氧对肺血管的刺激，防止肺动脉高压的发生。

（9）抑制血小板聚集改善血液流变性和肺循环：抑制血小板钙调蛋白而抑制磷酸二酯酶活性，增加血小板内 cAMP 含量，抑制血小板聚集；同时还抑制 ADP 诱导的血小板聚集，延长凝血酶原时间（PT）和活化部分凝血活酶时间（KPTT）。改善血液流变性和肺循环，降低血液粘稠度和血流阻力。

（10）改善心肌收缩功能提高心输出量和心肌对缺氧的耐受性：增加每搏心输出量及作功量，而不增加心肌耗氧量，提高心肌呼吸商。改善心肌收缩功能，提高心输出量和心肌对缺氧的耐受性。可以改善心力衰竭的心肌收缩功能。

3. 补肺活血胶囊药理作用总结（表10-30）。

表 10-30　补肺活血胶囊药理作用

药理作用 中药	抗菌、抗病毒感染	增强呼吸道防御及免疫功能	维持Th1/Th2平衡	抑制气道炎症减少哮喘发作	抑制气道重塑抗肺纤维化	抗氧化清除自由基减轻肺损伤	防止内皮细胞凋亡保护血管内皮细胞	防止肺动脉高压的发生	抑制血小板聚集改善血液流变性和肺循环	改善心肌收缩功能提高心输出量和心肌对缺氧的耐受性
黄芪	·	·	·	·	·	·			·	·
赤芍						·	·	·	·	·
补骨脂	·	·	·			·			·	·

4. 补肺活血胶囊临床疗效

（1）补肺活血胶囊治疗慢性支气管炎、支气管哮喘，服药90天后相较治疗前，可有效改善肺呼吸功能，显著降低血细胞比容，降低全血黏度，改善血流动力学状态，并能显著增强机体体液免疫功能。COPD缓解期治疗，肺功能指标呈持续增高状态，显示随服用药物时间延长，肺功能肺及换气功能均逐渐好转。

（2）补肺活血胶囊联合常规治疗药物治疗COPD的Meta分析结果显示：联合用药结局指标：有效率；血气分析（PaO2、PaCO2、SaO2）；肺功能指标（FVC、FEV1、FEV1/FVC%）、6分钟步行距离实验；急性加重次数、控制率、急性加重次数、咳嗽积分、喘促积分均优于常规治疗，且具有统计学意义。研究结果提示，补肺活血胶囊在肺心病（缓解期）的治疗中具有重要的临床应用价值。

（3）补肺活血胶囊联合常规治疗药物治疗肺心病（缓解期）总有效率为92.5；全血比黏度低切、高切、红细胞比容（Hct）；IgG、IgM、IgA指标在治疗后两组患者疗效间差别有显著性意义（P<0.05）。补肺活血胶囊联合常规疗法治疗老年肺心病缓解期患者，可以改善其临床症状，降低血液黏稠度同时提高机体免疫力。

5. 补肺活血胶囊安全性

目前检索到的补肺活血胶囊临床试验文献，大多未出现明显不良反应报道，仅1篇提及不良反应，但未发生与试验药物相关性的严重不良反应，主要以轻度恶心、乏力、头晕、大便干等为表现，但均可耐受，且随着用药而逐渐消失。说明该药服用安全。

二、医学定位

依据现代药理作用机制研究结果和临床疗效证据，提炼出对于补肺活血胶囊医学定位为"减少复发·保肺安心——影响 COPD 进程减少肺心病复发之选"。

1. "减少复发"

"减少复发"为补肺活血胶囊医学定位第一个主诉求，指治疗达到的目标。防止或减少肺心病复发是基于医生与对于慢性呼吸系统疾病所形成共识。说明书中规定了用于肺心病（缓解期）治疗，肺心病是慢性呼吸系统疾病转归结局。由于长期的气道或肺组织炎症等极易出现急性发作或反复发作，将会导致呼吸系统组织器官发生结构性变化逐步丧失其功能，严重影响肺通气或换气功能。由于肺动力不足，氧气不能足量进入血液循环，二氧化碳不能及时排出，从而使机体各个组织器官逐步出现缺氧和酸中毒，重者累及心脏出现肺心功能失代偿期、呼吸衰竭和心力衰竭；严重则出现并发症，包括肺性脑病、酸碱失衡及电解质紊乱、心律失常、休克、消化道出血、弥散性血管内出血（DIC）等不可逆情况发生。因此，对于肺心病（缓解期）患者，机体组织器官已处于因供氧不足及自身应激反应，出现功能紊乱和衰退，机体虚弱不堪，任何微小的外部刺激如感冒、呼吸道感染等都极有可能导致出现急性发作。"减少复发"是治疗目标，补肺活血胶囊通过有效阻断或减缓肺心病期前疾病进程，防止多米诺效应引起的连锁反应，避免急性发作的发生。

2. "保肺安心"

"保肺安心"是补肺活血胶囊医学定位第二个主诉求，即治疗的策略。其含义是指补肺活血胶囊具有"保肺"和"安心"双重作用。"保肺"和"安心"之间存在必然的逻辑关系。从肺心病致病因素、发病机制、病理生理及疾病发生发展进程来看，首先保证"肺"无恙，"心"才平安。从补肺活血胶囊现代药理作用机制和临床疗效证据来看"保肺安心"体现了"肺心同治"的治疗理念。关于"治肺"：补肺活血胶囊具有抗菌、抗病毒感染；增强呼吸道防御及免疫功能；

维持 Th1/Th2 平衡；抑制气道炎症减少哮喘发作；抑制气道重塑抗肺纤维化；抗氧化清除自由基减轻肺损伤；防止内皮细胞凋亡保护血管内皮细胞；防止肺动脉高压的发生。补肺活血胶囊有效改善肺功能；提高血氧含量；显著增强机体免疫功能等。关于"治心"：补肺活血胶囊抑制血小板聚集改善血液流变学，从而降低全血黏度；显著降低血细胞比容；改善心肌收缩功能提高心输出量和心肌对缺氧的耐受性，防止心衰的发生等。

3. "影响 COPD 进程减少肺心病复发之选"

"影响 COPD 进程减少肺心病复发之选"为补肺活血胶囊医学定位副诉求。从学术的视角解读，依据"三环理论（ATS）"COPD 与慢性支气管炎、支气管哮喘、肺气肿直接相关联，COPD 的加重则会导致肺心病（缓解期）急性发作及严重并发疾病的反生。所以影响 COPD 进程对于减少肺心病（缓解期）复发具有重要意义。补肺活血胶囊临床实践大多是针对 COPD 的治疗展开，并且与临床医生访谈会医生的见解与临床实践相吻合。补肺活血胶囊进入多个 COPD 中医药诊疗指南和专家共识。说明"影响 COPD 进程减少肺心病复发之选"这一诉求符合医生认知，可以无障碍与医生达成共识。从营销的视角看，这一诉求可以帮助补肺活血胶囊进入 COPD 细分市场，获得更多的处方。

参考文献

［1］梅全喜主编，现代中药药理与临床应用．中国中医药出版社，2008 年 10 月第一版．

［2］陈国辉等，黄芪的化学成分及药理作用研究进展．中国新药杂志，2008 年第 17 卷第 17 期．

［3］仝欣，黄芪主要活性成分的药理作用，时珍国医国药，2011 年第 22 卷第 5 期．

［4］李燕玉，黄芪的药理作用及其在呼吸系统疾病中的应用．空军总医院学报，2007 年第 23 卷第 2 期．

［5］SHAO P ZHAO L. ZHIC et al R egu htion mm aa ma tionand Anction of dendritic cells by A snaga hs mongholi−uspobsacchariles htmm macol 20066（7）. 1161−1166.

［6］刘子菡等，基于网络药理学研究黄芪增强免疫功能的机制，中南药学，2020 年 10 月第 18 卷第 10 期．

［7］蒋微等，黄芪甲苷的药理作用研究进展．中华中医药学刊，2019 年 9 月第 37 卷，第 9 期．

［8］杨沁等，黄芪总苷的抗炎作用及其作用机制探索．中国临床药理学与治疗学，2001；6（1）．

［9］叶乐平，黄芪对哮喘大鼠模型支气管肺泡灌洗液白细胞介素 −4、−12 表达的影响，实用儿科临床杂志．第 21 卷第 9 期 2006 年 5 月，549.

［10］LU Y，XING QQ，XU JY，et al. Astragalus polysaccharidemodulates ER stress response in An OVA−LPS induced murinemod of severe asthma［J］. International Journal of Biological Macro−Lecules, 2016, 93（Pt A）：995−1006

［11］JIN H, WANG L, LI B, et al.Astragaloside IV Ameliorates AirwayInf lamma−tion in an Established Murine Model of Asthma byInhibiting the mTORC1 Sig−naling Pathway［J］.Evid BasedComplement Alterna Med, 2017, 2017: 4037086.

［12］李之茂等，黄蓍注射液对脂多糖诱导大鼠急性肺损伤的保护作用及机制．湘南学院学报，医学版，2011 年 12 月第 13 卷第 4 期．

［13］ZHAO FD, DONG JC, XIE JY. Effects of Chinese herbs forreplenishing shen and strengthening qi on some indexes of neuro−endocrino−immune network in asthmatic rats［J］. Zhongguo ZhongXi Yi Jie He Za Zhi, 2007, 27（8）：715−719.

［14］WANG W, LIU QB, JING W.Astragalus membranaceus improvestherapeutic efficacy of asthmatic children by regulating thebalance of Treg/ Th17 cells［J］.Chin J Nat Med, 2019, 17（4）：252−263.

［15］YANG ZC，QU ZH，YI MJ，et al. Astragalus extractattenuatesallergic airway inflammation and inhibits nuclear factor κ Bexpression in asthmatic mice［J］.Am J Med Sci, 2013, 346（5）：390−395.

［16］朱学镳等，黄芪治疗支气管哮喘的药理作用研究述评．中国中医基础医学杂志，2021 年 1 月第 27 卷第 1 期，182.

［17］吴贤波等. 黄芪多糖对肺气虚模型小鼠免疫功能的影响［J］. 中国药房，2012，23（47）：4417-4418.

［18］Lu J，Chen X，Zhang Y，et al. Astragalus polysaccharide induces anti — inflammatory effects dependent on AMPK activity in palmitate-treated R AW264.7 cells［J］. International Journal of molecular medi-cine，2013，31（6）：1463 — 1470.

［19］Huang WM，Liang YQ，LJTang，et al. Antioxidant and anti-inflam-matory effects of Astragalus polysaccharide on EA. hy926 cells［J］. Exp Ther Med，2013，6（1）：199-203.

［20］Huang WM，Liang YQ，LJTang，et al. Antioxidant and anti-inflam-matory effects of Astragalus polysaccharide on EA. hy926 cells［J］. Exp Ther Med，2013，6（1）：199-203.

［21］李蓉，黄芪注射液联合布地奈德雾化吸入治疗支气管哮喘疗效及对患者肺功能和炎性因子的影响［J］. 世界中医药，2015（8）：1201-1203.

［22］李承德等，黄芪多糖对哮喘大鼠 Th17/Treg 细胞因子及肺部炎症的影响［J］. 中国药理学通报，2013，29（9）：1275 — 1278.

［23］李慧等，中药抗病毒机制的研究进展［J］，江苏中医药，2015，47（6）：82-85.

［24］J Yu，HO Min，JU Park，et al. Epicutaneous exposure to staphylococ-cal superantigen enterotoxin B enhances allergic lung inflammationvia an IL-17A dependent mechanism［J］. PLoS One，2012，7（7）：39032.

［25］郝嘉等. 黄芪对氧自由基致肺损伤的保护作用［J］. 现代中西医结合杂志，2004 13（5）：578-579.

［26］杨月等，黄芪对慢性阻塞性肺病大鼠气道炎症干预作用实验研究. 山东医药，2010 年第 50 卷第 20 期.

［27］柳济成. 黄芪注射液对低氧性肺动脉高压大鼠肺组织中超氧化物歧化酶与丙二醛的影响. 延边大学医学学报，2002，25，（2，）97100.

［28］黄翠萍等. 急性肺损伤大鼠肺组织内皮素含量的变化及腺苷和黄芪对它的影响. 咸宁医学院学报，2001，15.（1）20.

［29］李臣鸿等，急性肺损伤时黄芪对核因子 κB 及白细胞介素 6mRNA 表达的影响. 中华结核和呼吸杂志，2002，25（3）189190.

［30］莫碧文等，黄芪对过敏性哮喘豚鼠核因子 kB（NF-kB）表达的影响，广西医科大学学报，2002，19（2）181183.

［31］安昌善等，黄芪对低氧性肺动脉高压大鼠肺组织血栓素 A2 及肺血管结构的影响. 辽宁中医杂志，2007 年第 34 卷第 11 期

［32］李论等. 黄芪对心肌细胞缺氧的作用研究. 中西医结合心脑血管病杂志，2003.1（2）：79～80.

［33］高建等. 黄芪总皂苷抗血栓形成作用实验研究，中成药，2002，24（2）：116～118.

［34］许晓乐等，黄芪甲苷对异丙肾上腺素所致小鼠心肌肥厚的保护作用. 中国药科大学学报 2007，38（5）：45 1-455.

［35］孙德彬等，哮喘患者外周血调节性 T 细胞和 Th1/Th2 的变化及其与哮喘病情的关系［J］. 中国现代医生，2016，54（16）：6-9.

［36］高阳等，哮喘患者外周血 Th1、Th2 与 Th17 细胞表达水平及临床意义［J］. 解放军医药

杂志，2017，29（1）：76-79.

［37］陈雪，尚莉丽.免疫相关因子在哮喘发病中的研究概况［J］.中国民族民间医药，2018，27（3）：64-68.

［38］龙兴云等.氧化苦参碱对哮喘大鼠肺组织 IL-10 表达的影响［J］.现代生物医学进展，2016，16（16）：3036-3039.

［39］李奥等，黄芪甲苷对哮喘模型小鼠呼吸道炎症及氧化应激反应的影响［J］.国际中医中药杂志，2017，39（11）：1007-1010.

［40］CHEN SM，TSAI YS，LEE SW，et al. Astragalus membranaceusmodulates Th1/2 immune balance and activates PPAR γ in a murine-asthma model［J］.Biochem Cell Biol，2014，92（5）：397-405.

［41］QIAN W，CAI X，QIAN Q，et al. Astragaloside IVmodulates TGF-β 1-dependent epithelial-mesenchymaltransition in bleomycin-induced pulmonary fibrosis［J］.JCell Mol Med，2018，22（9）：4354-4365.

［42］王鹏飞等，黄芪甲苷对博来霉素诱导的小鼠特发性肺纤维化自噬和焦亡的影响［J］.中国实验方剂学杂志，2018，24（10）：144-149.

［43］彭艳芳等，芪归方通过抑制 mi R -21 而干预 TGF-β 1/Smad 通路并减轻博莱霉素所致大鼠肺纤维化［J］.时珍国医国药，2018，29（9）：2112-2116.

［44］杨恩琳. 益气活血中药对哮喘小鼠气道重建影响的实验研究.云南中医学院，2013.

［45］刘力维等，TGF-β 1/Smad 信号通路与哮喘气道重塑的关系及研究进展［J］.辽宁中医杂志，2015，42（9）：1811-1813.

［46］张学平等，黄芪多糖抑制气道平滑肌细胞 α-SMA 的表达［J］.山东大学学报：医学版，2011，49（2）：79-82.

［47］刘力维等，基于黄芪多糖的药理学研究探讨其在哮喘缓解期的作用.辽宁中医杂志，2016年第 43 卷第 8 期

［48］Chang Y，Al-Alwan L，R isse P A，et al. Th17-associated cytokinespromote human airway smooth muscle cell proliferation［J］. FASEBJ，2012，26（12）：5152-5160.

［49］王小红. 黄芪多糖对早产儿支气管肺发育不良的预防作用及机制研究.南方医科大学，2014.

［50］QU ZH，YANG ZC，CHEN L，et al.Inhibition airway remodelingand transforming growth factor-β 1/ Smad signaling pathway byastragalus extract in asthmatic mice［J］.Int J Mol Med，2012，29（4）：564-568.

［51］YANG ZC，YI MJ，RAN N，et al.Astragalus extract inhibits TGF-beta 1-induced EMT of bronchial epithelial cells and airwayremodeling in asthmatic mice［J］.Int J Clin Exp Med，2016，9（2）：1281-1289.

［52］姚红旗等，黄芪心血管药理作用研究进展，河南中医，2019 年 2 月第 39 卷第 2 期.

［53］苏丹等，黄芪对慢性心衰大鼠心功能及心肌肌浆网钙泵基因表达的影响［J］.中药材杂志，2009，32（1）：85-88.

［54］周吉燕等，黄芪中不同提取成分对在体大鼠心肌缺血-再灌注损伤的心功能影响［J］.中国中药杂志，2000，25（5）：300.

［55］XU XL，JI H，GU SY，et al. Modification of alterations in cardi-ac function and sarcoglasmic reticulum by astragaloside Ⅳ in my-ocardial inJury in vivo [J]. Eur Pharmacol, 2007, 568 (1 – 3): 203 – 212.

[56] Zhang S, Tang F, Yang Y, et al. Astragaloside IV protects a-gainst isoproterenol — induced cardiac hypertrophy by regulatingNF — kappaB/PGC — 1alpha signaling mediated energy biosyn-thesis [J]. PLoS One, 2015, 10 (3): e0118759.

[57] 崔德民等, 黄芪甲苷对心肌梗死后心力衰竭大鼠血流动力学及神经内分泌的影响 [J]. 海军医学杂志, 2013, 34 (1): 18-20.

[58] MA X, ZHANG K, LI H, et al. Extracts from Astragali R adix membranaceus limit myocardial cell death andimprove cardiac function in a rat model of myocardialischemia [J]. J Ethnopharmacol, 2013, 149 (3): 720-728.

[59] LI H, WANG P, HUANG F, et al. Astragaloside IVprotects blood-brain barrier integrity from LPS-induceddisruption via activating Nrf2 antioxidant signalingpathway in mice [J]. Toxicol Appl Pharmacol, 2018, 340: 58-66.

[60] 吕琴等, 黄芪活血功效及现代药理学研究进展. 中国实验方剂学杂志, 第26卷第9期 2020年5月.

[61] 冀兰鑫, 赤芍药理作用的研究进展. 药物评价研究, 第33卷第3期 2010年6月.

[62] 陈畅等, 赤芍对大鼠内毒素性急性肺损伤保护作用机制的研究. 中国急救医学 2005年1月第25卷第1期

[63] 陈畅等, 赤芍对大鼠内毒素性急性肺损伤时肺 iNOS 和 eNOS 表达的影响. 武汉大学学报 (医学版), 2005年1月第26卷第1期

[64] 孙培宗等, 赤芍注射液治疗慢性肺心病肺动脉高压的初步观察. 河南医科大学学报, 1992年第27卷, 第4期.

[65] 阮金兰等, 赤芍化学成分和药理作用的研究进展. 中国药理学通报 2003Sep, 19 (9): 965-70

[66] 宋芷珩等, 脑梗死病变与内皮素-1及血管内皮细胞生长因子的关系 [J]. 中国临床康复, 2004, 8 (31): 7060-7061.

[67] 黄志勇等, 赤芍对油酸致成人呼吸窘迫综合征治疗作用的观察. 中国危重病急救医学 1995; 7 (5): 257~9

[68] LONG J G, GAO M L, KONG Y, et al. Cardioprotective effectof total paeony glycosides against isoprenaline-induced myocar-dial ischemia in rats [J]. Phytomedicine, 2012, 19 (8-9): 672-676.

[69] MO X, ZHAO N, DU X, et al. The protective effect of peonyextract on acute myocardial infarction in rats [J]. Phytomedi-cine, 2011, 18 (6): 451-457.

[70] 孙英莲等, 赤芍总苷对大鼠急性心肌缺血的影响 [J], 中草药, 2009, 40 (12): 1961-1962.

[71] 王琳琳等, 赤芍总苷对大鼠血瘀证模型的影响 [J]. 南京中医药大学学报, 2011, 27 (6): 552-554.

[72] JIN S N, WEN J F, WANG T T, et al. Vasodilatory effects ofethanol extract of Radix Paeoniae Rubra and its mechanism ofaction in the rat aorta [J]. J Ethnopharmacol, 2012, 142 (1):

188-193.

［73］曹金一等，补骨脂药理作用与临床应用研究进展，中药药理与临床 2008；24（6）.

［74］LiFS et al Shudy on immun ity A ctiv ity of Poly saccharide extracted fran P sora lea Corylifolia L China Pham（中国药师），200811：140-142.

［75］王淑兰等，枸杞子等八种中药提取液对体外培养细胞和小鼠腹腔巨噬细胞影响的实验研究．白求恩医科大学学报，1990；16（4）：325～328.

［76］徐志立等，补骨脂对小鼠免疫功能的影响［J］.儿科药学杂志，2004.10（3）：1.

［77］吴疆等，补骨脂的化学成分和药理作用研究进展，药物评价研究，第 2011 年 6 月 34 卷第 3 期.

［78］胡学军等，补骨脂平喘作用有效部位的筛选，时珍国医国药，2008 年第 19 卷第 8 期.

［79］邓时贵等，总香豆素抗支气管哮喘气道变应性炎症的作用机制．中国新药杂志，2006 年第 15 卷第 9 期

［80］张仲源等，补骨脂在外治中的应用［J］．中医外治杂志，199713（4）：38.

［80］GuoN（郭江宁）Study on the Antioxidant and antitum our of active constituents of P sora lea Corylifolia L Shenyang Pham Univ（沈阳药科大学），PhD.2004

［81］张志宇等，高效液相色谱法测定补骨脂中补骨脂酚的含量［J］．临床医学工程，2013，20（5）：539-540.

第十一章 中成药精准医学定位模拟实例（二）

第一节 产品主要信息

药品名称：苦黄注射液

功能主治：苦黄注射液由苦参、大黄、大青叶、茵陈、春柴胡 5 种中药组成的中药复方注射剂。说明书中规定的功能主治为"清热利湿，疏肝退黄。用于湿热内蕴，胆汁外溢，黄疸胁痛，乏力，纳差等症；黄疸型病毒性肝炎见上述证候者。"

用法用量：规格为每支 10ml；用法用量：静脉滴注，可用 5% 或 10% 葡萄糖注射液稀释，每 500ml 葡萄糖注射液最多可稀释本品 60ml；一次 10ml ～ 60ml，一日 1 次，15 天为一疗程。注意事项：使用剂量应逐日增加，第一天 10ml、第二天 20ml、第三天 30 ～ 60ml；滴速不宜过快（30 滴／分），每 500ml 稀释液应在 3 ～ 4 小时缓慢滴入。

药理毒理：药理毒理动物试验结果提示，对大鼠有促进胆汁分泌和增加胆红素排量的作用。

不良反应：用药期间个别患者出现轻度消化道症状；个别患者可见过敏性休克、急性喉水肿、药疹、药物热等过敏反应。

第二节　临床医生调研

一、模拟临床医生小组访谈会

（1）调研项目：苦黄注射液医学定位方向与细分市场研究

（2）会议地点：北京某市场调研公司单向镜圆桌会议室。

（3）参加人员：受访者9人，主持人1人，企业观察者3人。

（4）设备物品：录音笔、摄像；速记员；矿泉水、茶点、水果。

（5）受访医生招募：第三方北京某市场调研公司负责按照项目方对受访者要求在其资源数据库随机筛选。

（6）受访者招募标准：医院分布：北京市六所公立医院，三甲综合医院两家，二甲综合医院两家；中医医院2家；科室会分布：西医消化科、感染科；中医肝病科。

（7）受访者职称与人数：西医主任医师2人，副主任医师2人，主治医师2人；中医主任医师2人，副主任医师1人。

（8）主持人：项目研究者（具有医学和市场营销背景）。

（9）速记员：市场调研公司提供。

（10）摄像：市场调研公司提供。

（11）访谈内容与目的：消化科、感染科、肝病科门诊就诊患者、住院患者数量、疾病构成（病种、占比）。了解病毒性肝炎及黄疸发病率，为判断潜在市场容量（潜在处方量）和细分市场提供参考；黄疸治疗原则和治疗方法。了解医生治疗黄疸处方习惯，探寻苦黄注射液处方机会；受访者对苦黄注射液临床应用的经验、疗效、安全性等评价和建议。了解医生对该药品的关注点；医生的视角对苦黄注射液产品定位方向和临床专业学术推广的建议。

二、医生观点

1. 肝病患者、病种与分布

三级医院门诊感染科日常接诊的病毒性肝炎患者是各种原因引起的肝功能异常的病人，通常住院的比较少，大部分患者在门诊治疗。携带性肝炎和病毒性肝炎占大多数。病情平稳的慢性肝炎主要为乙肝和慢性肝硬化，大多为复诊（化验、开药）患者，大约占到60%；脂肪肝（酒精性、非酒精性）大约25%-30%；还有少数丙肝及不明原因肝损伤。二级医院消化科门诊肝病以肝硬化为主，大约占50-60%，病毒性肝炎患者则建议转院至三级医院感染科。中医院门诊乙肝和丙肝60%左右，30%的是脂肪肝，约10%为不明原因肝损伤。住院患者肝病科肝癌50%，肝硬化包括乙肝肝硬化约30%，丙肝硬化肝10%。感染科多为急性病毒性肝炎，乙肝为主，其次为丙肝。

黄疸在各类的肝病中可见，出现黄疸属于病情偏重，需要住院治疗，大约10%的患者（包括肝癌）并发黄疸。临床有"不怕转氨酶高就怕黄疸"之说。黄疸是肝功能出现障碍导致的结果。只要出现黄疸就说明病情在加重，不管是何种原因导致出现黄疸都属于偏重型肝病，需要住院给予退黄治疗。

2. 治疗原则与方法

黄疸不是一个独立疾病，而是多种疾病的一种症状和体征，是肝功能不全的一种病理变化。黄疸型病毒性肝炎出现黄疸体征，是由病毒大量复制，引起肝细胞的损伤坏死，转氨酶异常引起胆红素代谢障碍而引起血清内胆红素浓度升高所致。临床上表现为巩膜、黏膜、皮肤及其他组织黄染，严重时会导致高胆红素血症。黄疸型病毒性肝炎黄疸的治疗原则，首先明确原发病，在此基础上针对病因治疗的同时尽快实施退黄对症治疗。

病毒性肝炎主要包括甲肝、乙肝、丙肝和戊肝。甲肝和戊肝是急性病毒性肝炎，通常抗病毒配合退黄治疗两周到三周可完全治愈。乙肝和丙肝的治疗原则为退黄、抗病毒、保肝、降酶等。例如乙肝，参照我国指南推荐的一线抗病毒药物，首选口服恩替卡韦（ETV）、富马酸替诺福韦酯（TDF）或富马酸丙酚替诺福韦（TAF），也可以使用干扰素。及时有效地进行抗病毒治疗是改善乙肝患者预后最重要的方法。通过抑制 HBV DNA 复制，可以明显改善肝脏的炎症和纤维化，从而缓解和阻止甚至逆转疾病向肝硬化、肝衰竭或肝癌发展。抗丙肝病毒的药物大多选择索非布韦联合达卡他韦或雷迪帕韦规范化治疗。

退黄常规治疗常用的药物有还原型谷胱甘肽注射液，以加速肝细胞的解毒功能；甘利欣（甘草酸二铵注射液）、门冬氨酸钾镁等药物是目前常用退黄药物。茵栀黄片和苦黄注射液均有退黄、利胆、保肝作用，是临床退黄治疗常用中成药。

3. 疗效评价

苦黄注射液被列入国家医保目录，价格相对适中，在受访医生所在医院临床均有使用。针对黄疸型病毒性肝炎出现的黄疸，通常采用抗病毒药物联合苦黄注射液方案。按照说明书给出的使用方法，退黄效果明显。此外，不仅病毒性肝炎黄疸，其他黄疸例如肝癌晚期黄疸也有很好疗效。

中医肝病专家认为：黄疸的中医治疗需要辨证，黄疸分阳黄与阴黄，阳黄偏重湿热，阳黄又分为热重于湿与湿重于热。苦黄注射液针对的是热重于湿。该药主要由苦参，大黄组成，辅以茵陈，柴胡及大青叶等中药。源于《伤寒论》的公认的治疗湿热黄疸名方"茵陈蒿汤"（茵陈、大黄、山栀）。后经邹良才老中医将"茵陈蒿汤"改良为治疗肝病、黄疸方剂，而得苦黄注射液。该药具有清热利湿，疏肝退黄作用，主治中医诊断属湿热型黄疸，也用于西医诊断为黄疸病毒性肝炎。

4. 安全性评价

中药注射液安全性是受访医生最为关注且讨论最热烈的话题。普遍表示出担心出现严重不良反应会给患者带来二次打击。但对于用过或在用苦黄注射液的受访医生均对该药的安全性给出肯定评价，多年使用中未出现严重不良反应事件。提示：安全性优势不失为苦黄注射液诉求之一。

5. 对苦黄注射液建议

苦黄注射液药理挖掘要突出中成药多靶点、整体调理；突出退黄优势做大肝病领域退黄这一"缝隙市场（营销学的利基市场）"，兼顾降酶（必须得到临床验证）。安全性有保障也是该药的突出优势，要用数据说话，打消临床医生的担心。缺乏严格意义上的符合循证医学 RCT 标准的有效性、安全性临床试验证据。有了这样的高级别临床试验证据，可以争取进入指南或专家共识的机会。同时，在推广中可以唤起更多临床医生的认可和使用，更多患者获益。

进行推广活动，医院科室会会是好的形式，可以让医生记住这个药，重要的是要讲清楚疗效、安全性和具体使用方法。相关论坛，请有影响力的知名专家讲解扩大该药的知名度。

6. 定位方向

对于苦黄注射液定位方向的判断，一线销售人员建议"保肝、护肝"的定位方向。理由是肝病整体市场具有广阔空间，退黄市场潜力与发展会受到限制。对此观点需要进行理性分析：首先"保肝、护肝"中成药市场容量大，但现实是同质化中成药品种多，市场竞争激烈。苦黄注射液说明书规定的适应症"黄疸性型病毒性肝炎"在"保肝、护肝"市场不具有竞争优势。再者受访专家和临床医生认为苦黄注射液与众多保肝中成药的差异化优势在于它的退黄作用，而且疗效获得临床认可。因此，应首先确立"退黄"这一"缝隙市场"的中成药统治地位。但是并不否定它具有"保肝、护肝"的作用与功效。专家建议苦黄注射液定位方向首先突出"退黄"，在此基础上兼顾"保肝、护肝"，但需要确切的临床疗效证据予以佐证。

第三节　基于中药现代药理学证据药理机制研究

一、病毒性肝炎发病机制

1. 病毒性肝炎概述

黄疸型病毒性肝炎是指嗜肝病毒、非嗜肝病毒感染导致肝脏出现炎症损伤，伴有皮肤及黏膜黄染，血清总胆红素超过 $17.1\,\mu\,mol/L$，而被诊断为黄疸型病毒性肝炎疾病类型。

病毒性肝炎是黄疸型肝炎的主要病因，主要为嗜肝病毒甲、乙、丙、丁、戊 5 型，分别由甲型肝炎病毒（HAV）、乙型肝炎病毒（HBV）、丙型肝炎病毒（HCV）、丁型肝炎病毒（HDV）和戊型肝炎病毒（HEV）感染引起。

中国医学科学院医学生物学研究所刘小畅等 2018 年发布《中国居民病毒性肝炎流行趋势分析》一文中指出，2004–2016 年，我国共报告病毒性肝炎 1918.7 万例，年均发病率为 110.4/10 万；共报告甲肝 61.6 万例，乙肝 1541.0 万例，丙肝

202.1 万例，戊肝 30.7 万例，未分型肝炎 73.3 万例，年均发病率分别为 3.6/10 万、88.7/10 万、11.5/10 万、1.8/10 万和 4.3/10 万。我国居民病毒性肝炎发病率呈小幅下降后走平趋势，但仍然处于高位。结论是我国居民病毒性肝炎的发病率和死亡率整体下降，丙肝发病率呈上升趋势。

苦黄注射液治疗黄疸型病毒性肝炎药理机制研究应当围绕病毒性肝炎和黄疸两方面的药理作用机制展开。具体步骤：首先需要明确病毒性肝炎和黄疸的病理生理与发病机制，以此为导向通过检索苦黄注射液组方中各单味中药的现代药理作用机制研究成果，在此基础上再进行组方分析、归纳与提炼复方整体的药理作用机制。

2. 乙型病毒性肝炎

乙型病毒性肝炎（简称乙型肝炎）是由乙型肝炎病毒（HBV）引起，以肝脏损害为主的全身性传染病。乙型肝炎病毒感染的疾病谱包括急性乙型肝炎、慢性乙型肝炎、慢性 HBV 携带者、重型肝炎、乙型肝炎肝硬化等，而且原发性肝癌的发生与乙型肝炎病毒的感染有密切的关系。

HBV 感染后的大部分感染者为无症状感染，所以目前临床上的 HBV 感染者许多是在体检中发现的。如果出现症状，则以程度不同的乏力、食欲减退、厌油、肝区不适、肝大及肝功能异常等为主要临床表现，甚至小部分病例出现不同程度的黄疸。肝细胞受损严重者可导致肝衰竭，会并发肝性脑病、出血、肝肾综合征、肝肺综合征及难以控制的继发感染而危及生命。

（1）乙型肝炎病毒（HBV）：是指引起人类急、慢性肝炎的 DNA 病毒，也称丹氏颗粒（Dane），简称 HBV。乙型肝炎病毒（HBV）属嗜肝 DNA 病毒科。基因组长约 3.2kb，为部分双链环状 DNA。

电镜观察 HBV 感染者血清中 HBV 颗粒呈三种形态：大球形颗粒，为完整的乙肝病毒颗粒，由 Dame 发现也被称为 Dane 颗粒。大球形颗粒分为外壳和核心两部分。外壳也称为病毒的外衣壳，由脂质双层和蛋白质组成。脂质双层内含有乙肝表面抗原（HBsAg）。核心分为外部的核衣壳和内部的双链 DNA。核衣壳由乙肝病毒的核心抗原（HBcAg）组成二十面体对称结构，核心为 HBV 基因组（BDNA）和 DNA 多聚酶（DNAP）。Dane 颗粒具有感染性；小球颗粒：是乙肝病毒感染后血液中最多见的一种，由表面抗原组成，并不含有乙肝病毒的 DNA 以及 DNA 聚合酶；管形颗粒：由几个小球形颗粒聚合在一起而成。小球形颗粒和管形颗粒仅含HBsAg，为病毒过剩的外壳，它本身没有传染性但有抗原性，它只是乙肝病毒感染的标志之一。它可以表示过去感染过乙肝病毒，或者目前正在受到乙肝病毒的感染（图11-1，图11-2）。

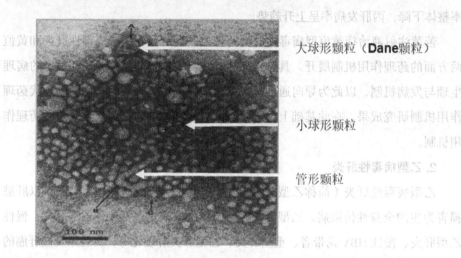

大球形颗粒（**Dane**颗粒）

小球形颗粒

管形颗粒

图 11-1　HBV 形态结构

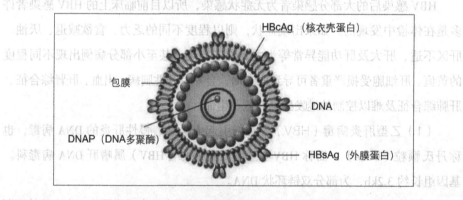

HBcAg（核衣壳蛋白）

包膜

DNA

DNAP（DNA多聚酶）

HBsAg（外膜蛋白）

图 11-2　Dane 颗粒（完整的 HBV）形态

（2）抗原抗体系统：乙型肝炎表面抗原（HBsAg）和表面抗体（抗-HBs）：HBsAg 阳性是 HBV 感染的一个指标，但它不是诊断乙肝的唯一依据，应按照临床症状和体征、肝功能的改变以及其他血清学标志物，并结合流行病学特征才能做出结论。乙型肝炎核心抗原（HBcAg）和核心抗体（抗-HBc）：主要在肝细胞核内合成，HBcAg 阳性表示存在病毒颗粒，具有传染性；乙型肝炎 e 抗原（HBeAg）

和 e 抗体（HBe）：HBeAg 阳性表示感染早期，HBV 在体内复制，传染性强。HBeAg 持续阳性则提示疾病预后不良，易发展成慢性。

表 11-1 病毒性肝炎病原学诊断

急性乙肝	①近期出现无其它原因可解释的明显乏力和消化道症状
	②肝脏生化检查异常，主要是血清 ALT 升高，或 / 和血清胆红素升高
	③ HBsAg 阳性
	④有明确的证据表明 6 个月前 HBsAg 阴性
	⑤抗 -HBc lgM 阳性 1：1000 以上
诊断	①＋②＋③＋⑤或④
慢性乙肝	①急性 HBV 感染超过 6 个月或发现 HBsAg 阳性超过 6 个月
	②慢性肝病的体征如肝病面容，肝掌，蜘蛛痣，肝、脾肿大等
	③血清 ALT 反复或持续升高，可有血浆白蛋白降低或 / 和球蛋白升高，胆红素升高等
	④ HBsAg 阳性，或 HBV DNA 阳性
诊断	①＋④＋②或③；④＋②或③＋抗 -HBc IgM 阴性

（3）乙型病毒性肝炎发病的免疫机制：乙型肝炎病毒感染肝细胞并在其中复制，一般认为并不直接引起肝细胞病变，但 HBV 基因整合于宿主的肝细胞染色体中，可能产生远期后果。乙型肝炎的肝细胞损伤主要是通过机体一系列免疫应答所造成，其中以细胞免疫为主。表达在肝细胞膜上的 HBV 核心抗原（HBcAg）和肝特异性脂蛋白是主要的靶抗原，致敏 T 淋巴细胞的细胞毒效应是肝细胞损伤的主要机制，而抗体依赖的细胞毒作用及淋巴因子，单核因子等的综合效应也十分重要，尤其在慢性活动型肝炎的病理损伤机制中，特异性 T 辅助性细胞持续性损伤起重要作用。

机体免疫反应的强弱及免疫调节机能是否正常与乙型肝炎临床类型及转归有密切关系。在免疫应答和免疫调节机能正常的机体，受染肝细胞被效应细胞攻击而破坏，使感染终止。

急性肝炎由于病毒数量的多寡及毒力强弱所致肝细胞受损的程度不同而表现急性黄疸型或急性无黄疸型肝炎。若机体针对 HBV 的特异性体液免疫及细胞免疫功能严重缺损或呈免疫耐受或免疫麻痹，受染肝细胞未遭受免疫性损伤或仅轻微损伤，病毒未能清除，则表现为无症状慢性带毒者。若机体免疫功能（主要是清除功能）低下，由于特异性免疫功能低下，不能充分清除循环中以及受染肝细胞内的病毒，病毒持续在肝细胞内复制，使肝细胞不断受到免疫损伤，且由于抑制T细胞的数量或功能不足，以及肝细胞代谢失常所致肝内形成的免疫调节分子发生质与量改变，导致免疫调节功能紊乱，以致 TB 胞之间及 T 细胞各亚群之间的协调功能失常，自身抗体产生增多，通过抗体依赖细胞毒效应或抗体介导补体依赖的细胞溶解作用，造成自身免疫性肝损伤；或大量抗原抗体复合物的形成，导致肝细胞和其他器官更严重持久的损害，表现为慢性活动性肝炎或慢肝炎持续不愈。

重型肝炎的病理损伤机制主要是由于机体的免疫功能严重失调，特异性免疫反应增强，自身免疫反应明显，通过肝内免疫复合物反应和抗体依赖细胞毒作用造成肝细胞大块坏死。近年来认为内毒素血症所致肿瘤坏死因子 $-\alpha$（TNF-α）大量释出引起局部微循环障碍，可导致肝脏急性出血性坏死及大块坏死。

（4）机体免疫反应介导的肝细胞损伤：乙型病毒性肝炎肝细胞损伤机制复杂，是由病毒和宿主之间复杂的相互作用引起的，是多种因素共同作用的结果。孙慧等系统的综述了机体免疫反应介导的肝细胞损伤机制，机体抵抗 HBV 的感染需要先天性免疫反应和后天性免疫反应（包括细胞和体液免疫）的共同参与。大量研究证实机体抗 HBV 的免疫反应是乙型病毒性肝炎患者肝细胞损伤的主要机制。

先天性免疫反应：先天性免疫反应是机体对入侵的 HBV 产生免疫应答的第一道防线。在 HBV 感染的早期为了限制病毒的扩散机体在 ToLL 样受体等的介导下通过对病毒产物的识别，首先启动先天性免疫防御机制激活具有效应功能的免疫细胞，如自然杀伤细胞（NK）、自然杀伤性 T 细胞（NKT）发挥抗病毒作用。

在正常的肝脏中，NK 细胞和 NKT 细胞是非常丰富的分别占肝内淋巴细胞的37％和26％，在肝脏炎症的情况下肝内 NK 细胞可增至 90％。在 HBV 感染的过程中 NK 和 NKT 细胞可能通过以下方式发挥重要的抗病毒作用：直接的细胞毒效应；分泌干扰素 γ（IFN-γ）等细胞因子通过非细胞损伤的方式（NO 依赖的途径）抑制病毒的复制；分泌 IFN-γ 增加肝细胞主要组织相容性复合物 1（MHC-1）类分子的表达激活病毒特异性 T 淋巴细胞反应抑制 HBV 复制和导致肝脏的损伤；调节后天性抗病毒免疫反应。

　　与 T 细胞不同的是 NK 细胞的杀伤活性无 MHC 限制，它可通过颗粒状胞吐方式（穿孔素和颗粒酶 B）或死亡受体（如 Fas/FasL、TRAIL-R/L、TNF-α）途径直接杀伤缺乏 MHC-1 表达的病毒感染的肝细胞。在一个 HBV 转基因小鼠模型中研究者发现在 HBV 感染时肝细胞 NKG2D 配体（Rae-1 或 MuIt）的表达增加活化的 NK 细胞能够通过 NKG2D/（Rae-1 或 MuIt）途径识别感染的肝细胞诱发严重的肝脏损伤。Dunn 等指出在慢性活动性 HBV 感染时 IFN-α、白细胞介素 8（IL-8）等细胞因子可直接活化 NK 细胞通过 TRAIL 介导的肝细胞凋亡途径导致肝脏的炎症。此外 NK 细胞还可以通过 NKG2D 或 TRAIL 介导的途径直接杀伤肝星状细胞从而改善肝纤维化。

　　NKT 细胞是自然杀伤细胞的 T 细胞亚群，能同时表达 T 细胞和 NK 细胞的受体，可分为 CD4+ 和 CD8+NKT 两个亚群，其中 CD8+NKT 细胞具有细胞毒性 T 淋巴细胞（CTL）和 NK 细胞双重细胞毒性。NKT 细胞是受 CD1d 分子限制的，在 HBV 感染时 HBV 及其亚病毒颗粒（包含有糖脂和磷脂）被 CD1d+ 细胞提呈给肝脏内的 NKT 激活 NKT 细胞。活化的 NKT 细胞除了直接杀伤肝细胞外还可以进一步激活 NK 细胞使其细胞毒活性增加。研究发现在 HBV 转基因小鼠急性肝炎模型中活化的非经典的 NKT 细胞可介导急性肝炎和肝脏损伤阻断 NKG2D- 配体的相互作用可完全阻断其引起的肝脏损伤。作为先天性免疫反应的主要成分 NK 和 NKT 虽然能够直接地杀伤肝细胞其在 HBV 感染的早期肝细胞损伤中的作用似乎很少。

　　后天性免疫反应：后天性免疫反应后天性免疫反应是由一个复杂的效应细胞网络构成的，是机体抗 HBV 感染的主要的免疫反应，包括细胞免疫和体液免疫。

　　细胞免疫：机体抗 HBV 的细胞免疫应答在 HBV 感染的发病机制中起着非常重要的作用，其作用的强弱直接决定着 HBV 感染的不同临床结局。HBV 抗原特异性 CDT 淋巴细胞则被认为是引起肝细胞损伤的主要效应细胞，在 HBV 感染肝细胞损伤的过程中起着关键的始动作用。

　　HBV 抗原特异性 CTLs 可以通过非溶细胞和溶细胞两种机制控制 HBV 感染，实际上这两种机制是两个独立的过程，只有当非溶细胞机制不能够完全抑制病毒复制时，才会启动溶细胞机制，直接或间接地（募集非抗原特异性炎性细胞）引起肝脏的损伤。活化的 CTLs 在对肝细胞膜表面的病毒抗原及 MHC1 类分子的双识别后，可通过以下两种途径直接杀伤病毒感染的肝细胞：释放穿孔素和颗粒酶使 HBV 感染的肝细胞裂解；CTL 表达的 FasL 结合靶细胞表面的 Fas 通过 Fas/FasL 介导的细胞凋亡途径直接诱导 HBV 感染的肝细胞发生凋亡。活化的 CTLs 除了直接杀伤病毒感染的肝细胞外，还可以通过释放大量的细胞因子（如 TNF-α、NF-α、白细胞介素 12 等），激活肝脏的实质和非实质细胞产生一些化学趋化因子如基质金属蛋白酶、CXCL9/10 募集大量的非抗原特异性炎性细胞（如 NK 和 NKT 细胞，T 和 B 淋巴细胞、单核细胞、巨噬细胞、中性粒细胞）聚集到肝脏，产生炎性反应，造成广泛的肝细胞损伤，进一步扩大了肝脏的病变。

可能由于以下原因，抗原特异性 CTLs 的直接细胞毒效应只是局限于少量的肝细胞：HBV 抗原特异性 CTLs 只有通过与靶细胞直接的物理接触才能杀伤靶细胞，而且肝组织的固体结构可能限制了这些自由扩散的 CTLs 的移动；颗粒酶途径和 Fas 途径必须同时被同一 CTLs 激活才能杀伤感染的肝细胞；肝内 HBV 感染的肝细胞的比率很低。因而，在 HBV 感染的过程中，HBV 特异性 CTLs 的直接细胞损伤机制可能只是起了关键的始动作用，而其随后募集的非抗原特异性的炎性细胞导致的肝脏损伤，才是造成大量肝细胞炎症坏死的主要机制。

体液免疫：正常情况下，体液免疫反应在 HBV 的长期清除和保护机体免受 HBV 感染的过程中发挥着重要的作用。当肝细胞广泛表达 HBsAg 时，若血液中同时又存在着高浓度的抗 HBs 的抗体，机体便可在短期内形成大量抗原抗体复合物，激活补体，导致局部发生过敏性坏死性反应（Arthus 反应），造成大块或亚大块肝细胞坏死；另外，若过多的 HBsAg 抗 HBs 复合物在肝窦内沉积，可造成微循环障碍，导致大量肝细胞发生局部缺血性坏死，形成暴发性肝炎。

（5）细胞因子与肝脏损伤：细胞因子可直接抑制病毒复制和间接地通过调节机体抗病毒免疫反应（决定 Th1/Th2 的主导形式），在抵抗病毒感染的过程发挥重要的作用，然而在抗病毒炎性反应的条件下，细胞因子也可以直接引起肝脏的损伤。在 HBV 感染的过程中，机体可产生大量的细胞因子，其中 IFN-γ、TNF-a 是两种最主要的细胞因子。

IFN-γ：目前研究者们认为，在 HBV 感染过程中，IFN-γ 的致细胞病变作用主要表现为对过度表达 HBsAg 的肝细胞的直接杀伤。另外，一项体外验证实，IFN-γ 可通过 TRAILR/L 途径诱导 HBV 相关的肝瘤细胞系发生凋亡。

TNF-α：TNF-α 是一种多效的前炎性细胞因子，可以诱导细胞凋亡和细胞增殖。TNF-α 在多种病原体引起的肝脏损伤中均发挥重要的作用，是巨噬细胞介导细胞毒的效应因子。TNF-a 可通过以下途径引起肝细胞的死亡：通过与 TNFR1 结合，激活半胱氨酸天冬氨酸酶 -8（capase-8），导致线粒体细胞色素 C 氧化酶活化，释放细胞色素 C 活化 capase-8 最终诱导肝细胞发生凋亡；通过与 TNFR1 结合激活鞘磷脂酶，活化线粒体活性氧系列，引起脂质过氧化，最终导致肝细胞发生坏死。但是单独的 TNF-α 可能并不具有肝脏毒性，只有当核因子 κB（NF-κB）保护途径被各种化学物质或疾病状态破坏时，TNF-α 才会引起肝脏的损伤。提示在普通的急性或慢性 HBV 感染时，TNF-α 可能主要发挥非细胞损伤性抑制病毒复制的作用；而在爆发性乙型肝炎时，可能由于某种因素破坏了 NF-κB 保护途径，从而启动了 TNF-α 的肝细胞损伤机制。另外，一项实验发现，在体内，IFN-γ 结合 TNF-α 可直接诱导肝细胞凋亡，其作用机制可能是通过增加枯否细胞和内皮细胞 g12 的表达，进而诱导肝细胞加枯否细胞和内皮细胞 fg12 的表达，进而诱导肝细胞发生凋亡，而且研究发现二者的诱导凋亡作用具有协同性，虽然上述实验均提示 IFN-γ 和 TNF-α 具有直接的致肝细胞病变作用，但它们在乙型病毒性肝炎肝细胞损伤中的具体作用尚有待于进一步的深入研究证实。

IL-2（白细胞介素 -2）： 白细胞介素（IL）主要对淋巴样细胞、也可对非淋巴样细胞的生长、分化和功能起调节作用。

T 细胞（主要是 CD4+ 细胞）产生 IL-2，并在细胞表面表达 L-2R，通过自分泌和旁分泌机制激活 T 细胞增殖，发挥一系列的免疫效应。IL-2 在免疫应答中起十分重要的作用，除维持 T 胞增殖、促进其功能外，还可增强 NK 细胞活性，促使 B 细胞分泌抗体。IL-2 复杂的生物学作用是通过其受体（IL-2R）介导的，而 IL-2 又可诱导 T 细胞表达 L-2R。因而 Th 产生 IL-2 和表达 L2R，是调节细胞免疫和体液免疫的中心环节。

干扰素（IFN）： I 型（IFNα 和 β）由毒感染细胞产生，II 型或 γ 干扰素（IFNγ）由 T 细胞和 NK 细胞在某些激活条件下产生。干扰素不仅能直接抑制病毒复制，且可影响细胞的许多功能，包括增殖、生长、分化和免疫应答。IFNα 和 γ 有不同受体与各自的细胞作用，激活不同的基因。

抗病毒效应： 急性乙型肝炎时仅在少数病的血清中，可检出低水平的 IFN，但此时肝细胞膜上 HLA-1 分子和 β2MG 的表达增加，说明在感染局部诱生 IFN，感染肝细胞释放 IFN 至周围介质，造成相邻肝细胞的抗病毒状态。IFN 刺激细胞生成一些特殊的蛋白，其中如 2-5A 合成酶和蛋白激酶，可抑制病毒蛋白合成；并激活内源性核酸酶而破坏病毒 RNA，从而抑制病毒的复制。在慢性 HBV 感染 PBMC 产生 IFN 的能力降，肝衰竭病人的最低。病人血清中存在诱生 IFN 的抑制因子，可能肝病时出现的有害物质影响 PBMC 诱生 IFN 的能力。

调节免疫效应：IFN γ 的活性包括调节免疫应答的一些方面、刺激吞噬细胞的杀菌活性、刺激经 MHCI 和 II 分子的抗原提呈、组合白细胞 – 内皮细胞的相互作用、影响细胞增殖和凋亡。一种单一的细胞因子具有如此不同的效应，是通过复杂类型的细胞特异的基因调节的。IFNY 应答是由对其他细胞因子的应答相互作用而自身调节的，这些胞因子包括 IFN α / β、TNF- α 和 IL-4。

（6）肝纤维化机制：肝纤维化是慢性肝病的共有病理变化，肝纤维化是由于肝细胞慢性损伤，炎症和不断地组织重建，造成细胞外基质的大量分泌和广泛沉积所致。目前认为，肝纤维化早期胶原合成和胶原酶活性均增加，合成超过降解，纤维组织增多。慢性肝病进展期胶原酶活性进行性降低，肝内弥漫性细胞外基质（ECM）降解减少而沉积显著增加。

肝星状细胞是病理情况中 ECM 的主要细胞来源。肝细胞损伤时肝星状细胞被激活，转化成过渡型的肌成纤维细胞。这一过程包括：肝星状细胞增殖，表面表达受体接受 PDGF 刺激；纤维合成和分泌，由 TGF β 介导；平滑肌 α 肌动蛋白表达使肝星状细胞有收缩性；单核细胞分泌趋化物质，使血窦毛细血管化而发生门脉高压。基质金属蛋白酶（MMP）使纤维降解，包括间质胶原酶、IV 型胶原酶 / 明胶酶。间质胶原酶在纤维化进展期活性下降。MMP 组织抑制物对胶原酶活性有特异性抑制。

3. 丙型病毒性肝炎

丙型病毒性肝炎，简称为丙型肝炎、丙肝，是一种由丙型肝炎病毒（HCV）感染引起的病毒性肝炎。丙型肝炎病毒感染是致病根本原因，丙肝的病理改变与乙肝极为相似，以肝细胞坏死和淋巴细胞浸润为主。慢性肝炎可出现汇管区纤维组织增生，严重者可以形成假小叶即成为肝硬化。

HCV 感染的发病机制主要包括免疫介导和 HCV 直接损伤两种，病毒因素包括病毒的基因型、复制能力、病毒多肽的免疫原性等；宿主因素包括人体的先天性免疫反应、体液免疫和细胞免疫反应等。

丙型肝炎发病机制仍未十分清楚，过去认为丙型肝炎的发病机制是 HCV 对肝细胞的直接损害，当 HCV 在肝细胞内复制引起肝细胞结构和功能改变或干扰肝细胞蛋白合成，可造成肝细胞变性坏死，表明 HCV 直接损害肝脏。但多数学者认为细胞免疫病理反应可能起重要作用。近年通过免疫组化证明丙型肝炎肝实质坏死区主要为 CD8+ 淋巴细胞浸润，免疫电镜观察到 CD8+ 细胞与肝细胞直接接触而使之坏死，CD8+ 细胞对 HCV 感染肝细胞的攻击也受类 MHC 抗原的限制，这些发现与乙型肝炎相似。Fas/FasL 介导肝细胞凋亡也参与丙型肝炎发病机制。因此，目前对丙型肝炎肝细胞损害的机制多倾向于细胞毒性 T 细胞（TC）介导的细胞免疫反应，抗体依赖性细胞毒（ADCC）效应也可能参与其中，细胞毒性 T 细胞特异攻击 HCV 感染的靶细胞，可引起肝细胞损伤。

4. 戊型病毒性肝炎

戊型病毒性肝炎简称戊型肝炎、戊肝，是一种因感染戊型肝炎病毒（HEV）而导致的急性传染病，戊型肝炎是一种自限性感染，一般 4 至 6 周内会自愈。重症患者会发展成暴发性肝炎（急性肝衰竭）而导致死亡风险。一般认为 HEV 主要通过食入被污染的饮用水进入宿主还不能确定 HEV 的原始复制位点但 HEV 可在小肠中进行复制。至于病毒是如何到肝脏的有学者推测 HEV 通过门静脉进入肝脏然后在肝细胞质中复制最后释放到胆汁和血液中但其具体机制仍不清楚。

对戊型肝炎病毒（HEV）的确切发病机制，目前知之尚较少，研究推测病毒可能主要经口感染，再由肠道循血运进入肝脏，在肝细胞内增殖复制后排到血及胆汁，最后随粪便排出体外，有无肝外复制暂未获结论，实验还表明，肝脏病变主要为病毒诱发的细胞免疫反应介导肝细胞溶解。

戊型肝炎病理变化有肝细胞气球样变，点状或灶性坏死及汇管区炎性细胞浸润。主要为淋巴细胞和单核巨噬细胞。有明显胆汁淤积。通过电镜观察，表明肝细胞损害可能与 T 细胞介导的免疫反应有关。

戊型肝炎的组织学特征与其他形式的急性病毒性肝炎有所不同。几乎一半的戊型肝炎患者均会表现以毛细胆管淤积或实质细胞的腺样转化为特征的胆汁淤积性肝炎。在这些淤胆为主要表现的患者肝细胞的变性并不明显。而在其他非淤胆性肝炎患者肝细胞改变与其他急性肝炎相似表现为肝细胞气球样变、嗜酸性小体、局灶性或融合性的肝细胞坏死伴网状结构塌陷和凝聚。在这两种形式的肝组织病理改变中小叶内均包含以巨噬细胞、淋巴细胞为主的炎性浸润。而在有胆汁淤积性肝炎表现的患者可见一些多形核白细胞。枯否细胞较突出并含细胞质颗粒后者呈过碘酸－希夫染色阳性并且对淀粉酶抵抗。门管增宽并有淋巴细胞、小部分的多核白细胞及嗜酸性粒细胞浸润在胆汁淤积病变处多形核细胞的增加尤其明显。有严重肝损伤的患者当大量的肝细胞受累时可发生肝实质的大块或亚大块坏死和塌陷。

二、黄疸发病机制

黄疸是指血清胆红素增高导致巩膜、皮肤、黏膜以及其他组织和体液发生黄染的现象。胆红素是金黄色色素，当血清中浓度高时，则可扩散入组织，可见巩膜、皮肤或粘膜黄染称为黄疸。正常血清胆红素浓度为 1.71–17.0 μmol/L；高胆红素血症 > 17 μmol/L；隐性黄疸为 17.1 μmol/L–30.2 μmol/L；黄疸为 ≥ 34.2 umol/L。

血液中仅胆红素增高而胆汁酸正常，称为高胆红素血症，是由于胆红素代谢紊乱所致；若血液中仅胆汁酸增高，而胆红素正常，称为胆汁淤积或淤胆（cholests），是胆汁的生成或排泌障碍，使胆汁成分向肠内排泄过少并在血内留所致；若血液中两者均增高，则称为淤胆性黄疸。

与黄疸的产生有关的因素包括：胆红素生成过多；肝细胞摄取胆红素和在肝细胞内运转障碍；肝细胞微粒体结合酶缺乏；肝细胞向毛细胞血管的排泄障碍；肝内及肝外胆管阻塞。

1. 黄疸的病因分类（表 11-2）

表 11-2　黄疸的病因分类

序号	分类	病因
1	溶血性黄疸	·由于各种肝病，如炎症等致肝细胞拥害，致胆红素的摄取结合和排泌发生障碍，引起结合、非结合用红素均增高的混合型黄疸。
2	肝细胞性黄疸	·各种肝病，如炎症等致肝细胞拥害，致胆红素的摄取结合和排泌发生障碍，引起结合、非结合用红素均增高的混合型黄疸。

序号	分类	病因
3	阻塞性黄疸	·肝内外用道系统胆汁淤积或阻塞，导致结合型胆红素增高所至黄疸。 ·胆汁瘀积所致称为胆汁淤积性黄疸： ·阻塞所致称为梗阻性黄疸，如结石、肿瘤、炎症所致。

临床上见到的不同类型黄疸是可以因病变的发展而变化的。如原为阻塞性黄疸，病程长后可有继发性肝细胞损害，导致阻塞性和肝细胞性黄疸并存；又如溶血性黄疸，因缺氧的结果和溶血产物的毒性作用，亦可发生肝细胞损害，导致溶血性和肝细胞性黄疸并存（图 11-3）。

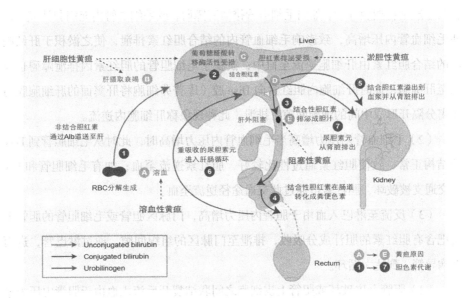

图 11-3　胆色素代谢过程与黄疸

2.结合胆红素型黄疸的发生机制

病毒性肝炎病毒已知甲、乙、丙、丁、戊均可引起黄疸，包括急性黄疸型肝炎和重度黄疸型肝炎，占肝细胞性黄疸的 90% 以上。凡能造成肝细胞功能障碍，影响胆红素的摄取、结合与排泌的疾病，均可引起肝性黄疸，在众多疾病中，病毒性肝炎是肝细胞损伤的代表，肝硬化是慢性肝细胞损伤的代表。

由于肝细胞损伤致肝细胞对胆红素的摄取、结合及排泄功能降低，因为血中的非结合胆红素（UCB）增加，而未受损的肝细胞仍能将 UCB 转变为结合胆红素（CB）。CB 一部分仍经毛细血管从胆道排出，一部分经已损害的或坏死的肝细胞反流入血中，可因肝细胞肿胀、汇管区渗出性病变与水肿、小胆管内胆栓形成胆汁排泄受损反流入血中，结果 CB 增加导致肝细胞性黄疸发生。

血中结合胆红素（直接胆红素）增高的原因是由于非结合型胆红素由肝细胞摄取后，与葡萄糖醛酸酯结合形成的直接胆红素，不从胆道排泄；或由肝内胆道系向血中逆流所致。各种原因引起的胆汁淤积性黄疸结合胆红素的血中逆流的机制如下：

（1）结合胆红素从肝细胞向胆管排泄障碍，非结合型胆红素与葡萄糖醛酸结合后形成结合型胆红素，如向毛细血管排泄有障碍，或毛细血管内充满胆汁成分，使毛细血管内压增高，致影响毛细血管内的结合胆红素排泄，使之淤积于肝细胞内的结合胆红素由肝细胞逆流至血中；淤积于毛细胆管的胆红素因排泄障碍也返回至肝细胞，此时肝细胞内胆红素向 Dise 腔（库普弗细胞将肝窦面的肝细胞膜与血窦分隔开形成中间的细胞间隙）排泄，此种现象称肝细胞内逆流。

（2）毛细血管内压力增高当毛细血管内压力增高时，此时从毛细胆管到 Dise 腔结构正常，致使胆红素通过性比较好，胆红素逆流至血；如有毛细胆管和 Dse 腔交通支被破坏，胆红素可通过此交通途径逆流至血。

（3）反流至淋巴入血由于胆管内压力增高，门脉区胆管或毛细胆管的胆管上皮把含有胆红素的胆汁成分吸收，排泄至门脉区的组织间隙，通过淋巴管，进而至胸导管，到达大循环。

（4）胆管上皮破坏或胆管上皮细胞之间联结裂开反流入血由于胆管内压力增高，使门脉汇管区胆管上皮细胞之间的连结裂开，或因肝细胞障碍和胆道炎症等，引起这一部分胆管上皮的破坏，以至胆汁成分漏入血中。

3. 淤胆型肝炎

淤胆型肝炎可发生于任何一种病毒性肝炎的急性期或慢性期。急性乙型肝炎中的发生率约 2%-3%，老年肝炎可达 10% 以上。淤胆的临床特征是：巩膜黄染，皮肤瘙痒，血清胆汁酸增高、碱性磷酸酶（ALP）和谷氨酰转肽酶（YGT）水平增高。

肝内淤胆综合征：在肝细胞与 Vater 壶腹间的病变，使胆汁不能到达十二指肠即引起淤胆，并不一定有胆道阻塞。许多疾病可伴随肝内淤胆，常无阻塞，包括急性、慢性乙型肝炎及其相关的慢性肝病。淤胆可开始于肝血窦面的肝细胞膜，是胆形成或流向的障碍。功能性的淤胆因肝细胞分泌水分及/或有机阴离子（胆红素、胆汁酸）减少，从毛细胆管胆流减少。

形态学表现：胆汁在肝细胞和毛细胆管淤滞；正常应在胆汁中排泄的物质存留血液中。

4. 中医对黄疸型病毒性肝炎的认识

中医学认为"黄疸"病位在肝、胆、脾、胃，临床表现为身目发黄，脘闷腹胀，胁肋疼痛，困倦乏力，食欲不振，恶心呕吐，烦热，口干口苦，小便黄赤等症状。湿热疫毒侵犯肝、胆、脾、胃，瘀热火毒炽盛，迅速弥漫三焦，深入营血，致血热血瘀，瘀血阻滞脉络，迫使胆汁外溢，浸渍肌肤。

早在《黄帝内经》中就已经有黄疸之名.并对黄疸的病因、病机、症状有了初步认识。《金匮要略》将黄疸立为专篇论述，将其分为黄疸、谷疸、酒疸、女劳疸和黑疸等五疸，创立了多首治疗黄疸的方剂。《伤寒论》还提出了阳明发黄和太阴发黄，说明当时已认识到黄疸可由外感、饮食内伤和正气虚弱引起，病机有湿热、瘀热在里，寒湿在里，相关的脏腑有脾、胃、肾等闭。

不管哪种病因引起发黄，都以"湿浊"作为关键。本病初期是以实证为主，久病耗伤正气，损伤肝、脾及肾，病性为虚实夹杂，湿浊、寒湿、湿热、气滞、血瘀为实，脾肾不足，肝肾两虚为虚。治疗必须充分认识病因，分析病机，辨证施治，疏肝利胆，清利湿浊，调整阴阳气血失调，才能有效退黄。

三、拆方分析——单味中药现代药理机制证据

选取计算机检索中国知网（CNKI）、万方数字化期刊全文数据（WANFANG DATA）、维普中文期刊数据库（VIP）检索，分别以"中药名称加药理研究、药理作用、作用机制"为关键词；时限均为从建库至 2020 年 12 月。共检索出 126 篇文献，查重 37 篇，可参考文献 89 篇。以病毒性肝炎和黄疸病理生理及发病机制为导向，采用阅读文献，挖掘获取苦黄注射液中苦参、大黄、茵陈、柴胡、大青叶与病毒性肝炎、黄疸相关（排除与本研究不相关的数据）主要作用机制与对应药理作用列表展示（表 11-3—表 11-20）。

1.拆方分析——组方单药病毒性肝炎药理机制

（1）苦参

表11-3 苦参对肝脏的保护作用

药理作用机制	药理作用
· 苦参碱还可通过下调 Notch-RBP-Jκ-NF-κB 和 Wnt-1 信号通路，抑制肝干细胞（卵圆细胞）增殖并诱导其向成熟肝细胞分化，有利于肝再生 [14]。 · 苦参碱可通过促进肝细胞内的微小 RNA-122（miR122）的表达，抑制 JNK 和 p38MAPK 的磷酸化，下调脂肪化相关基因二酰基甘油酰基转移酶 -2（Dgat2）、脂肪酸合酶（Fas）、乙酰辅酶 A 羧化酶（Acc1）、低密度脂蛋白受体相关蛋白 -10（Lrp10）的表达，阻滞肝细胞的脂肪变性 [15]。 · 最新研究表明 OMT 可以改善肝功能，降低血液中 HA 和 LN 水平，减少肝纤维化程度，能够影响许多与肝纤维化有关的功能性基因的表达 [19]。 · OMT 对 CCl4 所致化学性肝损伤亦有明显的保护作用，并存在最佳剂量性关系，可能是通过抑制单核 - 巨噬细胞系统分泌细胞因子和抑制过氧化反应进而产生细胞保护两方面来达到肝损伤的保护作用 [19]。	保护肝损伤
· 苦参所含氧化苦参碱对四氧化碳引起家兔或小鼠的肝损伤及氨基半乳糖所致 AMS1 纯品系小鼠的肝损伤均有一定的保护作用，表现在谷丙转氨酶降低，肝细胞坏死减少，嗜酸性变及炎性细胞浸润减轻 [1]。 · 保肝给肝热缺血 - 再灌注（WI-R）损伤大鼠 iv 氧苦参碱后，采集血样进行生化分析，在不同时间段取血样品作凋亡细胞流式细胞术检验，以蛋白印迹分析检测 Fas、FasL。结果显示，经氧苦参碱治疗后，大鼠肝组织病变减轻，血清 AST、ALT 水平分别减少 73%、61%，细胞凋亡受到明显抑制，凋亡指数降低 65%[2]。	降低血清 AST、ALT
· 苦参对刀豆蛋白 A 性肝损伤小鼠释放 IFN-γ 和 TNF-α 有明显抑制作用，并可显著减轻肝组织病理改变。苦参碱可通过促进抑制剂凋亡基因 Bcl-2 的表达来抑制冷保存再灌注导致的肝细胞凋亡 [1]。 · 苦参碱抑制肝内组织金属蛋白酶抑制因子 -1 的表达及肝星状细胞增殖、诱导肝星状细胞凋亡，可能是其抗肝纤维化机制之一 [1]。	抑制肝细胞凋亡

药理作用机制	药理作用
· 苦参碱是通过抗氧化、抗炎作用下调 MCP-1 表达和抑制 MCP-1 的活性，减轻肝脏的炎症反应；通过上调孕烷 X 受体（PXR），从而诱导 CYP3A4 表达，产生抗胆汁淤积性肝损伤；通过上调 X 表达，IAP 抑制肝细胞凋亡保护肝细胞合成和分泌功能，对多种原因引起肝损伤产生保护作用 [14]。 · 2005 年，Hongchi Jiang 等人发现氧化苦参碱能够抑制肝细胞的凋亡，即可以保护肝缺血再灌注损伤。实验结果表明，氧化苦参碱处理的实验组的 AST 水平和 ALT 水平明显比对照组的水平低，表明氧化苦参碱能够抑制肝细胞凋亡 [18]。 · 通过体外实验证实 RGD 可促进 OMT-liposome 在 HSCs 中的分布，从而增强其诱导 HSCs 凋亡的作用，表明诱导 HSCs 凋亡可能是 OMT 减轻肝纤维化的重要机制 [9]。	
· 氧化苦参碱和苦参碱有抗纤维化作用，氧化苦参碱可减少四氧化碳诱导的肝纤维化模型组大鼠肝内胶原沉积，减轻肝损伤程度，表明氧化苦参碱对四氯化碳诱导的大鼠肝纤维化有良好干预作用，延缓肝纤维化进程 [1]。 · 氧化苦参碱对半乳糖胺及二甲基亚硝胺诱导的肝纤维化有预防及治疗作用，其部分机制为通过抗脂质过氧化而保护肝细胞、抑制纤维生成 [1]。 · 氧化苦参碱抗肝纤维化的途径可能与其下调 TGFβ-1 与 TNF-α 在肝脏中的表达有关 [1]。 · 苦参能减轻炎性细胞浸润及肝细胞坏死，具有抗肝纤维化的作用 [4]。 · 苦参素能改善乙肝患者肝纤维化程度，同时对 HBV 有抑制作用 [5]。 · 王艳芬等报道，氧化苦参碱通过抑制肝内胶原合成、减少肝脏细胞外基质异常增生、降低自由基生成和减轻脂质过氧化发挥抗肝纤维化作用 [6]。 · 余小虎等发现肝纤维化大鼠肝组织中 IL-10 明显高于正常大鼠，而 IL-2 与 IFN-γ 则显著降低，其中 IL-2 下降尤以明显；氧化苦参碱在减轻肝纤维化程度的同时，可明显纠正肝内 Th1 细胞因子 IL-2 与 IFN-γ 及 Th2 细胞因子（IL-10）的异常表达 [7]	抗纤维化作用

续表

药理作用机制	药理作用
· 实验研究结果表明，苦参素干预性治疗能够有效地抑制实验性大鼠肝纤维化 TGF B-Smad 信号传导通路中关键的信息传导分子的基因表达，从而干扰了 TGFB 分子介导的肝纤维化信号向细胞内传递及下游效应基因的表达，达到减少肝脏胶原蛋白合成与沉积的作用；这些作用可能是氧化苦参碱有效抑制实验性大鼠肝纤维化的主要分子机制 [9]。 · 研究表明，苦参类生物碱有抗纤维化作用，在抗肝损伤方面亦有较好的药理活性 [10]。氧化苦参碱抗肝纤维化的机制在于抑制 HSC 激活、肝内胶原的合成及肝内Ⅲ型前胶原 mRNA 表达 [10]。 · 氧化苦参碱能影响慢性乙型肝炎患者 TGF-p1 和 IL-6 等细胞因子的水平，可能是其治疗肝纤维化的机制之一 [12]。 · 苦参碱是通过抗氧化、抗炎作用下调单核细胞趋化蛋白 -1（MCP-1）表达和抑制 MCP-1 的活性，阻滞 Gr1high 单核细胞向肝脏迁移，保护线粒体功能，减轻肝脏的炎症反应；以及抑制进入肝脏的吞噬细胞和肝星状细胞（HSC）的活化，并抑制转化生长因子（TGF）和纤维化相关因子（如胶原、透明质酸、层黏蛋白等）的合成，产生抗肝纤维化的作用 [15]。 · 2014 年，Wei Heng Xu 等发现硫代苦参碱能够显著抑制肝纤维化的形成，并且能够降低相关联的蛋白激酶 B（Protein Kinase B，Akt）的磷酸化。2016 年也有一篇文献报道，苦参碱衍生物 MD-1 通过抑制肝星状细胞的 EGFR 活化来抑制肝纤维化 [18]。 · 对 CCl4 诱导的肝纤维化的影响，通过实验表明 OMT 可协同 MSCs 明显减轻 CCl4 诱导的肝纤维化，这可能与增加血清中白介素 -4（IL-4）和白介素 -10（IL-10）水平有关 [19]。 · OMT 通过明显降低金属蛋白酶抑制因子（TIMP-1）的表达，抑制胶原合成；OMT 能降低自由基生成和减轻脂质过氧化，从而发挥抗肝纤维化作用；OMT 能有效地减轻肝脏组织内炎症活动度及肝内胶原纤维组织增生，阻断肝细胞继续受损，阻止肝纤维化和肝硬化的发展 [19]。 · 氧化苦参碱能抑制小鼠肝星状细胞活性和增殖作用，明显降低成纤维细胞Ⅲ型前胶原 mRNA 及转化生长因子（TGF-β1）的表达，通过降低 TIMP 的表达来有效抑制 CCl4 诱导肝组织纤维生成 [20]。	抗纤维化作用

表 11-4　苦参免疫调节功能

药理作用机制	药理作用
· 薄爱华等 [3] 采用免疫性肝损伤模型，研究了氧化苦参碱对该模型的治疗作用，发现空白对照组大鼠血清 ALT、BUN、A/G、LN、HA、SOD 较正常对照组有显著性差异，而苦参组大鼠其他血清生化指标无显著性差异（P>0.05），与实验对照组相比具有显著性差异。电镜下观察发现，苦参碱组肝细胞变性少，线粒体膜未见损伤，基质内胶原纤维较对照组明显减少。说明苦参碱具有抗大鼠免疫性肝损伤的作用。因此，认为苦参素免疫调节作用是明显的 [3]。 · 氧化苦参碱能抑制 T 淋巴细胞酯酶染色率，而对网状内皮系统的吞噬能力迟发型超敏反应和血清溶血素抗体无明显影响。氧化苦参碱对正常小鼠的细胞免疫具有明显抑制作用，这可能是氧化苦参碱治疗慢性乙型肝炎的机制之一 [11]。	免疫调节作用

表 11-5　苦参抗病毒作用

药理作用机制	药理作用
· 王维伟等以苦参素注射液和苦参素胶囊对转基因小鼠予以灌胃和腹腔注射，28d 后应用实时荧光定量聚合酶链反应（PCR）法检测 HBV DNA 含量，发现苦参素注射液以及苦参素胶囊均有一定的抗 HBV 作用 [13]。 · 苦参碱类生物碱通过促进肝细胞表达微小 RNA-122 和干扰素－α，低植物鞘氨醇含量和抑制 p38 磷酸化以及下调钠离子－牛磺胆酸转运蛋白的基因及其蛋白表达，抑制肝炎病毒对肝细胞的伤害；通过阻滞肝炎病毒的吸附、进入细胞和抑制肝细胞表达和分泌 HBsAg、HBeAg 和 HBV-DNA，产生抗 HBV 作用 [17]。 · HepG 2.2.15 细胞是目前广泛用于筛选和评价体外抗 HBV 药物的细胞模型，而 OMT 能有效抑制 HepG 2.2.15 细胞中 HBV 复制，认为 OMT 可抑制病毒核酸复制和基因表达，且抑制作用强度、浓度及处理时间成正比 [2]。在抗 HCV 方面，借助脂质体将重组 HCV 基因（pBK-HCV）转染 SMMC-7721 细胞，观察 OMT（苦参碱）对 HCV 中 RNA 的抑制作用，结果表明 OMT 能够在细胞水平有效地抑制 HCV RNA，且在有效浓度范围内无明显细胞毒性作用 [19]。	抗乙肝病毒

药理作用机制	药理作用
• 氧化苦参碱具有直接抗乙型肝炎病毒和丙型肝炎病毒作用，可抑制 HepG2.2.15 细胞分泌 HBsAg 和 HBeAg，抑制 HCV 的复制 [16]。 • 氧化苦参碱对乙肝病毒转基因小鼠血清 HBV DNA 具有抑制作用。Gu 等经分析临床病例得出氧化苦参碱能够清除或者抑制慢性乙型肝炎患 HBV 水平，其可能机制是下调患者外周血 HBV 特异性 CTL 表面的 PD-1 的表达，增加 HBV 特异性 CTL 水平 [20]。 • 氧化苦参碱具有广泛的抗病毒作用，对多种病毒均有显著疗效。可诱生人白细胞产生的 α-干扰素，从而达到抗病毒感染的作用 [21]。 • 姚凝等 [10] 提取慢性 HBV 肝炎患者外周血单个核细胞（PBMCS）加入氧化苦参碱刺激，结果显示氧化苦参碱通过直接诱导抗病毒细胞因子释放及上调活化 TLB9 信号通路发挥其抗 HBV 作用 [21]。	抗乙肝病毒

（2）大黄

表 11-6 大黄对肝脏的保护作用

药理作用机制	药理作用
• 对四氧化碳所致急性大鼠肝损伤，大黄注射液可使其使其谷丙转氨酶活性明显下降，肝细胞肿胀、变性、坏死程度明显减轻 [23]。 • 大黄亦能减轻兔四氧化碳中毒性肝炎损害作用。大黄通过抑制肝线粒体呼吸链电子传递和复合体 I、II 及对琥珀酸脱氢酶的抑制，使肝细胞糖原及 RNA 含量增加，促进肝血循环，使肝细胞恢复和再生 [23]。 • 有实验表明，在大鼠体内，CCl4 诱导细胞色素 P450 酶活性及超微结构的改变，而大黄素可逆转这种改变，显示出强力的保肝作用 [25]。 • 大黄素能抑制二十碳烯酸类产物异常代谢，改善肝脏微循环，增加肝脏血流量，对肝损伤具有重要的保护作用 [31]。 • 大黄可明显降低 SGPT 水平，恢复肝细胞的正常功能，促进肝细胞再生和肝细胞 RNA 的合成 [35]。 • 大黄所含有的儿茶类化合物可以降低毛细血管通透性，降低血液粘稠度，提高血浆渗透压，并能抑制前列腺素 E 的合成，使周围血管扩张，从而消除微循环障碍，增加肝血流量，有利于肝脏组织的修复和再生 [41]。	保护肝损伤

· 相关研究对使用大黄素后的模拟冷缺血再灌注损伤肝细胞模型的观察，发现 LDH、MDA、ROS 明显降低，SOD 活性增加，可认为大黄素通过增加细胞内抗氧剂组分，减少细胞膜脂质过氧化损伤，清除氧自由基，降低细胞内活性氧水平（ROS）有关，并且增加肝脏细胞的活性，来达到保护肝脏细胞的活性 [46]。 · 覃鲁珊等通过比较大黄蒽醌与鞣质对大鼠肝脏的保护和损伤双向作用发现。在低剂量情况下，大黄鞣质具有肝脏保护作用. 但在高剂量情况下，大黄鞣质对肝脏表现出肝损伤作用，且主要沿着纤维化方向发展，由此说明大黄鞣质对肝脏具有保护和损伤双向作用 [50]。	保护肝损伤
· 大黄素可以防止 AST、ALT、LDH、S-ALP 等肝细胞损伤的酶从胞质中渗出，并呈剂量依赖性，可能是通过恢复在受到 CCl4 损伤后的肝细胞膜的完整性实现的 [26]。	降低血清 AST、ALT
· 增强肝枯否细胞的功能，提高肝脏清除内源性及外源性内毒素的能力，并阻断内毒素诱生 TNF-a，降低 TNF-a 的活性，减轻 TNF-a 诱导的肝细胞坏死，促进肝功能恢复 [34]。	抑制肝细胞凋亡
· 大黄具有很明显的降低肝脏纤维化作用，其作用机制是通过降低星型细胞的活性而不是降低肝细胞的死亡 [23]。 · 近年来研究表明，大黄素通过多种途径起着抗肝纤维化的治疗作用。机制研究结果如下：①抑制肝脏炎症反应，保护肝细胞，减轻肝损伤。②抑制肝星形细胞增殖、活化。③影响促纤维化因子的合成与分泌。④调节细胞外基质合成与降解 [43]。 · 大黄素还可以降低丙氨酸氨基转移酶（ALT）和碱性磷酸酶（AKP）的活性，升高总蛋白（TP）和清蛋白（A1b），使血清 HA 和 LN 降低，肝纤维化程度降低。这些结果显示大黄素对肝细胞损害的保护作用以及对 Pscs 的影响，可能是大黄素防止肝纤维化作用的机制之一 [53]。	抗纤维化作用

表 11-7　大黄免疫调节功能

药理作用机制	药理作用
· 大黄多糖的作用则相反，可明显提高机体的免疫功能。增加巨噬细胞吞噬功能，促进溶血素的生成；增加脾淋巴细胞转化率及白细胞介素 2（IL-2）的生成。大黄可提高感染模型动物的免疫功能，并在体内诱生干扰素作用 [23]。 · 大黄素可通过抑制 LPS 刺激的大鼠腹腔巨噬细胞分泌的 TNF-α，抑制过度的炎症反应，而对于未经 LPS 刺激的大鼠，大黄素可促进 TNF-α 的分泌，提示大黄素对机体的免疫功能，可能具有双向调节作用 [24]。	增强机体免疫功能。

药理作用机制	药理作用
· 现代研究证实，大黄能抑制体液免疫，增强细胞免疫，稳定机体内环境，修复肝细胞等作用 [27]。 · 大黄可在肝细胞中发挥类似枯否细胞的吞噬作用，消除炎症。实验证明，大黄能抑制体液免疫，增强细胞免疫，可消除免疫变态反应，具有免疫调控作用。可稳定机体内环境。而且大黄还能提高小鼠腹腔巨噬细胞的吞噬功能 [38]。 · 大黄可显著提高感染模型动物的免疫功能，并在体内有诱生干扰素的作用，内毒素血症时，大黄对内毒素诱生巨噬细胞分泌细胞因子的功能有明显抑制作用，而且这一作用随大黄作用时间延长和浓度增加而加强 [48]。 · 大黄素对机体的免疫功能可能具有双向调节作用，一方面通过抑制脂多糖（LPS）刺激的大鼠腹腔巨噬细胞分泌的 TNF-A，抑制过度的炎症反应；而对于未经 LPS 刺激的大鼠，大黄素可促进 TNF-α 的分泌，且大黄素也能抑制炎症反应中的 NO 的大量合成和释放。另外黄素有较强的抑制 T 淋巴细胞增殖的作用，可能是通过降低炎性介质 L2mRNA 的表达和细胞内 Ca^{2+} 浓度实现的。[51]	增强机体免疫功能。

表 11-8　大黄抗病毒作用

药理作用机制	药理作用
· 大黄可提高感染模型动物的免疫功能，并在体内诱生干扰素作用 [23]。 · 大黄在体内有辅助诱生干扰素的作用，其抗病毒作用可能与此有关 [28]。 · 骆永珍报道，大黄提取液稀释 100 倍可促进机体产生干扰素，清除病毒，抑制细菌、病毒等病原体增殖和复制，从而有利于炎症反应的消除 [36]。	
· 大黄中的鞣质有抗病毒作用，尤其对乙型肝炎病毒有较强的选择性抑制作用 [37]。 · 在体内抗乙肝病毒实验中，大黄醇提液 20g/Kg 和 10g/Kg 剂量组于给药 5d（T5）、10d（T10）和停药 3d（P3）时体内均有显著抑制 DHBV-DNA 的作用。体外实验显示：大黄醇提液对 2.2.15 细胞分泌 HBsAg 的治疗指数为 16.96，对分泌 HBeAg 的治疗指数为 12.06。大黄醇提液在体内外实验中均具有明显的抗乙肝病毒作用 [42]。 · 大黄能促进干扰素的产生，降低病原体的复制，从而抑制病毒繁殖。可抑制某些酶活性 / 蛋白功能而干扰病毒、细菌的复制与繁殖。Emodin 阻断 SARS 3a 蛋白形成的离子通道从而抑制病毒释放 [49]。	抗乙肝病毒

药理作用机制	药理作用
· 掌叶大黄提取物抑制 SARS-CoV 3CL 蛋白酶的活性。Emodin 衍生物可抑制 HIV-1 聚合酶和核糖核酸酶 H 活性。Emo-din 可抑制 HSV-1 UL12 的活性，干扰病毒 DNA 加工、衣壳排出而导致细胞中病毒复制产量降 [49]。	抗乙肝病毒

（3）大青叶

表 11-9　大青叶对肝脏的保护作用

药理作用机制	药理作用
· 大青叶具有显著的保肝作用，靛蓝混悬液灌胃对四氯化碳引起的动物肝损伤有明显的保护作用 [45]。	保护肝损伤

表 11-10　大青叶免疫调节功能

药理作用机制	药理作用
· 大青叶能促进正常小鼠被刀豆球蛋白 A 诱导的脾淋巴细胞分泌 IL-2，但未见到对小鼠腹腔巨噬细胞分泌 TNF-α 有明显的影响。提示大青叶在增强免疫的同时没有更多影响白细胞的活动，不造成更严重的病理损伤及功能失调 [44]。	增强免疫功能

（4）茵陈

表 11-11　茵陈对肝脏的保护作用

药理作用机制	药理作用
· 茵陈可保护肝细胞膜、防止肝细胞坏死，促进肝细胞再生及改善肝脏微循环 [56]。 · 茵陈 6，7- 二甲氧基香豆素可显著降低四氯化碳急性肝损伤、大鼠血清丙氨酸氨基转移酶（ALT）的活性及组织中胆固醇、甘油三酯、丙二醛含量 [56] · 茵陈 6，7- 二甲氧基香豆素具有抗脂质过氧化和防止肝细胞坏死及肝脂肪变性的作用 [56]。	减轻肝损伤

药理作用机制	药理作用
·茵陈蒿对实验性肝纤维化大鼠肝细胞的保护作用 [5]，茵陈煎剂大、中、小 3 个剂量治疗组均能降低急性四氯化碳肝损伤模型大白鼠血浆中丙二醛含量和山梨醇脱氢酶活性，减轻肝损伤程度 [57]。 ·茵陈能降低四氯化碳（CCl4）致肝损伤模型大鼠血清中 ALT，SDH 活性及肝脏系数，增加肝糖原合成，改善肝脏病理组织损伤 [64]。 ·茵陈能够保护肝细胞膜、防止肝细胞坏死，促进肝细胞再生及改善肝脏微循环，抑制葡萄糖醛酸酶活性，增强肝脏解毒功能 [68]。 ·藏茵陈苷能显著降低 CCl4 所致大鼠肝纤维化后血清中 ALT、AST、HA、PC Ⅲ 和肝组织 Hyp 含量，增加 ALB 的含量；对 CCl4 引起的 TBA、LN 的升高的也有一定的抑制作用。组织病理切片显示藏茵陈苷能明显延缓并恢复肝脏的损伤 [69]。	
·给四氧化碳肝损伤大鼠皮下注射茵陈煎剂，可使肝细胞变性、坏死减轻，肝细胞糖原、核糖核酸含量回复并接近正常，血清转氨酶活性显著下降，说明茵陈有较好的护肝作用。茵陈蒿汤亦有较好的利胆护肝作用 [53]。 ·茵陈提取物可提高超氧化物歧化酶（SOD）和谷胱甘肽 -S 转移酶活性，升高高密度脂蛋白胆固醇（HDL-C）水平，同时降低天冬氨酸转移酶（AST）和丙氨酸氨基转移酶（ALT）活性、转化生长因子 -β1 水平和丙二醛（MDA）含量 [59]。 ·预先服用茵陈水提物的大鼠能通过降低谷氨酸草酰乙酸转氨酶和 ALT 活性，明显缓解 2, 2′-氮杂双（2-咪唑丙烷）造成的肝损伤，显著降低硫巴比妥酸反应物在血浆和肝组织中的积累 [60]。 ·茵陈提取液连续给大鼠灌胃一个月，可显著地降低大鼠由四氯化碳（CCl4）造成的 AST 活性升高 [65]。	保肝降酶作用
·茵陈合剂能降低暴发性肝功能衰竭模型大鼠 TNF2-α 分泌，促进 HGF 的表达，抑制肝细胞的凋亡 [63]。	抑制肝细胞凋亡
·茵陈水提物对牛血清白蛋白所致肝纤维化大鼠的具有较好的治疗作用 [70] ·肝星状细胞（HSC）的活化是肝纤维化的标志。Liu 等首次发现 6, 7-二甲氧基香豆素能抑制 HSC-T6 细胞 Smad3 磷酸化水平，α-SMA、Ⅰ 型胶原、Ⅲ 型胶原和 NOX 的表达，从而抑制 HSC-T6 的活化和增殖，具有较好的治疗肝纤维化的潜力 [71]。	抑制肝肝纤维化

表 11-12　茵陈免疫调节功能

药理作用机制	药理作用
· 茵陈蒿具有促进白细胞分裂，增加白细胞数目，提高 T 细胞免疫的活性，参与机体免疫调节和诱生干扰素等作用，因而能从多方面提高机体免疫功能。茵陈中的咖啡酸是升高白细胞数目的主要作用成分；而其植物蛋白具有诱生干扰素的作用 [58]。 · 茵陈蒿具有促进白细胞分裂，增加白细胞数目提高 T 细胞免疫的活性参与机体免疫调节和诱生干扰素等作用，因而能从多方面提高机体免疫功能。茵陈中的咖啡酸是升高白细胞数目的主要作用成分；而其植物蛋白具有诱生干扰素的作用 [72]。	免疫调节作用

表 11-13　茵陈抗病毒作用

药理作用机制	药理作用
· 复方茵陈片剂能抑制乙型肝炎病毒的 DA 复制，具有潜在的治疗乙型肝炎的能力 [59]。 · 抗病原微生物作用　茵陈煎剂在体外对金黄色葡萄球菌有明显的抑制作用对痢疾杆菌、溶血性链球菌、大肠杆菌、伤寒杆菌、脑膜炎双球菌等有不同程度的抑制作用。茵陈蒿煎剂对金黄色葡萄球菌、白喉杆菌、炭疽杆菌、伤寒杆菌、甲型副伤寒杆菌、绿脓杆菌等有抑制作用 [72]。	抗乙肝病毒

（5）柴胡

表 11-14　柴胡对肝脏的保护作用

药理作用机制	药理作用
· 柴胡煎剂与水浸剂，对 ccl4 所致动物的肝损害有保护作用，镜下可见肝坏死区明显减少，肝细胞内糖原和核糖核酸的含量或接近正常，血清转氨酶活力明显下降 [73]。 · 柴胡皂苷能抑制谷丙转酶的上升，有保护肝脏抗损伤的作用。它对多种原因（ccl4、肝炎病毒、伤寒疫苗、霉米）等所致动物实验性肝损伤有治疗作用，使肝细胞变性、坏死减轻，肝功能的损伤减轻，恢复加快 [73]。	减轻肝损伤

药理作用机制	药理作用
· SSD 呈剂量依赖性逆转在 CCl4 诱导的急性肝损伤中血清 ALT、AST 和乳酸脱氢酶（LDH）水平的增加，显著降低了 MDA 和线粒体超氧化物生产（MSP）水平，增加了超氧化物歧化酶（SOD）、谷胱甘肽过氧化物酶（GPx）和过氧化氢酶（CAT）活性，降低 CCl4 诱导的 NLRP3、ASC 和 Caspase-1 的表达，降低肝组织促炎细胞因子 IL-1β 和 IL-18 水平，也降低了线粒体 ROS 的产生。由此得出结论，SSD 通过抑制氧化应激和 NLRP3 炎症小体激活，缓解 CCl4 诱导的肝炎急性肝损伤 [85]。	减轻肝损伤
· 柴胡水提取部位和乙醇提取部位均具有一定的保肝作用。王氏等 [5-6] 研究发现，柴胡提取物能不同程度地降低急性肝损伤模型动物血清中的天冬氨酸氨基转移酶（AST）、丙氨酸氨基转移酶（ALT）、碱性磷酸酶（ALP）和肿瘤坏死因子 - α（TNF-α）的含量，对肝脏起到一定的保护作用 [74, 75]。	保肝降酶作用
· 北柴胡醇提物及水提物均能不同程度降低血清中 AST，ALT，ALP 和 TNF-α 的含量，对肝损伤有一定的保护作用，与水飞蓟素无明显差别 [83]。 · 郑氏等 [11] 发现，柴胡皂苷能在一定程度上降低肝纤维化模型动物的死亡率，改善肝功能指标，抑制肝纤维化血清中 AST、ALT、ALP 的升高和血清总蛋白（TP）、白蛋白（Alb）的降低 [77]。 · 柴胡皂苷 d 可使肝纤维化大鼠肝组织中超氧化物歧化酶（SOD）活性提高，血清中 Ⅳ 型胶原（Ⅳ-C）、层粘连蛋白（LN）、透明质酸（HA）含量降低和谷草转氨酶（AST）、谷丙转氨酶（ALT）水平降低，肝组织和血清中丙二醛（MDA）含量降低，证明柴胡皂苷 d 具有抗肝纤维化、保护肝细胞等作用 [86]。	保肝降酶作用
· 周世文等发现 SS 对 CCl4 实验性肝损伤小鼠有保护和促进肝内脂质代谢的作用，使肝内过氧化脂质含量降低，ALT 和 TG 含量降低，而 GSH 含量升高；提示 SS 通过减少氧及其他自由基对肝脏损伤和提高细胞色素 P450 等其他毒物结合酶系统，加强肝脏对毒物代谢而发挥保肝作用 [88]。 · 肝脏内自由基或脂质过氧化物可导致肝细胞损伤。体外实验证实 SSd 能够明显抑制 CCl4 损伤的肝细胞乳酸脱氢酶（LDH）释放率，减少脂质氧化产物丙二醛（MDA）的形成，提高机体清除自由基能力 [78]。 · 在二甲基亚硝胺（DMN）诱导大鼠肝损伤模型中发现，SSd 能降低肝纤维化大鼠血清转氨酶活性和升高的透明质酸（HA），层粘蛋白（LN）、Ⅳ 型胶原（Ⅳ-C）水平，提高肝组织中过氧化物歧化酶（SOD）的活性，减少血清和肝组织中 MDA 含量，从而提示 SS 具有良好的保护肝细胞作用 [79]。	清除自由基保护肝细胞

续表

药理作用机制	药理作用
・对实验性肝硬化大鼠有防治作用，使其在肝硬化形成过程中减少肝细胞坏死，防止脂肪变性，抑制纤维增生，并可促进纤维的重新吸收 [73]。 ・三萜皂苷是柴胡的特异性标志成分，作为柴胡的主要生物活性部位其保肝主要体现在抗肝损伤和抗肝纤维化两方面 [76]。 ・肝星状细胞（HSC）活化是肝纤维化发生发展的中心环节，活化后的HSC产生大量细胞外基质（ECM）沉积于肝脏引起肝纤维化。有实验发现加入柴胡皂苷（SS）后，HSC的DNA合成降低，3H-脯氨酸掺入量均不同程度下降，HSC内 I－型胶原含量明显减少，表明SS具有直接抑制肝星状细胞（HSC）激活及其合成细胞外基质（ECM）的能力 [80]。	抗肝肝纤维化
・实验大鼠肝纤维化模型给予柴胡皂苷（SSd）干预治疗，大鼠体内肝纤维化标志物IV型胶原的水平显著下降，肝纤维化程度改善，肝脏胶原沉积面积明显减少，推测SSd减轻肝纤维化的程度可能和它调节胶原沉积，抑制HSC活化作用有关 [81]。 ・SS对上述环节有一定作用。研究发现，SSd在抑制乙肝病毒、保护肝细胞、抑制星形细胞活化、细胞因子生成等发挥了抗肝纤维化作用 [82]。 ・柴胡异鼠李素通过抑制 TGF-β1 介导的 Smad3 和 p38MAPK 信号通路，从而减少自噬和细胞外基质的形成，发挥抗小鼠肝纤维化的作用，对肝脏的慢性损伤亦具有保护作用 [85]。 ・SSd在抑制乙肝病毒、保护肝细胞、抑制星形细胞活化、细胞因子生成等方面发挥了抗肝纤维化作用。作用机制与降低 α-SAM 表达，抑制肝星状细胞HSC活化，升高 IL-10，NO，降低TNF-α 有关，也可能与改善纤溶功能、清除过氧化脂质和调节血清中微量元素锌、钙的水平有关 [88]。 ・SS 抗纤维化机制；SS 可以抑制贮脂细胞（FSC）激活及贮脂细胞（FSC）合成细胞外基质（ECM）的能力，SS 还可以有效地稳定肝细胞膜系统，中和可溶性细胞因子对肝细胞增殖的抑制效应，防止肝细胞损伤和坏 [88]。 ・Chiang LC 等利用 HBV 转染的人类肝癌细胞观察柴胡皂苷 a，c，d 的作用发现，柴胡皂苷 c 可明显抑制培养基中 HbeAg 的表达，HBV-DNA 的复制也得到了有效抑制，柴胡皂苷可阻止乙型肝炎向肝纤维化的转化。[88] ・SSd通过自身抗炎和免疫调节发挥抗肝纤维化作用，SS 可直接抑制 FSC 内 DNA 合成、抑制贮脂细胞（FSC）激活使得贮脂细胞（FSC）合成 ECM 能力下降而发挥抗肝纤维化作用 [88]。 ・路赛等在体外培养大鼠肝星状细胞，观察SSd对体外培养肝星状细胞增殖的抑制作用，结果显示，在一定范围内SSd对HSC增殖具有一定的抑制作用，且随着时间的延长，抑制效果明显升高 [89]。	抗肝肝纤维化

表 11-15　柴胡免疫调节功能

药理作用机制	药理作用
· 柴胡能促进健康人淋巴细胞转化，促进白细胞介素 -1（IL-1）的产生，然后诱导 T 细胞产生 IL-2 及促进抗体产生，柴胡提取物及柴胡皂苷有免疫调节作用，能刺激 IL-1 的诱生。实验结果显示，柴胡多糖能提高小鼠体液和细胞免疫功能，并能使免疫抑制状态有一定程度的恢复 [73]。 · 北柴胡提取成分可以诱导小鼠脾淋巴细胞的增殖，增加 IL-2 和 TNF-α 的分泌水平，对小鼠的细胞免疫具有明显的增强作用。[83] · 柴胡皂苷具有免疫调节作用，可引起腹膜巨噬细胞明显凝聚，激活巨噬细胞的扩展性、吞噬性、胞内酵母菌杀死和酸性磷酸酶活性，增加巨噬细胞表面受体表达，通过刺激 T 淋巴和 B 淋巴细胞参与机体免疫调节 [84]。 · 实验表明南柴胡和北柴胡的提取成分对小鼠脾淋巴细胞的增殖，白细胞介素 -2 和肿瘤坏死因子的泌水平均有明显的增强作用 [84]。	调节免疫，增强免疫功能

表 11-16　柴胡抗病毒作用

药理作用机制	药理作用
· 北柴胡中的有效成分柴胡皂苷和二次生成的柴胡皂苷对于流感病毒、肝炎病毒等等均具有较好的抑制作用，其抗病毒机制可能是因为，此类化合物能抑制病毒的 Na^+-K^+-ATP 酶，影响病毒的能量和水盐代谢，从而起到抗病毒的作用［24］。 · 柴胡皂苷 c 具有抑制 HBV DNA 复制的活性，由于柴胡皂苷 C 的药效大于 3TC，因此值得作为一种潜在的新型体内抗 HBV 药物进一步研究 [87]。 · Chiang 等研究了 SSa，SSc，SSd 的细胞毒和抗乙肝病毒活性，将 SS 和已感染乙肝病毒的人肝细胞一起培养，发现 SSd 对感染乙肝病毒的人肝细胞有细胞毒作用，因此而发挥治疗乙肝的疗效 [88]。	抗乙肝病毒

2.苦黄注射液组方单药针对黄疸药理机制

（1）大黄

表 11-17　大黄利胆作用

药理作用机制	药理作用
· 周方等[2]研究认为大黄素对胆汁淤积型肝炎有保护作用，其作用机制可能是通过上调肝脏中与胆汁酸代谢相关的转运蛋白 P- 糖蛋白（P-gp）的表达以减少胆汁酸及其他有毒化合物在肝脏中的蓄积 [22]。 · 大黄能促进胆汁分泌，改善胆小管内胆汁淤积，增加胆汁中汁酸、胆红素含量。利胆作用于大黄能疏通肝内毛细血管，促进胆囊收缩，并使奥狄括约肌舒张有关。临床研究还表明，大黄能降低黄疸指数 [23]。 · 用生大黄治疗病毒性肝炎引起的顽固性高胆红素血症取得了较好疗效，且副作用小 [23]。 · 大黄所含的大黄酸、大黄素等成分，可清除氧自由基，抑制脂质过氧化的作用，对减轻肝细胞及毛细胆管细胞的水肿，疏通肝内毛胆管，促进胆汁分泌和排泄等发挥护肝作用 [29, 30]。 · 大黄分解产生的大黄酸蒽醌，可促进肠蠕动而致泻。另外还可抑制 Na+、K+-ATP 酶的活性，促进胆汁分泌和胆囊收缩作用 [2]，减少肠源性内毒素的吸收，从而减轻内毒素引起肝细胞损伤的作用 [32, 33]。	减少胆汁酸肝脏中蓄积。
· 通过增强胆管舒张功能，疏通胆管和减少微细胆小管内胆汁淤积。通过促进胆囊收缩，松弛胆管括约肌，增加肝小叶胆汁的分泌和流量，疏通毛细胆管，从而有利于黄疸的消退 [39]。	疏通毛细胆管，减少胆汁淤积
· 大黄具有利胆作用，可使胆汁酸分泌及胆汁流量明显增加，促进胆汁排泄，松弛 Oddi's 括约肌，促进胆道内容物（包括淤积的胆汁、胆泥等）的排出，解除胆囊管的梗阻 [40]。 · 黄疸与胆汁淤积因子的产生、肝脏炎症及肝内微循环障碍、血栓素（TXAZ）的升高、胆红素代谢障碍等因素有关 [41]。 · 大黄水 & 醇提取物及大黄煎剂均能使大鼠胆汁量明显增多 "大黄素 & 大黄酸能促进胆红素及胆汁酸分泌" 使奥狄括约肌舒张 "胆囊收缩" 胆汁排出增多。重用大黄可疏通胆小管及微胆小管内胆汁的淤积并增加胆管舒缩功能 [47]。 · 李天兴等应用逆转录聚合酶链反应法检测四组大黄肝组织 cyclinDlmRNA 的表达，结果：与对照组比较，模型组、大黄组、pHGF 组大鼠肝组织 cyclinDlmRNA 表达均显著升高。有实验表明，大黄素可调控转运蛋白 P. gP 的表达，该蛋白与胆汁酸代谢相关，因此通过调控此蛋白，增强胆汁酸的排泄，有利于减轻胆汁淤积型肝炎对肝脏的损伤 [48]。	促进胆汁酸分泌，增加胆汁流量，促进胆汁排泄。

（2）大青叶

表 11-18　大青叶利胆作用

药理作用机制	药理作用
· 利胆作用：冉先德研究表明，大青叶有明显的增加狗胆汁分泌的作用。且大青叶有一定的利胆作用，能促进胆汁排出并缓解疼痛 [46, 47]。	增加胆汁分泌，促进胆汁排出。

（3）茵陈

表 11-19　茵陈利胆作用

药理作用机制	药理作用
· 可保护肝细胞膜、防止肝细胞坏死，促进肝细胞再生及改善肝脏微循环，抑制葡萄糖醛酸酶活性，增强肝脏解毒功能，扩张胆管加快胆汁分泌 [56]。 · 茵陈煎剂及茵陈所含的香豆精、绿原酸、咖啡酸、对羟基苯乙酸、甲基茵陈色原酮等成分均有利胆作用，能使胆汁分泌增加，胆汁中固体物、胆酸、胆红素含量也有一定增加 [53]。 · 茵陈能加速胆汁排泄，改善胆汁郁结，在增加胆汁分泌的同时，也能增加胆汁中的固体物、胆酸和胆红素的排出量 [54]。 · 茵陈蒿对于治疗胆道结石和胆汁引流不畅有明显的应用价值，其作用机制目前被认为在于改善肝细胞功能，促进肝细胞再生，增加胆酸、磷脂、胆固醇的分泌排泄，从而使依赖胆酸部分的胆汁分泌量增加 [55]。 · 陈蒿挥发油的 5% 及 2.5% 乙醇溶液以 2ml/kg 体重给大鼠十二指肠给药，均显示明显利胆作用 [60] · 茵陈水溶液大鼠腹腔注射，能够诱导提高肝 UDPGT 活性，从而促进胆红素代谢 [61]。 · 茵陈合剂用药 30min 后能显著地促进正常豚鼠胆汁流量、胆汁总胆汁酸和胆固醇的分泌 [62]。 · 茵陈蒿煎剂、热水提取物、水浸剂、挥发油、去挥发油水浸剂、醇提物等均能促进胆汁分泌和排泄，松弛胆道括约肌，有显著的利胆作用 [66]。 · 现代药理研究发现茵陈所含 6，7- 二甲氧基香豆素、6-methyl-esculetin、茵陈色原酮、绿原酸、β - 蒎烯等化合物是保肝利胆作用物质基础 [71]。	增加胆汁分泌，促进胆汁排出。
· 茵陈水煎剂利胆、退黄作用与小鼠肝药酶诱导作用有关，因为肝药酶除参与药物代谢外，还参与胆汁酸、胆红素、类酯和某些有毒物质代谢 [67]。	增加胆汁分泌，促进胆汁排出。

（4）柴胡

表 11-20　柴胡利胆作用

药理作用机制	药理作用
·柴胡能使动物胆汁排出量增加，使胆汁中的胆酸、胆色素和血中胆固醇浓度降低的作用，并能松弛奥狄括约肌 [73]。	促进胆汁排出

四、组方分析——整合单味中药药理作用

主要作用机制并按照不同作用机制进行分类归纳，分别获得五种中药的药理作用；主要药理作用列表，将苦参、大黄、茵陈、柴胡、大青叶五种中药作用机制与之对应在表内，从而构成苦黄注射液组方的整体药理机制"靶点图"见（表11-21），（图11-4）。

表 11-21　苦黄注射液组方药理机制

作用机制 中药	退黄利胆						保肝护肝					
	促进胆红素代谢，增加胆红素分泌增加胆汁流量	增加胆汁中固体物、胆酸和胆红素的排出量	减轻肝细胞及毛细胆管细胞的水肿，疏通肝内毛细胆管	疏通胆小管、微胆小管内胆汁的瘀积	促进胆囊收缩，松弛胆管括约肌，增加胆汁排出量	明显增加胆汁流量，促进胆汁排泄	抑制肝细胞凋亡，减轻TNF-a诱导的肝细胞坏死	促进肝细胞再生和肝细胞RNA合成恢复肝细胞功能	抗纤维化，抑制肝星形细胞增殖、活化，调节细胞外基质合成与降解	保肝降酶，降低血清中AST，ALT，ALP	抗乙肝病毒，诱生人白细胞产生干扰素，抑制病毒核酸复制	增加产生抗体，增强细胞免疫，增加巨噬细胞表面受体表达，刺激T淋巴和B淋巴细胞参与机体免疫调节
苦参						•	•	•	•	•		•
大黄	•	•	•	•	•	•		•	•	•		•
大青叶	•					•	•					•
茵陈	•				•	•		•		•		•
柴胡	•				•	•				•		

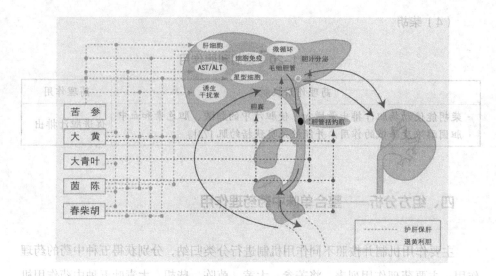

图 11-4　苦黄注射液作用靶点

第四节　构建循证证据链

一、评价指标

结局指标：总有效率、肝功能变化、肝功能复常时间及复常率、不良反应、胆红素下降幅度、相关症状及体征的积分及其有效率等指标。其中，肝功能变化指标包括谷丙转氨酶（ALT）、谷草转氨酶（AST）、总胆红素（TBIL）、直接胆红素（DBIL）、碱性磷酸酶（ALP）、r谷氨酸转肽酶（GGT）、γ-转肽酶（γ-GT）、白蛋白（A）、球蛋白（G）、白蛋白与球蛋白比值（A/G）等。总有效率=（显效例数+有效例数）/总例数 ×100%。

二、循证证据

证据-1：苦黄注射液治疗病毒性肝炎的有效性和安全性；随机对照试验的系

统评价和 Meta 分析

资料来源：赵君等中国中药杂志，2017 年 10 月第 42 卷第 20 期。

系统评价苦黄注射液治疗病毒性肝炎的有效性和安全性。系统全面检索国内外 8 大电子数据库及 Clinical Trials，收集关于苦黄注射液治疗病毒性肝炎的随机对照试验。进行 Meta 分析。共计纳入 32 篇文献，涉及 3188 例患者，男性 1951 例（61.2%），女性 859 例（26.9%），未知男女比例 378 例（11.9%）。大部分研究按疾病分类进行描述性分析：重度黄疸型病毒性肝炎的试验组总有效率优于对照组；黄疸型肝炎试验组在退黄、肝功能复常率方面优于对照组；在少数 Meta 分析中，对于黄疸性病毒性肝炎，在苦黄注射液 + 综合治疗组对比综合治疗组中，前者总有效率高于后者（RR=1.35，95%CI=［1.10，1.66］，P=0.61）。另外，当苦黄注射液滴速过快时会出现头晕、心慌、恶心呕吐及皮疹等不良反应，减慢滴速可缓解。根据现有证据，苦黄注射液对病毒性肝炎有一定的疗效，但研究质量普遍偏低。提示需更多设计严谨、高质量、多中心随机双盲对照试验以增加证据强度。

1. 慢性乙型肝炎

（1）总有效率：4 研究差异有统计学意义，试验组总有效率优于对照组，RR [95% CI] 分别为 1.56 [1.08，2.26]，1.28 [1.01，1.61]，2.21 [1.36，3.57]，1.36 [1.04，1.79]；2 个研究 2 组差异无统计学意义 [20，48]，其 RR [95% CI] 分别为 1.18 [0.99，1.40]，1.3 [0.93，1.92]（图 11-5）。

	Experimental		Control		Risk Ratio	Risk Ratio
2000 施伯安	25	30	16	30	1.56[1.08,2.26]	
2003 王 军	43	50	31	46	1.28[1.01,1.61]	
2008 刘光伟	42	45	34	43	1.18[0.99,1.40]	
2011 付洪彦	26	30	11	28	2.21[1.36,3.57]	
2015 延保国	34	40	25	40	1.36[1.04,1.79]	
2012 马真荣	16	18	12	18	1.33[0.93,1.92]	

图 11-5 慢性乙型肝炎总有效率

（2）肝功能改善：6 个研究评价肝功能改善情况指标有 ALT，AST，TBIL，DBIL，GGT，ALP，A，G 等，结果显示：2 周：1 个研究 2 周的 ALT，AST，TBIL 结果差异无统计学意义；4 周：6 个研究报告了 4 周的 ALT[20，-22，41，43，

48]，3 个研究报告了 AST[22，43，48]，5 个研究报告了 TBIL[20，-22，41，43]，1 个研究的 ALT 及 1 个研究的 ALT，AST，TBIL 等指标 2 组无统计学院意义，其他研究均有统计学意义；其他：1 个研究报告了 4 周的 DBIL，GGT，ALP，结果显示 2 组差异有统计学意义；1 个研究报告了 4 周的 A 和 G，结果显示 2 组差异无统计学意义。纳入 1 个研究评价退黄、降酶的情况，结果显示 2 组差异有统计学意义，其效应值 MD[95%CI] 分别为 -17.10[22.18，-12.02]，-17.20[-22.84，-11.56]，试验组降酶退黄复常时间短于对照组。1 个研究评价了 15，30d 胆红素下降幅度，结果显示 2 组差异有统计学意义，其效应值 MD[95% CI] 分别为 74.00[40.19，107.81]，48.00[19.89，76.11]，试验组胆红素下降幅度大于对照组（图 11-6）。

Study or Subgroup	Experimental Mean	SD	Total	Control Mean	SD	Total	Mean Difference IV,Random,95% CI	Mean Difference IV,Random,95% CI
2014 郎伯军,1.2.1 ALT,2周	116.83	85.76	69	120.39	90.07	28	-1.56[-42.58,35.46]	
2014 郎伯军,1.2.2 AST,2周	130.44	84.8	69	124.55	84.33	28	5.89[-31.20,42.98]	
2014 郎伯军,1.2.3 TBIL,2周	71.52	29.64	69	72.95	31.79	28	-1.43[-15.13,12.27]	
2000 施伯安,1.2.4 ALT,4周	57.6	33.5	30	96.3	69.6	30	-38.70[-66.34,-11.06]	
2008 刘光伟,1.2.4 ALT,4周	37.6	12.2	45	71.6	28.3	43	-34.00[-43.18,-24.82]	
2011 付洪彦,1.2.4 ALT,4周	60	29.6	28	62	30.2	28	-2.00[-17.41,13.41]	
2012 延保国,1.2.4 ALT,4周	90.9	19.4	40	201.9	23.2	40	-111.00[-120.37,-101.63]	
2012 马真荣,1.2.4 ALT,4周	53.8	22.9	18	108.4	43	18	-54.60[-77.11,-32.09]	
2014 郎伯军,1.2.4 ALT,4周	51.61	27.87	69	60.77	33.72	28	-9.16[-23.28,4.96]	
2000 施伯安,1.2.5 AST4周	49.6	31.4	30	86.1	66.5	30	-36.50[-62.82,-10.18]	
2012 马真荣,1.2.5 AST4周	35.9	20.6	18	88.5	37.4	18	-52.60[-72.33,-32.87]	
2014 郎伯军,1.2.5 AST4周	54.79	31.83	69	59.22	28.3	28	-4.43[-17.33,8.47]	
2000 施伯安,1.2.6 TBIL,4周	25.2	20.7	30	53.2	41.3	30	-28.00[-44.53,-11.47]	
2008 刘光伟,1.2.6 TBIL,4周	58.6	52.2	45	93.7	61.3	43	-35.10[-58.94,-11.26]	
2011 付洪彦,1.2.6 TBIL,4周	90	34.5	30	275	108.7	28	-185.00[-227.11,-142.89]	
2012 延保国,1.2.6 TBIL,4周	68.1	52.4	40	148.1	20.8	40	-80.00[-97.47,-62.53]	
2014 郎伯军,1.2.6 TBIL,4周	24.16	9.81	69	30.2	12.35	28	-6.04[-11.17,-0.91]	
2012 延保国,1.2.7 DBIL,4周	33.4	18.4	40	78.5	19.7	40	-45.10[-53.46,-36.75]	
2012 延保国,1.2.8 GGT,4周	100.6	11.4	40	157.3	27.6	40	-56.70[-65.95,-47.45]	
2012 延保国,1.2.9 ALP,4周	105.1	23.9	40	256.8	28.7	40	-151.70[-163.27,-140.13]	
2000 施伯安,1.2.10 A,4周	37.6	5.1	30	38.7	6.6	30	-1.10[-4.08,1.88]	
2000 施伯安,1.2.11 G,4周	29.6	5.9	30	32.5	6.2	30	-2.90[-5.96,0.16]	

-200 -100 0 100 200
Experimental Control

图 11-6　慢性乙型肝炎肝功能改善情况

2. 丙肝、戊肝

共纳入 2 个研究，研究对象分别为戊肝、丙肝，均评价了总有效率：

1 个研究用 AST，ATL，TBIL，DBIL 指标评价了肝功能变化。结果显示：在总有效率方面，2 个研究 2 组差异无统计学显著差异；1 个研究用 AST，ATL，TBIL，DBIL 指标评价了肝功能变化，结果显示差异有统计学意义，试验组优于照组。MD[95% CI]AST=-22.60[-41.38，-3.82]，MD[95% CI]ALT=-64.60[-72.32，-

56.88]，MD[95% CI]TBIL=-25.0[-34.51.16.49]，MD[95% CI]DBIL=-29.20[-39.62，-8.78]（图 11-7）。

Study or Subgroup	Experimental Mean	SD	Total	Control Mean	SD	Total	Mean Difference IV,Random,95% CI	Mean Difference IV,Random,95% CI
2014 刘大川,2.2.1 AST,2周	45.7	29.8	15	68.3	22.1	15	-22.6[-41.38,-3.82]	
2014 刘大川,2.2.2 ALT,2周	15.7	7.3	15	80.3	13.4	15	-64.60[-72.32,-56.88]	
2014 刘大川,2.2.3 TBIL,2周	15.7	10.2	15	41.2	14.6	15	-25.50[-34.51,-16.49]	
2014 刘大川,2.2.4 DBIL,4周	19.2	6.3	15	48.4	19.6	15	-29.20[-39.62,-18.78]	

-50 -25 0 25 50
Experimental　Control

图 11-7　戊肝的肝功能变化

3.黄疸型肝炎

（1）急性黄疸型肝炎：1 个研究评价了总有效率，其结果显示：2 组差异有统计学意义，试验组疗效高于对照组 RR[95%CI]=1.21[1.01，1.45]；1 个研究报告了乏力、纳差、黄疸等症状的有效率，其结果显示 2 组差异无统计学意义（图 11-8）。

Study or Subgroup	Experimental Events	Total	Control Events	Total	Risk Ratio M-H,Fixed,95% CI	Risk Ratio M-H,Fixed ,95% CI
1995 刘　红	47	50	31	40	1.21[1.01,1.45]	
2004 王　辉	34	36	68	70	0.97[0.89,1.06]	
2004 王　辉	35	36	67	70	1.02[0.94,1.09]	
2004 王　辉	35	36	68	70	1.00[0.93,1.07]	

0.7　0..05　1　1.2　1.5
control　Experimental

图 11-8　急性黄疸型肝炎部分症状的有效率

共纳入 3 个研究评价肝功能变化。1 个研究报告了 1，2，4 周的 ALT 及 SB，结果显示差异有统计学意义，治疗组优于对照组，1 周的 SB 无统计学意义；1 个研究报告了 2，4 周的 AST，ALT，TBIL，A，G，结果显示均无统计学意义；1 个研究报告了 2 周的 TBIL，DBIL，ALT，AST，结果显示 2 周的 TBIL 及 DBIL 差异有统计学意义，试验组优于对照组；2 周的 ALT 和 AST 差异无统计学意义（图 11-9）。

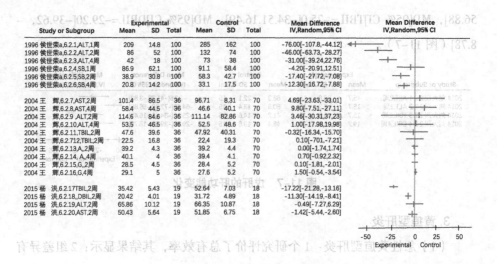

Study or Subgroup	Experimental Mean	SD	Total	Control Mean	SD	Total	Mean Difference IV,Random,95% CI	Mean Difference IV,Random,95% CI
1996 侯世荣a,6.2.1,ALT,1周	209	14.8	100	285	162	100	-76.00[-107.8,-44.12]	
1996 侯世荣a,6.2.2,ALT,2周	86	52	100	132	74	100	-46.00[-63.73,-28.27]	
1996 侯世荣a,6.2.3,ALT,4周	42	18	100	73	38	100	-31.00[-39.24,22.76]	
1996 侯世荣a,6.2.4,SB,1周	86.9	62.1	100	91.1	58.4	100	-4.20[-20.91,12.51]	
1996 侯世荣a,6.2.5,SB,2周	38.9	30.8	100	58.3	42.7	100	-17.40[-27.72,-7.08]	
1996 侯世荣a,6.2.6,SB,4周	20.8	14.2	100	33.1	17.5	100	-12.30[-16.72,-7.88]	
2004 王 辉,6.2.7,AST,2周	101.4	86.5	36	96.71	8.31	70	4.69[-23.63,-33.01]	
2004 王 辉,6.2.8,AST,4周	58.4	44.5	36	46.6	40.1	70	9.80[-7.51,-27.11]	
2004 王 辉,6.2.9 ,ALT,2周	114.6	84.6	36	111.14	82.86	70	3.46[-30.31,37,23]	
2004 王 辉,6.2.10,ALT,4周	53.5	46.5	36	52.5	48.6	70	1.00[-17.98,19.98]	
2004 王 辉,6.2.11,TBIL,2周	47.6	39.6	36	47.92	40.31	70	-0.32[-16.34,-15.70]	
2004 王 辉,6.2.712,TBIL,2周	22.5	16.8	36	22.4	19.3	70	0.10[-701,-7.21]	
2004 王 辉,6.2.13,A,2周	39.2	4.3	36	39.2	4.4	70	0.00[-1.74,1.74]	
2004 王 辉,6.2.14, A,4周	40.1	4	36	39.4	4.1	70	0.70[-0.92,2.32]	
2004 王 辉,6.2.15,G,2周	28.5	4.5	36	28.4	5.2	70	0.10[-1.81,-2.01]	
2004 王 辉,6.2.16,G,4周	29.1	5	36	27.6	5.2	70	1.50[-0.54,-3.54]	
2015 杨 洪,6.2.17TBIL,2周	35.42	5.43	19	52.64	7.03	18	-17.22[-21.28,-13.16]	
2015 杨 洪,6.2.18,DBIL,2周	20.42	4.01	19	31.72	4.89	18	-11.30[-14.19,-8.41]	
2015 杨 洪,6.2.19,ALT,2周	65.86	10.12	19	66.35	10.87	18	-0.49[-7.27,6.29]	
2015 杨 洪,6.2.20,AST,2周	50.43	5.64	19	51.85	6.75	18	-1.42[-5.44,-2.60]	

图 11-9 急性黄疸型肝炎肝功能的变化

1 个研究报告了 1，2，4 周 SB 和 ALT 的复常率，以 SB，ALT 分别代表退黄、降酶指标，结果显示 2 组 SB，ALT 复常率在治疗 1 周后差异无明显意义，而 2，4 周差异有统计学意义，试验组高于对照组（图 11-10）。

Study or Subgroup	Experimental Events	Total	Control Events	Total	Risk Ratio M-H,Fixed,95% CI	Risk Ratio M-H,Fixed ,95% CI
1996 侯世荣a,6.3.1,SB,11周	7	100	0	100	15.00[0.87,259.16]	
1996 侯世荣a,6..2,SB,2周	38	100	4	100	9.50[3.52,25.63]	
1996 侯世荣a,6.3.3,SB,4周	77	100	40	100	1.93[1.48,2.50]	
1996 侯世荣a,6.3.4,ALT,1周	3	100	0	100	7.00[0.37,133.78]	
1996 侯世荣a,6.3.5,ALT,2周	33	100	10	100	3.30[1.72-6.33]	
1996 侯世荣a,6.3.6,ALT,4周	76	100	40	100	1.90[1.46,2.47]	

图 11-10 急性黄疸型肝炎 SB 和 ALT 的复常率

（2）瘀疸型肝炎：瘀疸型肝炎共纳入 2 个研究，评价了退黄、肝功能复常时间及复常率。在 1 个研究中用 SB，ALT 的复常时间分别表示退黄、肝功能复常时间及复常率，结果显示：在退黄复常时间方面，2 组差异有统计学意义，试验组短于对照组；在肝功能复常时间方面，2 组差异无统计学意义（MD[95% CI]SB=-26.20[-30.27，-22.13]，MD[95%CI]ALT=-1.80[-3.99，0.39]）。纳入 1 个研究中，结果显示：4 周的黄疸复常率 2 组差异有统计学意义，试验组高于对照组，6 周的黄疸复常率及 4，6 周的肝功能复常率，2 组差异均无统计学意义（图 11-11）。

| Study or Subgroup | Experimental | | Control | | Risk Ratio | Risk Ratio |
	Events	Total	Events	Total	M-H,Fixed,95% CI	M-H,Fixed ,95% CI
1998 计 沙4.2.1 28d 退黄复常率	23	24	11	24	2.09[1.34,3.26]	
1998 计 沙4.2.2 42d 退黄复常率	24	24	24	24	1.00[0.92,1.08]	
1998 计 沙4.2.3 28d 肝功能复常率	24	24	20	24	1.20[0.99,1.45]	
1998 计 沙4.2.4 42d肝功能复常率	24	24	24	24	1.00[0.92,1.08]	

图 11-11　瘀疸型肝炎黄疸和肝功能复常率

（3）重度黄疸型肝炎：共纳入 3 个研究，评价了总有效率、肝功能变化及复常时间、不良反应。3 个研究均报告了总有效率，结果显示：2 组差异有统计学意义，试验组高于对照组。

纳入 1 个研究评价了退黄和肝功能 ALT 复常时间，结果显示：2 组退黄、ALT 复常时间均有统计学意义，试验组短于对照组（MD[95% CI] 退黄 =-27.10 [-31.24，-22.96], MD[95% CI]ALT=-28.40[-34.27，-22.53]）。

纳入 1 个研究评价 15，30d 的 SB 的下降幅度，结果显示：2 组治疗后 15，30d SB 下降幅度有统计学意义，试验组高于对照组（MD [95%C]=95.00 [65.66，124.34], MD[95% CI]=100.0[69.00，131.0]）。2 个研究报告无不良反应的发生（图 11-12）。

| Study or Subgroup | Experimental | | Control | | Risk Ratio | Risk Ratio |
	Events	Total	Events	Total	M-H,Fixed,95% CI	M-H,Fixed ,95% CI
1995 刘秀英	60	60	24	40	1.66[1.29,2.14]	
1998 胡操寒	112	120	41	60	1.37[1.14,1.63]	
2000 邹华忠	64	72	49	72	1.31[1.09,1,56]	

图 11-12　重度黄疸型肝炎总有效率

4. 黄疸型病毒性肝炎

共纳入 11 个研究，评价了总有效率，肝功能变化、复常时间及复常率，不良反应。

（1）黄疸性病毒性肝炎苦黄注射液 + 综合治疗 vs 综合治疗总有效率比较

共纳入 7 个研究评价了总有效率，其中 2 个研究干预措施为苦黄注射液 + 综合治疗 vs 综合治疗，经异质性检验，不存在异质性（P=0.61，I2=0%），由于干

预措施中的综合治疗，药物较多，可能存在差异性，故选择随机效应模型进行
Meta 分析。结果显示在苦黄注射液 + 综合治疗 vs 综合治疗中，前者总有效率高于
后者 RR=1.35，95% CI=[1.10，1.66]，P=0.61。其他 5 个研究采用描述性分析，其
中 1 个研究差异无统计学意义，4 个研究差异有统计学意义，试验组总有效率高
于对照组（图 11-13，图 11-14）。

Study or Subgroup	Experimental		Control		Weight	Risk Ratio M-H,Fixed,95% CI	Risk Ratio M-H,Fixed ,95% CI
	Events	Total	Events	Total			
2001 张经良	30	35	20	30	50.8%	1.29[0.97,1.71]	
2013 曾 昕	30	34	21	34	49.2%	1.43[1.07,1.91]	
Total (95% CI)		69		64	100.0%	1.35[1.10,1.66]	
Total Events	60		41				

Heterogeneity, Tau²=0.00，Ch²=0.26,df=1(P=0.61;I²=0%
Test for overall effect Z=2.91 (P=0.004)

图 11-13　黄疸性病毒性肝炎苦黄注射液 + 综合治疗 vs 综合治疗总有效率比较

Study or Subgroup	Experimental		Control		Risk Ratio M-H,Fixed,95% CI	Risk Ratio M-H,Fixed ,95% CI
	Events	Total	Events	Total		
1996 娄国强	27	35	26	35	1.04[0.80,1.35]	
1996 陈 晓	25	30	17	30	1.47[1.03,2.09]	
1997 刘宁静	33	38	23	38	1.43[1.08,1.91]	
1999 李树廷	56	61	42	60	1.31[1.09,1.57]	
2016 张 宁	163	200	53	100	1.54[1.26,1.87]	

0.5　0.7　1　1.5　2
Control　　Experimental

图 11-14　黄疸性病毒性肝炎总有效率

（2）黄疸性病毒性肝炎肝功能改善情况

共纳入 5 个研究评价了肝功能改善情况，其中 1 个研究报告 ALT，SBIL，A/
G；1 个研究报告了 ALT，SBIL；1 个研究报告了 ALT，AST，TBIL；1 个研究报告
ALT，AST，TBIL，DBIL，ALB，r-GT；1 个研究报告了 SALT 及 SBIL，2 组治疗
前 SALT 为（382.13±30.26），（151.4±23.43）；SBIL 分别为（13.22±1.22），
（4.52±0.99），存在很大差异，而文中未提是否做了基线比较，经讨论，考虑造
成的原因有样本量太小或者研究中并未实施随机，因此予以剔除。结果显示：
1 个研究报告的 ALT 和 SBIL，1 个研究报告的 ALB 和 r-GT，1 个研究报告的 A/
G，均无统计学意义，其他研究差异有统计学意义，试验组优对照组（图 11-
15）。

Study or Subgroup	Experimental			Control			Mean Difference IV,Random,95% CI	Mean Difference IV,Random,95% CI
	Mean	SD	Total	Mean	SD	Total		
1999 李树亭,7.2.1,ALT	50.8	38.2	81	95.1	76.4	60	-44.30[-65.88,-22.72]	
2001 张经良,7.2.1,ALT	87.3	47.8	35	86.8	46.2	30	-19.50[-42.39,3.39]	
2016 张　宁,7.2.1,ALT	85.04	40.07	200	127.04	64.13	100	-42.00[-55.74,-26]	
2016 陈世雄,7.21, ALT	120.7	47.3	62	173.1	53.2	62	-52.40[-70.12,-34.68]	
2016 张　宁,7.2.2,AST	67.82	33.31	61	98.99	36.41	100	-31.17[-39.67,-22.67]	
2016 陈世雄,7.2.2,AST	157.2	41.9	35	193.5	47.8	62	-36.30[-52.12,-20.48]	
1999 李树亭,7.2.3,SBIL	39.3	16.1	200	56.2	45.7	60	-16.90[-29.15,-4.85]	
2001 张经良,7.2.3,SBIL	81.2	32.56	62	89.31	31.8	30	-8.11[-23.79,7.57]	
2016 张　宁,7.2.4, TBIL	110.28	56.77	62	169.7	63.09	100	-59.42[-74.08,-44.76]	
2016 陈世雄,7.2.4,TBIL	36.1	14.2	62	44.9	13.7	62	-8.80[-13.71,-3.89]	
2016 陈世雄,7.2.5,DBIL	17.03	9.1	62	24	8.8	62	-6.97[-10.12,-3.82]	
2016 陈世雄,7.2.6,ALB	40.8	5.8	62	40.2	5.6	62	0.60[-1.14,2.61]	
2016 陈世雄,7.2.7,r-GT	114.2	37.7	62	120.3	34.6	62	-6.10[-18.84,6.64]	
2016 陈世雄,7.2.8,A/G	1.45	0.3	61	1.43	0.4	60	0.02[-0.11,0.15]	

图 11-15　黄疸性病毒性肝炎肝功能改善情况

（3）黄疸性病毒性肝炎 ALT，TBIL，SB 复常时间

共纳入 3 个研究评价了退黄、肝功能复常时间，1 个研究报告了 SB，1 个研究报告了 ALT，TBIL，1 个研究报告了 ALT，SB。结果显示：1 个研究在 ALT，SB 指标中差异无统计学意义，其他 2 个研究在 SB，ALT，TBIL 中差异有统计学意义，即试验组优于对照组（图 11-16）。

Study or Subgroup	Experimental			Control			Mean Difference IV,Random,95% CI	Mean Difference IV,Random,95% CI
	Mean	SD	Total	Mean	SD	Total		
1996 娄国强,7.3.1,ALT	55.21	22	32	58.32	23.19	32	-3.11[-14.19,-7.97]	
1999 钱引坤,7.3.1,ALT	34.6	151	65	55	24.6	65	-20.40[-27.42,-13.38]	
1996 娄国强,7.3.2,SB	40.89	17.83	32	49.99	20.23	32	-9.10[-18.44,0.24]	
1999 蒋明芹,7.3.2, SB	32.54	10.42	32	41.82	12.04	40	-9.28[-14.47,-4.08]	
1999 钱引坤,7.3.3,TBIL	32.5	14.5	65	53	23.4	65	-20.50[-27.19,-13.81]	

图 11-16　黄疸性病毒性肝炎 ALT，TBIL，SB 复常时间

纳入 3 个研究评价了退黄功能复常率，3 个研究均报告了 ALT，2 个研究报告了 TBIL，1 个研究报告了 SB。结果显示：纳入研究中，在 ALT，TBIL，SB 指标中，2 组差异均有统计学意义，试验组优于对照组（图 11-17）。

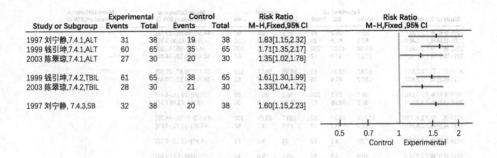

Study or Subgroup	Experimental		Control		Risk Ratio	Risk Ratio
	Events	Total	Events	Total	M-H,Fixed,95% CI	M-H,Fixed ,95% CI
1997 刘宁静,7.4.1,ALT	31	38	19	38	1.83[1.15,2.32]	
1999 钱引坤,7.4.1,ALT	60	65	35	65	1.71[1.35,2.17]	
2003 陈翠琼,7.4.1,ALT	27	30	20	30	1.35[1.02,1.78]	
1999 钱引坤,7.4.2,TBIL	61	65	38	65	1.61[1.30,1.99]	
2003 陈翠琼,7.4.2,TBIL	28	30	21	30	1.33[1.04,1.72]	
1997 刘宁静, 7.4.3,SB	32	38	20	38	1.60[1.15,2.23]	

图 11-17　黄疸性病毒性肝炎 ALT，TBIL，SB 的复常率

5.苦黄注射液疗效总结

由于研究疾病复杂，干预措施不尽相同，大部分研究按疾病分类进行描述性分析，其中重度黄疸型病毒性肝炎的试验组总有效率高于对照组；黄疸型肝炎试验组退黄、肝功能复常率高于对照组；在少数 Meta 分析中，对于黄疸性病毒性肝炎，在苦黄注射液 + 综合治疗组与综合治疗组比较中，前者总有效率高于后者（RR=1.35，95% CI=[1.10，1.66]，P=0.61）。

黄注射液的不良反应少，主要为滴速过快时出现头晕、心慌、恶心呕吐及皮疹，经减慢滴数后可缓解。

6.苦黄注射液治疗病毒性肝炎的优势

苦黄注射液主要成分为苦参、大黄，其次为茵陈、柴胡、大青叶，较其来源处方茵陈蒿汤更侧重清热燥湿解毒，泻下通腑，注重对病因的治疗。将中药汤剂改为静脉注射液，不仅用药量少，而且注射剂经去除杂质后有效成分浓度更高；通过静脉给药避免了首过效应，提高了药物生物利用度，同时对脾胃运化功能不佳的肝病患者避免了口服味苦并减少苦寒性中药对消化道的刺激。

现有的现代药理学及临床学研究表明：苦黄注射液具有诱生小鼠体内血清干扰素，增加小鼠巨噬细胞功能，使 DHBVDNA 滴度下降，恢复环磷酰胺抑制的 DTH 反应，产生多向性免疫调节作用；能降低 ALT，AST，r-GT，ALP 等酶的水平达到保肝作用；能促进胆汁分泌和增强胆红素从胆汁中排泄的作用。此外它含有丰富的人体需要的氨基酸、多糖类物质以及锌、镁、铜、磷等微量元素，这对肝炎病人的恢复起一定作用。苦参、大黄、大青叶等单味药的化学成分，如多种生物碱、黄酮类、蒽醌衍生物等，具有抗病毒、抗炎、保肝、利胆、调节免疫等作用。这就为苦黄注射液临床治疗病毒性肝炎提供了依据。

证据 –2：苦黄注射液不同剂量联合西药常规治疗病毒性肝炎高胆红素血症的临床研究

资料来源：张宁等，中医药学报，2016 年 8 月，第 44 卷第 4 期

研究目的：观察和分析苦黄注射液不同剂量联合西药常规治疗病毒性肝炎高胆红素血症的临床疗效。

研究方法：将符合纳入标准的 300 例病毒性肝炎高胆红素血症患者随机分为苦黄注射液高剂量组（高剂量组）、苦黄注射液低剂量组（低剂量组）与对照组，各 100 例。对照组给予西药常规治疗，连续 8 周。高剂量组于对照组治疗的基础上加用苦黄注射液 60mL，每日 1 次，连续 8 周；低剂量组于对照组治疗的基础上加用苦黄注射液 30mL，每日 1 次，连续 8 周。观察分析苦黄注射液高、低剂量联合西药常规治疗对病毒性肝炎高胆红素血症患者中医临床症状、血清总胆红素（TBil）、丙氨酸氨基转移酶（ALT）、天冬氨酸氨基转移酶（AST）水平及药物不良反应的影响。

研究结果：苦黄注射液高、低剂量联合西药常规治疗均可明显改善病毒性肝炎高胆红素血症患者的中医临床症状，降低血清总胆红素、丙氨酸氨基转移酶、天冬氨酸氨基转移酶水平，与治疗前比较差异均显著（$P < 0.01$）；且高剂量组改善情况明显优于低剂量组，差异亦具有统计学意义（$P < 0.01$）。各组患者均未出现严重药物不良反应。

1. 三组患者治疗前后血清 TBil 比较

治疗前各组患者血清 TBil 水平比较，差异无统计学意义（$P > 0.05$）。治疗后，各组患者血清 TBil 水平均明显降低，与治疗前比较，差异有统计学意义（$P < 0.01$）；苦黄注射液两组患者血清 TBil 水平均低于对照组，与对照组比较，差异有统计学意义（$P < 0.01$，$P < 0.05$）；且高剂量组患者疗后血清总胆红素水平明显低于低剂量组，差异有统计学意义（$P < 001$）（表 11–22）。

三组显效患者血清 TBil 恢复正常时间分别为对照组（57.4±23.7）。天、高剂量组（34.3±20.6）天、低剂量组（49.4±21.9）天，与对照组比较，苦黄注射液两组退黄时间均明显缩短，差异有统计学意义（$P < 0.01$，$P < 0.05$）（表 11–23）。

表 11-22　三组患者治疗前后血清 TBil 比较（$\bar{x}\pm s$）

组别	例数	总胆红素（μmol/L）	
		治疗前	治疗后
对照组	100	314.42±81.51	169.70±63.09 ◇◇
高剂量组	100	315.34±97.90	83.26±50.68 ◇◇＊＊◇
低剂量组	100	313.81±88.21	137.29±62.01 ◇◇＊

注：与治疗前比较，◇◇ P＜0.01；与对照组比较，＊＊P＜0.01，＊P＜0.05；与低剂量组比较，△△ P＜0.01

2. 三组患者疗效比较

表 11-23　三组患者疗效比较（%）

分组	显效	有效	无效	总有效率
对照组	12	41	47	53
高剂量组	25	69	6	94
低剂量组	16	51	31	69

3. 三组患者治疗前后肝功能指标变化

治疗前各组患者血清 ALT 水平比较，差异无统计学意义（P＞0.05）。治疗后，各组患者血清 ALT 水平均明显降低，与治疗前比较，差异有统计学意义（P＜0.01）。苦黄注射液两组患者血清 ALT 水平均低于对照组，差异有统计学意义（P＜0.01，P＜0.05）；且高剂量组患者疗后血清 ALT 水平明显低于低剂量组，差异有统计学意义（P＜0.01）（表 11-24）。

表 11-24　三组患者治疗前后血清 ALT 比较（$\bar{x}\pm s$）

组别	例数	总胆红素 ALT（U/L）	
		治疗前	治疗后
对照组	100	416.87±87.44	127.04±64.13 ◇◇
高剂量组	100	417.82±109.67	68.71±36.76 ◇◇＊＊△△
低剂量组	100	437.95±79.10	101.37±43.08 ◇◇＊

注：与治疗前比较，◇◇ P＜0.01；与对照组比较，＊＊P＜0.01，＊P＜0.05；与低剂量组比较，△△ P＜0.01。

治疗前各组患者血清 AST 水平比较，差异无统计学意义（P＞0.05）。治疗后，各组患者血清 AST 水平均明显降低，与治疗前比较，差异有统

计学意义（P＜0.01）；苦黄注射液两组患者血清 AST 水平均低于对照组，差异有统计学意义（P＜0.01，P＜0.05）；且高剂量组患者疗后血清 AST 水平明显低于低剂量组，差异有统计学意义（P＜0.01）（表 11-25）。

表 11-25　三组患者治疗前后血清 AST 比较（$\bar{x} \pm s$）

组别	例数	AST（U/L）	
		治疗前	治疗后
对照组	100	234.47±70.15	98.99±36.41 ◇◇
高剂量组	100	227.97±64.91	56.02±30.25 ◇◇＊＊△△
低剂量组	100	230.11±75.36	79.62±36.03 ◇◇＊

注：与治疗前比较，◇◇P＜0.01；与对照组比较，＊＊P＜0.01，＊P＜0.05；与低剂量组比较，△△P＜0.01。

4. 药物不良反应

对照组患者有 1 例在滴注过程中出现头晕、恶心症状，减慢低速后症状消失。苦黄注射液两组各有 2 例患者在滴注过程中出现一过性潮红，均在滴速减慢后消失，其余患者均无药物不良反应。

5. 结论

由本研究结果可知，苦黄注射液高、低剂量联合西药常规治疗均可明显改善病毒性肝炎高胆红素血症的中医临床症状，降低血清 TBil、ALT、AST 的水平，高剂量组疗效显著优于低剂量组，且应用高剂量苦黄注射液并未增加药物不良反应，说明苦黄注射液高剂量联合西药常规治疗病毒性肝炎高胆红素血症具有更好的临床疗效。

证据 -3：苦黄注射液联合思美泰治疗黄疸型肝炎临床疗效观察

资料来源： 唐红等，亚太传统医药，2016 年 12 月，第 12 卷第 23 期

试验目的： 探讨苦黄注射液联合思美泰治疗黄疸型肝炎的临床疗效。

试验方法： 选取 150 例黄疸型肝炎患者，采用随机数字表法分为对照组和观

察组各 75 例，对照组患者给予思美泰针剂治疗，观察组患者给予思美泰针剂联合苦黄注射液治疗，比较两组患者的临床疗效和治疗前后血清中总胆红素、丙氨酸转氨酶、天冬氨酸转氨酶的含量。

试验结果：

1. 两组患者治疗前后血清相关指标比较

治疗前两组患者的总胆红素、丙氨酸转氨酶、天冬氨酸转氨酶含量比较差异无统计学意义（P > 0.05）；治疗后两组患者血清学指标均有所下降，观察组患者的总胆红素、丙氨酸转氨酶、天冬氨酸转氨酶的含量均明显低于对照组（P < 0.05），差异具有统计学意义（P < 0.05）（表 11-26）。

表 11-26 两组患者治疗前后血清相关指标比较（$\bar{x} \pm s$）

组别	时间		总胆红素 （μmol/L）	丙氨酸转氨酶 （U/L）	天冬氨酸转氨酶 （U/L）
观察组	治疗前		190.25 ± 17.22	472.88 ± 80.31	376.59 ± 80.45
	治疗后	ab	36.43 ± 5.22	40.86 ± 4.14[ab]	46.39 ± 8.56[ab]
对照组	治疗前		187.73 ± 15.21	472.34 ± 80.65	378.66 ± 80.54
	治疗后	a	50.22 ± 5.65	55.12 ± 4.32a	48.32 ± 9.87[a]

注：与本组治疗前比较，a P < 0.05；与对照组治疗后比较，b P < 0.05。

2. 两组患者临床疗效比较

经过治疗，观察组患者总有效率为 92.0%，高于对照组患者的 78.7%，两组比较差异具有统计学意义（P < 0.05）（表 11-27）。

表 11-27 两组患者临床疗效比较

组别	例数	显效	有效	无效
治疗组	40	16	21	3
对照组	38	21	19	7

3. 药物不良反应

观察组患者治疗期间未出现任何明显的不良反应；对照组患者在用药初期出

现昼夜节律紊乱，但未影响治疗，其他检查结果均正常。

4. 结论

本次研究结果显示，苦黄注射液联合思美泰治疗黄疸型肝炎的临床总有效率可达 92.0％，明显优于单独应用思美泰，表明苦黄注射液联合思美泰治疗黄疸型肝炎临床效果更好，患者临床症状和血清肝功能生化指标均较治疗前有明显改善，且可明显降低患者血清中丙氨酸转移酶、天冬氨酸转移酶、总胆红素的含量，无明显不良反应发生。

第五节　提炼学术主张与医学定位

一、学术主张

1. 苦黄注射液概述

苦黄注射液是由苦参、大黄、茵陈、柴胡、大青叶组方的中药复方注射剂。苦黄注射液源于《伤寒论》的"茵陈蒿汤"（茵陈、大黄、山栀），是公认的治疗湿热黄疸名方，由邹良才老中医改良"茵陈蒿汤"而得。苦黄注射液具有清热利湿，疏肝退黄作用，主治湿热型黄疸，也用于黄疸病毒性肝炎。现代药理学研究及临床实践表明具有抗病毒、保护肝损伤，抗肝纤维化、退黄利胆，保肝降酶、调节免疫等作用，并且具有良好的安全性。充分体现了苦黄注射液多靶点、多途径临床治疗黄疸型病毒性肝炎优势，每年有数十万患者获益。

2. 苦黄注射液现代药理学作用机制

苦黄注射液现代药理学作用机制研究是基于检索到的组方中五种中药的现代药理学研究成果文献。通过"拆方分析"和"组方分析"，并以黄疸型病毒性肝炎病理生理、发病机制为导向进行整理梳理、归纳，获得七个方面的药理作用。

（1）肝炎病毒：对于肝炎病毒具有较好的抑制作用，抗病毒机制包括：抑制病毒核酸复制和基因表达，在细胞水平有效地抑制 HCV RNA，从而抑制病毒繁殖；通过抑制 HepG2.2.15 细胞分泌 HBsAg 和 HBeAg 而抑制 HCV 的复制；诱生人白细

胞产生的 α–干扰素，实现抗病毒感染；抑制病毒的 Na+-K+-ATP 酶，从而影响病毒的能量和水盐代谢；直接诱导抗病毒细胞因子释放及上调活化 TLB9 信号通路发挥其抗 HBV 作用。

（2）保护肝损伤：对多种原因引起的肝损伤产生保护作用，表现在：抑制单核–巨噬细胞系统分泌细胞因子，肝细胞坏死减少，嗜酸性变及炎性细胞浸润减轻；提高肝组织中过氧化物歧化酶（SOD）的活性，减少血清和肝组织中 MDA 含量，抑制过氧化反应，提高机体清除自由基能力，减少细胞膜脂质过氧化损伤，具有良好的保护肝细胞，延缓并恢复肝损伤作用；通过抑制肝线粒体呼吸链电子传递和复合体 I、II 及对琥珀酸脱氢酶的抑制，使肝细胞糖原及 RNA 含量增加，促进肝血循环和肝细胞恢复和再生，进而恢复肝细胞的正常功能。

（3）抑制肝细胞凋亡：提高肝脏清除内源性及外源性内毒素的能力并阻断内毒素诱生 TNF-a，降低 TNF-a 的活性，促进 HGF 的表达，减轻 TNF-a 诱导的肝细胞坏死；对肝损伤释放 IFN-γ 抑制作用，抑制肝细胞凋亡并保护肝细胞的合成和分泌功能，促进肝功能恢复。

（4）抗纤维化作用：多途径抗肝纤维化的治疗作用：降低自由基生成和减轻脂质过氧化，抑制肝脏炎症反应，保护肝细胞，减轻肝损伤；具有直接抑制进入肝脏的吞噬细胞和肝星状细胞（HSC）活化的能力；调节细胞外基质（ECM）合成与降解，减少肝脏细胞外基质异常增生；抑制转化生长因子（TGF）和纤维化相关因子（如胶原、透明质酸、层黏蛋白等）的合成分泌；明显降低成纤维细胞 III 型前胶原 mRNA 及转化生长因子（TGF-β1）的表达，通过降低 TIMP 的表达来有效抑制肝组织纤维生成；减轻肝纤维化程度的同时，纠正肝内 Th1 细胞因子（IL-2 与 IFN-γ 及 Th2 细胞因子（IL-10）的异常表达。

（5）调节免疫，增强免疫功能：能够抑制体液免疫，增强细胞免疫，具有免疫调控作用：稳定机体内环境，通过增加巨噬细胞表面受体表达，增加巨噬细胞吞噬功能；通过刺激 T 淋巴和 B 淋巴细胞参与机体的免疫调节；增加脾脏淋巴细胞转化率及白细胞介素 2（IL-2）和 TNF-α 的分泌水平，对细胞免疫具有明显的增强作用；具有促进免疫细胞即白细胞（WBC）分裂，增加白细胞数目。可见苦黄注射液能从多方面提高机体免疫功能。

（6）促进胆红素代谢，增加胆汁分泌：促进胆汁分泌，通过诱导和提升肝

UDPGT 活性，促进胆红素代谢，增加胆汁中胆汁酸、胆红素含量；在增加胆汁分泌的同时，也能增加胆汁中的固体物、胆酸和胆红素的排出量。对胆汁淤积型肝炎有保护作用，其作用机制是通过上调肝脏中与胆汁酸代谢相关的转运蛋白 P- 糖蛋白（P-gp）的表达以减少胆汁酸及其他有毒化合物在肝脏中的蓄积。

（7）减少胆汁淤积，促进胆汁排出：疏通毛细胆管，增加胆管舒缩功能，减少胆汁淤积，利胆作用机制在于可使奥狄括约肌舒张，胆囊收缩，增加胆汁流量，胆汁排出增多；能够疏通和改善胆小管及微胆小管内胆汁的瘀积，并增加胆管舒缩功能，进而加速胆汁排泄，改善胆汁郁结。此外，还可以通过清除氧自由基，抑制脂质过氧化，对减轻肝细胞及毛细胆管细胞的水肿，疏通肝内毛细胆管，促进胆汁分泌和排泄等发挥护肝作用。

3. 苦黄注射液临床疗效评价

（1）黄疸型病毒性肝炎：苦黄注射液 + 综合治疗与综合治疗：总有效率比较结果显示有统计学意义；前者总有效率高于后者；肝功能改善结果显示：ALT，AST，SBIL，DBIL；ALT，TBIL，SB 复常时间有统计学意义；试验组优于对照组。退黄功能复常率：在 ALT，TBIL，SB 指标中，2 组差异均有统计学意义，试验组优于对照组。

（2）慢性病毒性肝炎：试验组（苦黄注射液 + 综合治疗）与对照组（综合治疗）结果显示：治疗总有效率；肝功能改善指标（DBIL，GGT，ALP）退黄、降酶的情况：15，30d 胆红素下降幅度，两组差异有统计学意义，试验组优于对照组。

（3）丙肝、戊肝：试验组（苦黄注射液 + 综合治疗）与对照组（综合治疗）；用 AST，ATL，TBIL，DBIL 作为肝功能变化评价指标，结果显示两组差异有统计学意义，试验组优于对照组。

（4）急性黄疸型肝炎：试验组（苦黄注射液 + 综合治疗）与对照组（综合治疗），以下四项研究两组差异有统计学意义，试验组疗效高于对照组：总有效率；1，2，4 周的 ALT 及 SB；2 周的 TBIL，DBIL；2，4 周 SB 和 ALT（退黄、降酶指标）的复常率。

（5）瘀疸型肝炎：试验组（苦黄注射液 + 综合治疗）与对照组（综合治疗），SB，ALT 分别表示退黄、肝功能复常时间及复常率，结果显示：退黄复常时间、4周的黄疸复常率两组差异有统计学意义，试验组高于对照组。

（6）重度黄疸型肝炎：试验组（苦黄注射液＋综合治疗）与对照组（综合治疗），研究结果显示：总有效率；退黄和肝功能 ALT 复常时间；15，30d 的 SB 的下降幅度，两组差异有统计学意义，试验组高于对照组。

（7）苦黄注射液有效性评价总结

临床研究结果证实临床常规治疗药物加载苦黄注射液，在病毒性肝炎、黄疸型肝炎、黄疸性病毒性肝炎及瘀疸型肝炎治疗中总有效率高于常规治疗；肝功能改善、退黄、降酶等指标；退黄和肝功能复常率、复常时间等，凸显了苦黄注射液"双管齐下，退黄保肝"双重作用和中成药在肝病治疗领域多靶点突出整体治疗的优势（表 11-28）。

表 11-28　苦黄注射液有效性评价总结

项目 疾病	总有效率	ALT, TBIL 复常率	ALT, TBIL 复常时间	肝功能改善、退黄、降酶指标				
				ALT	AST	GGT	TBIL	DBIL
黄疸型病性肝炎	√	√		√			√	√
慢性病毒性肝炎	√			√	√	√		√
丙型、戊型肝炎				√	√		√	√
急性黄疸型肝炎				√	√		√	√
瘀疸型肝炎		√	√					
重度黄疸型肝炎	√	√	√				√	

表内为 Meta 分析（赵君等"苦黄注射液治疗病毒性肝炎的有效性和安全性；随机对照试验的系统评价和 Meta 分析）纳入文献分析结果。

4. 安全性

临床未见严重不良反应，偶有出现头晕、恶心、轻度头昏、心慌感和胸闷症状，减慢滴速后即可消失，不影响治疗和疗效。苦黄注射液不良反应发生率较低，每年数十万患者接受治疗未报告严重不良反应事件。

二、医学定位

将苦黄注射液医学定位为"急！则退黄，缓则护肝——年数十万黄疸患者临床经验：罕见发生不良反应的中药注射剂"。

（1）"急！则退黄，缓则护肝"为苦黄注射液医学定位主诉求。"急！则退黄"：针对不管是急性或是慢性黄疸型肝炎、淤胆型肝炎血清胆红素增高跨越 $\geq 34.2umol/L$ 门槛；出现巩膜、皮肤、黏膜以及其他组织和体液发生黄染的症状，依据诊疗原则首先要使用退黄药物，在最短时间将总胆红素（TBil）降为正常。苦黄注射液具有一定的优势。"缓则护肝"：黄疸原因来自肝炎病毒导致肝细胞损伤，影响正常胆汁分泌与排泄。现代药理作用机制和临床实践同样证实了苦黄注射液对于病毒性肝炎导致的细胞损伤、凋亡、肝纤维化；降酶（ALT、AST）和改善肝功能均具有作用并取得较好的临床疗效。这一过程并非一蹴而就，需要经历一定的时间，甚至需要较为漫长的阶段，例如慢性病毒性肝炎。因此"急！则退黄，缓则护肝"的提法体现了治疗黄疸型肝炎"轻重缓急"和"双管齐下""标本兼治"。

（2）"年数十万黄疸患者临床经验：罕见发生不良反应的中药注射剂"。

苦黄注射液医学定位副诉求。由于有些中药注射液在临床使用时常出现不良反应，尤其是严重不良反应事件，导致临床使用受到一定限制，也是临床医生最为忌惮的因素。反观苦黄注射液既往良好的安全性表现，是可以让医生消除顾虑放心使用的中成药注射剂。依据苦黄注射液年销售量推算年临床使用达到数十万患者，国家药品不良反应监测罕有出现严重不良反应事件报告，苦黄注射液安全性优势得以体现。

参考文献

［1］梅全喜主编，现代中药药理与临床应用．中国中医药出版社，2008年10月第一版．

［2］顾关云等，苦参的化学成分、生物活性和药理作用，现代药物与临床．2009年第24卷第5期．

［3］薄爱华．苦参碱抗免疫性肝损伤机制的研究［J］．世界华人消化杂志．1999，7（2）：104-108．

［4］张宏利，苦参生物活性研究进展［j］．西北农林科技大学学报（自然科学版），2004，32（5）：：32-36．

［5］陈慧芝等，苦参的化学成分和药理作用及临床研究概况．人参研究，2010年第3期．

［6］王艳芬等，氧化苦参碱的抗肝纤维化作用及其机制研究［j］．中国医师杂志．2004，6（12）：1599．

［7］余小虎等，氧化苦参碱对肝纤维化大鼠肝内IL?2、IL-10、IFN-γ表达的影响．肝脏，2005，10（4）：304-305

［8］Feng Y, HY Ying, Y Qu.Novel matrine derivative MD-1 attenuates hepatic fibrosis by inhibiting EGF R activationof hepatic stellate cells［j］.Protein & Cell, 2016, 7（9）：662-672.

［9］陈樵等，苦参素抗大鼠肝纤维化作用实验研究．西南军医，2005年2月第7卷第1期．

［10］张琪等，肝纤维化大鼠肝组织中Ⅰ、Ⅲ型胶原表达及氧化苦参碱的干预作用．西南军医，山东医药，2005年第45卷第4期．

［11］蒋湖灵等，氧化苦参碱对小鼠免疫功能的影响．医学信息2010年10月第23卷第10期．

［12］申保生等，氧化苦参碱对慢性乙型肝炎患者血清细胞因子及肝纤维化指标的影响．中国中西医结合杂志2008年1月第28卷第1期．

［13］王维伟等，苦参类生物碱HBV转基因小鼠抗病毒作用的比较研究．中华实验和临床感染病杂志，2007，1（1）：24-28.13

［14］张明发等，苦参碱抗急性肝损伤的药理作用研究进展．抗感染药学，综述与论坛，2018：15（10）1657

［15］张明发等，苦参碱抗炎和免疫抑制药理作用的研究进展．抗感染药学2018，May：15（5）737

［16］Lu L G, Zeng M D, Mao Y M, et al. Inhibitory effect of oxymatrineon serum hepatitis B virus DNA in HBV transgenic mice［J］. World J Gastroenterol, 2004, 10（8）：1176-9.

［17］张明发等，苦参碱类生物碱抗乙型肝炎病毒的临床药理作用研究进展．抗感染药学，2018；15（1）001

［18］智信等，苦参碱药理作用研究进展．成都中医药大学学报，2017年3月第40卷第1期

［19］史丽娟等，氧化苦参碱肝脏药理作用的研究进展．世界科学技术—中医药现代化．2014第

十六卷第二期，Vol.16 No.2.

[20] 吴琴等，氧化苦参碱药理作用的分子机制研究进展．中国药理学通报，2015Jun；31（6）：759-62

[21] 史艳平等，氧化苦参碱药理作用研究进展．陕西医学杂志，2018年2月第47卷第2期．

[22] 周方等，大黄素对肝内胆汁淤积大鼠P-gp表达的影响［J］．中国中药杂志，2010，35（7）：908-91122.

[23] 傅兴圣，大黄化学成分与药理作用研究新进展．中国新药杂志，2011年第20卷第16期

[24] Zhang J，W eng F H，L iH Q，et a.l The Influence of emodin on the production ofTNF?? and nitric ox ide by peritonealm- acrophages ofRats［J］. J T ianjinM ed Univ，2001，7（2）：189-91.

[25] Bhadauria M，Shrivastava S，Nira la S K，et a.l Emodin reversesCCl4 induced hepatic cytochrome P450（CYP）enzymatic and ultra structura l changes：The in vivo evidence［J］. H epatol Res，2009，39（11）：290-300.

[26] G ilaniA H，JabeenQ，GhayurM N，et a.l Studies on the antihyper tensive，antispasmodic，bronchodilator and hepatop-rotective activi ties of the Carum copticum seed extract［J］.J Ethnopharmacol，2005，98（1-2）：127-35.

[27] 黄以群，大黄联合熊去氧胆酸对黄疸型肝炎退黄的疗效观察［J］.中华传染病杂志.2003，21（6）：429431.

[28] 王元海，口服生大黄粉治疗急性黄疸型甲型肝炎临床观察歌［J］.云南中医中药杂志，2001，22（6）：218.

[29] 邹洪，袁悼斌.大黄素的极谱行为及应用研究［J］.药学服学，1997，32（4）：310.

[30] 陈季武，胡天喜.大黄清除活性氧的作用［J］.中国药学杂志，1996，31（8）：461.

[31] 吴建新等，大黄素与施他宁对重症胰腺炎胰缺血的治疗作用及机制［J］.中国危重病急救医学，997，9（7）：40531.

[32] 李艳，大黄在治疗急性黄疸型肝炎中的应用.中国药师，2005年第8卷第6期.

[33] 刘兴祥.大黄的药理作用及其临床应用［J］.中国中西医结合杂志，199，212（99）：571.

[34] 许正锯等，大黄治疗伴高胆红素血症病素养性肝炎的疗效观察［J.］重庆医学，2004，33（1）：105-106.

[35] 程延安等，大黄治疗肝胆疾病.世界最新医学文摘，2003年8月第2卷第4期.

[36] 骆永珍，中药与免疫，国外医学—中医中药分册，1984，6（1）.

[37] 荆庆，大黄黄柏对乙型肝炎抗原的抑制作用.天津医药，1976，（6）：283.

[38] 程经华等，大黄注射液治疗急性黄疸性肝炎作用机制的初步探讨.中国中药杂志，1989，14（10）：46.

[39] 周孜，单味大黄在消化系统疾病中的应用及作用原理.中国中药杂志，1989，14（8）：53.

[40] 焦东海，单味大黄治疗急性胆囊炎.陕西中医，1980，（3）：13.

[41] 程延安等，世界最新医学文摘，2003年8月第2卷第4期.

[42] 李向阳等，大黄醇提液抗乙肝病毒作用.热带医学杂志，2005年6月第5卷第3期.

[43] 李元等（北京中医药大学组织胚胎学教研室），大黄素抗肝纤维化作用机制研究进展中国组织化学与细胞化学杂志.2007年6月第16卷第3期.

［44］马立人等，大青叶水煎剂调节小鼠免疫细胞分泌 IL-2、TFN-α 的体外研究［J］.陕西中医，2003，31（8）：212.

［45］侯家玉，方泰惠，中药药理学［M］.中国中医药出版社，2007：54-55.

［46］冉先德，中华药海［M］.哈尔滨：哈尔滨出版社，1993：152.

［47］陈燕，赵辉，谢锐，大黄的药理及临床研究近况.西南国防医药，2005 年第 15 卷第 2 期，178.

［48］梅全喜主编，中国中医药出版社，2008 年 10 月第一版

［49］熊海蓉等，大黄抗炎抗病毒作用的研究.医学新知杂志，2014 年第 4 卷第 3 期，159.

［50］张铂等，大黄鞣质对组织损伤保护作用的研究进展。中国中医急症 2015 年 2 月第 24 卷第 2 期.

［51］符羽佳，大黄素、大黄酸的药理作用研究概况.大家健康，药学与临床，2016 年 2 月第 10 卷 4 期.

［52］周方，大黄素对大鼠肝内胆汁淤积相关转运体基因表达的研究.重庆医科大学硕士学位论文.

［53］丁博文，稆武，大黄素对消化系统疾病治疗作用的实验研究进展.中国中西医结合消化杂志，2012 年 4 月第 20 卷第 4 期.

［54］张萍青，加味茵陈蒿汤治疗新生儿母婴血型不合溶血病 56 例疗效观察［J］.齐齐哈尔医学院学报，2002，23（1）.

［55］戴小军等，蒿属药用植物药理活性研究进展［J］.中药材，2005，28（3）：243.

［56］王喜军等，茵陈蒿汤及其血中移行成分 6，7- 二甲氧基香豆素的肝保护作用［J］.中国药理学通报，2004，20（2）：239.

［57］唐国凤，茵陈蒿对实验性肝纤维化大鼠肝细胞的保护作用［J］.中药材，2005，28（3）：218

［58］田代华，实用中药辞典［M］.人民卫生出版社，2002：1279.

［59］王茜，茵陈的药理作用及其主要化学成分药物代谢动力学研究进展.安徽中医学院学报 2012 年 8 月第 31 卷第 4 期.

［60］天津市药品检验药物研究所药检室，茵陈蒿挥发油对大白鼠的急性利胆试验［J］.天津医药，1976，4（6）：287.

［61］黎汉忠等，茵陈对大鼠肝 UDP 葡萄糖醛酸转移酶活性的影响［J］.中成药，2001，23（01）：45.

［62］阎姝等，茵陈合剂对麻醉豚鼠肝胆汁泌量及其成分的影响［J］.中国中西医结合外科杂志，2007，13（03）：280.

［63］杨梅等.纳米茵陈合剂对暴发性肝功能衰竭模型大鼠血清 TNF-α 及 HGF 影响的实验研究［J］.哈尔滨医科大学学报 2008，42（04）：367.

［64］陈桂枝等，茵陈煎剂对大鼠急性化学性肝损伤的保护作用［J］.时珍国医国药，2005，16（07）：617.

［65］谢松强等，茵陈提取液对实验性动物肝损伤的作用［J］.医药论坛杂志，2003，24（24）：20.

［66］杨广栋等，茵陈在肝病治疗中的应用，吉林中医药，2011 年 5 月第 31 卷第 5 期.

［67］李艳玲等，中药归经理论的实验研究设想［J］.长春中医药大学学报，2007，23（5）：35?36.

［68］杨广栋等，茵陈在肝病治疗中的应用.吉林中医药，2011 年 5 月第 31 卷第 5 期.

［69］韩青等，藏茵陈苷对四氯化碳所致大鼠肝纤维化的逆转作用［J］.中药药理与临床，

2008，24（5）：34-36.

［70］吴军等，茵陈水提物对牛血清白蛋白诱导的肝损伤大鼠的保护作用研究.实用肝脏病杂志，2017年1月第20卷第1期，51.

［71］黄丽平等，周中流茵陈的化学成分、药理作用机制与临床应用研究进展.天然产物研究与开发，2021，33：676-690.

［72］孟繁钦等，茵陈的药理作用及临床应用进展.牡丹江医学院学报，2009年第30卷，第1期

［73］梅全喜主编，现代中药药理与临床应用.中国中医药出版社，2008年10月第一版.

［74］王占一等，北柴胡对他克林致小鼠急性肝损伤的保护作用［J］.滨州医学院学报，2008，31（2）：91-92.

［75］王占一，南极星.北柴胡对对乙酰氨基酚所致小鼠急性肝损伤的保护作用［J］.中国药师，2008，11（7）：747-749.

［76］吕晓慧等，柴胡及其活性成分药理研究进展中国中医药信息杂志，2012年12月第19卷第12期.

［77］郑纯威等，柴胡皂苷改善大鼠肝纤维化的实验研究［J］.中国中医急症，2011，20（5）：755.

［78］Fan JH，LiX，Li P，et a.l Saikosaponin?d attenuatesthe developmentof liver fibrosis by preventing hepato?cyte injury［J］.Biochem Cell Bio，1 2007，85（2）：189-195.

［79］何燕等，柴胡皂苷d抗肝纤维化大鼠脂质过氧化作用的研究［J］.中国中药杂志，2008，33（8）：915-919.

［80］陈爽等，柴胡皂甙对肝细胞增殖及基质合成的实验研究［J］.中国中医基础医学杂志，1999，5（5）：21-25.

［81］Fan JH，LiX，Li P，et a.l Saikosaponin?d attenuatesthe developmentof liver fibrosis by preventing hepato?cyte injury［J］.Biochem Cell Bio，1 2007，85（2）：189-195.

［82］朱兰香，刘世增，顾振纶，柴胡皂苷的药理作用及抗肝纤维化的应用［J］.中草药，2002，33（10）.

［83］杨柳，王雪莹，等，北柴胡化学成分与药理作用的研究进展.中医药信息，2012年第29卷第3期.

［84］陈亚双，孙世伟，柴胡的化学成分及药理作用研究进展.黑龙江医药，Vol.27，No.32014，630.

［85］李月阳，雷根平，董盛，冯冠强，柴胡的现代药理作用研究进展.海南医学院学报，DOI：10.13210/j.cnki.jhmu.20210514.005网络首发时间：2021-05-16 12：37：10.

［86］林飞武等，柴胡的药理作用、化学成分及开发利用研究.亚太传统医药，2020年10月，第16卷第10期.

［87］CHIANG L C，NG L T，LIU L T，et al.Cytotoxicity and anti-hepa-titis B virus activities of saikosaponins from Bupleurum species［J］.Planta Medica，2003，69（8）：705-709. 87.

［88］黄幼异等，柴胡皂苷对肝脏的药理毒理作用研究进展.中国实验方剂学杂志，2011年9月第17卷第17期.

［89］李晓宇等，柴胡皂苷d药理与毒理作用研究进展.中国药物警戒，2015年4月第12卷第4期.

第十二章　中成药品牌设计与推广

第一节　中成药品牌概述

一、品牌概念

从品牌字面看，"品"是"产品"；"牌"是"牌子"，人们习惯称谓一种产品的名字为牌子，被视为将产品加以区别的记忆符号。产品是品牌的基本载体，"品牌"为识别产品的标志。营销学对于品牌有多种定义，美国市场营销协会（AMA）1960 年将"品牌"定义为"用以识别一个或一群产品或劳务的名称、术语、象征、记号或设计及其组合，以和其他竞争者的产品或劳务相区别"。菲利普·科特勒从三个层次对品牌定义进行了诠释：品牌是一种名称、术语、标记、符号或设计，或是它们的组合运用；借以辨认某个销售商或某群销售者的产品或服务，并使之同竞争对手的产品和服务区分开来；销售者向购买者长期提供的一组特定的特点、利益和服务。科特勒的合作者凯文·凯勒在他的《战略品牌管理》一书中提出了著名的 CBBE（基于客户的品牌资产）模型。依赖于构建品牌的六个维度即：品牌特征；品牌表现；品牌形象；消费者评判；消费者情感和消费者共鸣。从品牌识别；品牌内涵；品牌反应和品牌关系四个层面按照逻辑和时间上的先后关系论证了真正的品牌力存在于于消费者心中。

二、中成药品牌特征

占据消费者心智的真正的品牌力量包含三个特征属性：一是产品的核心掌控

点，即具有创新科学理论与核心技术；二是差异化，即排他性的独门绝技以体现与众不同；三是诚信，能够满足消费者的需求，获得消费者的信赖。当品牌具备了三个特征属性，就可以构建起在消费者心目中强烈、独特、美好的品牌认知，包括产品知识、购买意愿、消费体验等。进而使消费者对品牌发起的营销动作产生积极响应，达成持续销售，实现品牌可持续发展等目标。

　　中成药作为治疗疾病的药品是有别于一般意义上消费品，属于特殊商品。中成药所面对的消费者是患有疾病的患者，但是为患者消费做出决策的并不是患者自己，而是处方医生。因此，中成药品牌力首先存在于医生心中。拥有占据医生心智的品牌力同样具有品牌的特征，中成药的核心掌控点：源于独特的中医理论，满足西医认知的现代药理机制；差异化：来自于某一疾病的治疗中能够满足其他药物（或同类药物）所不具备的治疗需求；诚信：体现在基于循证医学证据与医生临床实践和患者受益的疗效和安全性。由此，对于建立面向医生的中成药品牌提出了更高的要求，主要体现在建立学术和医学专业品牌形象。因此，在对中成药进行精准医学定位基础之上建立中成药品牌，展示品牌力量，开拓市场并保持产品销售持续增长是产品经理和医学经理必须要做的工作。

三、中成药品牌定位

　　品牌大师里斯·特劳特《定位》一书中给出品牌定位最新、最简洁的定义是，"你在预期客户的头脑里如何独树一帜"。当中成药产品定位已经清晰，需要将产品定位转化为品牌定位，并通过"一种名称、术语、标记、符号或图案；或是他们的相互结合；用以识别某个销售者或某群销售的产品或服务；并使之与竞争对手的产品和服务相区别（菲利普·科特勒）。"对于中成药来说，是将经过系统且严谨研究提炼出满足西医医生需求的精准医学定位、概念、信息，通过设计转化为特定的个性化视觉识别和记忆符号，并进行品牌塑造，最终植入处方医生大脑，凝固于心目中，做到在众多竞品中独树一帜。

第二节 中成药品牌设计

一、模拟设计实例（一）

品牌设计以苦黄注射液为对象进行了模拟研究，最直接的目的是让医生通过一个比较容易记忆的元素了解和记住产品。由于医生是终身学习的职业，也是最为忙碌的职业，每天接触的信息量十分巨大，很少有时间和精力阅读企业提供的产品文字资料。怎样才能迅速地向医生传达产品信息，看图是最快捷获知产品信息的途径。由文字、图形、色彩等构成形象化的视觉语言，是医生通过第一感官了解产品获得信息的载体。因此，中成药产品品牌首先要做的是设计即专业又直观的主视觉（主形象）。

苦黄注射液品牌设计出发点，首先要实现将产品定位"急！则退黄，缓则护肝"主诉求向主视觉（主形象）的转换。在产品品牌个性识别中，视觉识别是最直接、有效的方式。在视觉识别中，品牌形象、主题、风格、形状、色彩等因素是识别单元（或称为视觉识别元素）。这些识别因素组合在一起，经医生感知之后以形成独树一帜的品牌个性。

主视觉设计工作是由设计师和产品经理或医学经理通过分工合作完成，设计时要求设计师充分了解"急！则退黄，缓则护肝"的医学含义与内在逻辑关系，这恰是设计师的短板，需要产品经理或医学经理耐心与设计师充分沟通、讲解相关医学背景知识，帮助设计师打开脑洞，达成专业与美学完美结合的作品。

1. 品牌视觉元素设计

以苦黄注射液为例模拟主视觉（主形象）的设计思路和方法，其所展现的视觉元素是由图形符号"肝型绿叶"；文字包括产品名称"苦黄注射液"；产品主诉求"急！则退黄，缓则护肝"；副诉求"年数十万黄疸患者临床经验：罕见发生不良反应的中药注射剂"组成。其中核心元素是图形符号，设计采用适当夸张比喻和猎奇的表现手法，力图达成标新立异的设计效果。用一片树叶勾画出肝的形状，用拉链展示快速"退黄"。其中蕴涵着丰富的寓意，仿佛在讲述医生读得懂的品牌故事（图12-1）。

（1）绿叶：表达苦黄注射液"缓则护肝"的诉求，用绿叶勾画出肝的形态，绿色是植物的颜色，中国文化中还有生命的含义；绿色代表清新、宁静、成长、生机、青春、希望，给人一种退黄后焕发出清爽的春天气息及获得新生的感觉；叶片上有清晰的粗细不等的叶脉，代表丰富血管，流动的血液在为肝脏提供充分的养分。有研究认为绿色还代表健康、生命力、治愈力、自然、活力、愉悦感，在此寓意黄疸型病毒性肝炎患者治愈后重现活力，展现出强大的生命力，也表达了康复后患者和医生的愉悦心情。

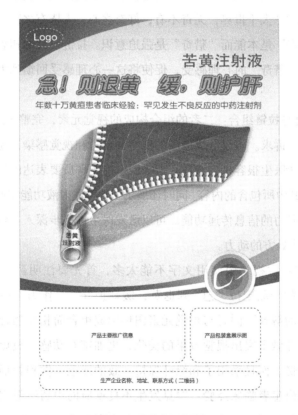

图 12-1　苦黄注射液主视觉

（2）拉链：拉链的设计，特别在链头上写有苦黄注射液的名称，示意治疗将以此为开端；黄色的拉链布带通过牙链的缓缓拉开，黄疸很快退去，露出健康的肝脏。形象地表达了"急则退黄"诉求。尽管黄疸导致的黄染出现在皮肤或巩膜，不会直接出现在肝脏表面，但也可以解释为由于肝细胞损伤而导致了黄疸的发生。尽管绿叶和拉链看似风马牛不相及，但它恰是图形的一大亮点，夸张比喻的表现手法会引起看图者的猎奇和关注。

心理学认为，猎奇心理是受众心理之一种，它是在面对新奇事物或新奇现象时的心理状态，也就是我们常说的好奇心理。猎奇心理，泛指人们对于自己尚不知晓、不熟悉或比较奇异的事物或观念等所表现出一种好奇和急于探求其奥秘或答案的心理活动。人们往往面对未知的人和事物，会有一种想知道（学习过程）的欲望，由感性开始，从看到再到手的触摸；回馈到大脑；使未知变为可知。这就是我们常说的"大千世界，无奇不有，好奇之心，人皆有之"。好奇与猎奇的区别在于"好奇"是本能而"猎奇"是强迫意识。拉链设计的初衷就是要达到引起"好奇"或"猎奇"的心理感受，促使将这一心理感受回馈到大脑以探寻究竟获得答案。

（3）绿叶与拉链组合：二者的组合构成的视觉元素，完整表达了"急！则退黄，缓则护肝"诉求。不仅形成清晰的视觉冲击力和视觉感染，还会产生一种象征和暗示。能让医生很容易去看懂，看一眼就能了解所要表达的是什么，而且会被吸引并体会其中所包含的内容。同时还展示了苦黄注射液功能和产品品牌形象，形成了具有说服力的信息传递功能。可以激发医生进一步深入了解产品的兴趣，进而转化为医生处方的动力。

（4）文字：主视觉中使用文字不能太多，首先要注明药品名称；重点突出苦黄注射液的产品定位"急！则退黄，缓则护肝"。作为主诉求，它是视觉元素图形的辅助解释，同时与视觉元素图形形成组合而相互融合，相得益彰。字体苍劲有力并做了突出视觉效果的美化，更加富有动感。短短八个字，醒目吸睛，便于记忆，而且采用了和绿叶保持一致的绿色，做到相辅相成。此外，"年数十万黄疸患者临床经验：罕见发生不良反应的中药注射剂"可用较小字号作为副诉求起到提示作用，以打消医生普遍存在的对中成药注射剂安全性风险的担忧。

2. 主视觉整体设计

主视觉整体页面构图，核心视觉元素和产品名称、主诉求、副诉求文字部分组成占到整体页面的 3/4，其他文字部分占 1/4，包括经提炼的苦黄注射液中药信息、生产企业名称、地址、联系电话等。同时还需要展示苦黄注射液包装盒。

主视觉图形设计采用大面积叶绿色、豆绿色作为主色调。绿色既不是冷色，也不是暖，属于居中的颜色。叶绿色搭配着同色系的亮色，比如浅豆绿色或者白色都会给人一种清爽、健康、希望、舒适之感，代表自然与和谐，还与肝型绿叶相呼应。同时尽量保持与产品包装盒一致或近似的色系。

设计的亮点体现在翠绿色背景上投射一束豆绿色渐变至亮白色光束，展现出聚光于绿叶与拉链组成的核心视觉元素图形上，达到医生的目光随在看图瞬间聚焦在重点的效果。光束下方出现 2 条色带，寓意轻盈飘动的绿丝带，象征着快乐和愉悦的心情，生命的活力和充满无限希望。此外，在左上角光束之外的位置加入企业 LOGO，以达到沟图的对称与协调，与之对应的右下角，设计一黄绿相间圆环背景下肝脏的卡通图。意在提示苦黄注射液"急！则退黄，缓则护肝"的诉求。

3. 主视觉延展与应用

中成药产品主视觉（主形象）类似于企业的 VI，即企业的 VI 视觉设计，也称之为视觉识别系统或静态的视觉识别符号。是企业的 CIS（形象识别系统）中重要的组成部分，而且是 CIS 系统中最为快捷、最为直接、最具传播力的部分。

中成药产品主视觉（主形象）应符合企业 CIS 与应用的四个原则：风格的统一性原则；强化视觉冲击原则；符合审美规律原则；可实施性原则。通常企业 VI 基本要素包括：企业名称、企业标志、企业标准字、标准色彩、象征图案、组合应用和企业标语口号等。中成药产品主视觉与其相对应有产品名称、产品标志、产品诉求标准字、产品主视觉标准色彩、产品象征图形、产品口号等要素特征。中成药产品主视觉是将产品符号固化，将其延展适用于任何线下或线上产品推广、宣传、展会等活动的不同场景以及推广工具和物料设计当中。例如，经常用到的产品 DA、PPT 模板、论坛背板、易拉宝、医生处方提示物等（图 12-2）。

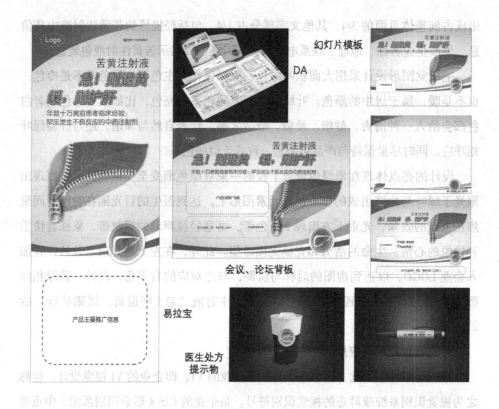

图 12-2 模拟推广工具组合

二、模拟设计实例（二）

1. 品牌视觉元素设计

以补肺活血胶囊为研究对象模拟其主视觉（主形象）的设计的视觉元素图形符号采用了"多米诺骨牌"的寓意与表现形式，用以体现主诉求"减少复发，保肺安心"；副诉求"影响 COPD 进程减少肺心病复发之选"。其中核心元素是图形符号，它的设计意图是由于补肺活血胶囊的干预，阻断了肺心病发生的进程，避免了前期疾病导致骨牌效应的发生。对于视图者看似简单明了，瞬间即可捕捉到设计者所表达的意图。但是其中蕴涵着不可忽视的"门道"（图 12-3）。

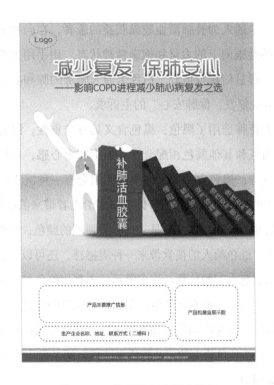

图 12-3 补肺活血胶囊主视觉

（1）多米诺骨牌效应：了解多米诺骨牌一定知道，由于只要推倒第一张牌，就会导致整个骨牌逐渐倒塌，出现连锁反应。所以人们常常用"多米诺骨牌效应"或"多米诺效应"形容在一个相互联系的场景中，一个小小的初始力量就能引发一个巨大的连锁反应。即"牵一发而动全身"。多米诺骨牌效应更注重一系列的反应，过程的发展与变化。

补肺活血胶囊功能主治为肺心病（缓解期），而肺心病不是独立的疾病，源于呼吸系统多种疾病的叠加，肺心病始于慢性支气管炎经历支气管哮喘、肺气肿、COPD、肺心病（缓解期）的发展过程，是相互联系的系统，其中每一疾病类似于一张"多米诺骨牌"。补肺活血胶囊正是针对肺心病（缓解期）通过影响其发病进程；重点是 COPD 防治，以防止肺心病（缓解期）复发进入到急性加重期，从而阻断"多米诺骨牌效应"的发生。

（2）阻断多米诺骨牌效应发生：进入画面的骨牌有六块，其中正在倒塌的五块黑色骨牌分别代表五种疾病；一块矗立阻挡五块黑色骨牌倒下的红色块代表补肺活血胶囊。图中卡通人为补肺活血胶囊获益的患者，在向视图者展现经过补肺活血胶囊治疗后的健康向上的力量和饱满精神状态。用手用力按住写有补肺活血胶囊的红色色块，彰显信赖与信心。白色卡通人胸部的肺和心的图案突出示意了补肺活血胶囊"减少复发，保肺安心"的主诉求。

在色彩运用上骨牌选用了黑色，黑色含义具有二重性，既有褒义，即它可以很庄重和高雅，而且和其他颜色相配合含有集中和重心感，可以让其他亮色突显出来如白色、黄色等；黑色也有贬义，单独使用会有一种沉重的感觉，有一种让人感到黑暗、恐怖的感觉，在此更适合体现疾病给患者带来的痛苦甚至灾难。

红色对视觉的冲击力非常之强，是一种十分强烈的颜色，它似乎与许多颜色都能形成强烈的对比。红色给人的视觉带来一种震撼感，还可以提高视觉反应的速度和强度。红色容易引起人们的注意，许多警示标志都用红色的文字或图像来表示，红色是"禁止"、"停止"的专属颜色，例如在红绿灯中红色表示停止。红色色块像一堵墙，表达的正是停止疾病发生和发展进程。红色可以让其他亮色突显出来如白色，明显会感觉到红色色块上的"补肺活血胶囊"就显得非常醒目。

2. 主视觉整体设计

主视觉整体页面构图，核心视觉元素和产品名称、主诉求、副诉求文字部分占到整体页面的3/4，其他文字部分占1/4，包括药品说明书的主要信息、生产企业名称、地址、联系电话及包装盒的展示。

主视觉图采用大面积叶浅棕色渐变为浅棕亮色作为主色调。棕色系是象征着阳刚之气的颜色，意味着确定和旺盛的生命力；浅棕色被联想到泥土、大地、自然、简朴，体现广泛存在于自然界的真实与和谐；给人可靠、有益健康的感觉。也代表健壮，有耐劳、沉稳。棕色被认为有些不鲜明，但是可以通过使用由暗向较亮的色彩渐变来弥补，一种真实的感觉逐渐演变成了让人信赖。

主视觉中产品主诉求"减少复发，保肺安心"采用了白色套红色黑体字。红色字是为了与整体暖色系相协调，白边与整体色调形成大的反差变得更加突出醒目和吸引眼球；副诉求采用深红色小字号黑体字，提示补肺活血胶囊是"影响COPD进程减少肺心病复发之选"。在左上角还需加入企业LOGO。

3. 主视觉延展与应用

主视觉代表了肺活血胶囊主形象，可以作为产品的的VI，以唯一视觉符号进行延展，用于产品推广、宣传、展会等活动的不同场景以及推广工具和物料设计当中，包括：产品 DA（产品介绍彩页）、PPT 模板、论坛背板、易拉宝、医生处方提示物等。

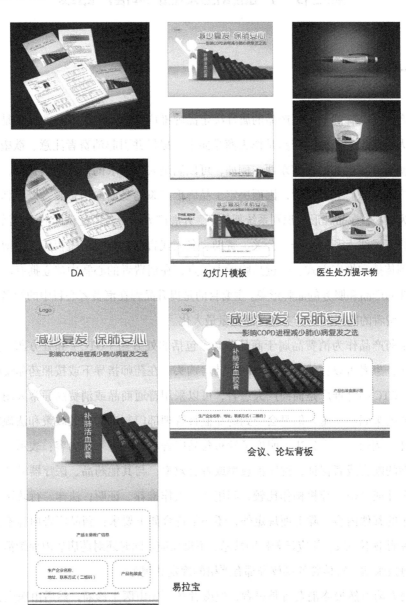

图 12-4　模拟推广工具组合

第三节 产品属性决定品牌推广路线

一、药品属性分析

产品是品牌的基础，产品的属性决定品牌推广策略。产品广义的概念是可以满足人们需求的载体。产品是作为商品向市场提供并引起消费者注意、欲望、获取、使用或者消费的任何东西。例如，可以满足人们需求的商品或消费品，其品牌推广对象是广大消费者，因而决定了品牌推广策略是面向消费者，以品牌定位策略为核心，在品牌形象识别系统架构下，开展广大消费者广泛认同的系列活动，包括线下或线上利用广告、公关、赞助、名人代言、新媒体（短视频、微博、微信）等传播和推广方式。通过品牌诉求触点，在消费者的心智中建立拥有产品独特个性的产品和服务的品牌形象。主要目的是提升品牌在消费者心目中的知名度，促成消费者的购买欲望，实现产品销量最大化。

医药产品作为消费品属于商品范畴，包括非处方药（OTC）和处方药，其中的 OTC，患者可以在线下药店或网上药房购买，在药师指导下或按照药品说明书使用。OTC 品牌推广是面向广大患者，可以采用普通商品或消费品通常采用的策略和方式策划和实施。但是会受到药品监督管理部门制定的相关政策和法规的严格管理，例如，《广告法》明确了发布药品广告不得含有下列内容：表示功效、安全性的断言或者保证；说明治愈率或者有效率；与其他药品、医疗器械的功效和安全性或其他医疗机构作比较；利用代言人作推荐、证明；法律、行政法规规定禁止的其他内容。除上面规定外，还必须符合如下要求：药品广告内容不得与药品说明书不一致，并应显著标明禁忌、不良反应。同时还对药店店内促销活动、促销海报张贴、宣传牌的摆放等都有严格的规定和规范。

处方药虽然最终消费者是患者，但患者必须先由医生诊断，然后由医生根据病情选择并处方适当的治疗药物；患者根据医生开具的处方在药店购买、医院门诊药房取药，或住院治疗时遵照医嘱在医生指导下服用。因此从医药营销的视角看，处方药的销量产出来自临床医生而非直接来自消费者（患者）。

经济学针对卫生服务市场，在 70 年代 Tuchs 教授和加拿大 R.G.Evans 教授提出诱导需求理论（Induced Demand Theory）。该理论认为：医疗服务市场有需方被动而供方垄断的特殊性，供方医生对卫生服务具有决定作用，能左右消费者的选择。其含义是医疗卫生服务本身的特殊性决定了医生和患者之间存在的信息不对称，医生具有医学知识，掌握着患者没有掌握的信息，而患者掌握的相关信息有限，加之疾病的复杂性、不可预见性等，使得医患双方拥有的关于病情和诊疗服务的信息不对称，医生行为在诊疗中占主导地位，医生利用其在信息资源上的优势可以诱导病人的需求。虽然这是一个卫生经济学针对医生诱导消费的问题，但是从另一侧面佐证了医生是处方药消费的决策者。药品作为特殊商品的属性决定了处方药品牌推广应当围绕医生而展开。

二、学术推广是品牌推广唯一途径

为确保患者安全用药，处方药品牌推广策略会受到限制。我国《药品管理法》对处方药广告有严格规定：处方药可以在卫生部和国家食品药品监督管理局共同指定的医学、药学专业刊物上发布广告，但不得在大众传播媒介发布广告或者以其他方式进行以公众为对象的广告宣传。处方药不得以赠送医学、药学专业刊物等形式向公众发布处方药广告。处方药名称与该药品的商标、生产企业字号相同的，不得使用该商标、企业字号在医学、药学专业刊物以外的媒介变相发布广告。不得以处方药名称或者以处方药名称注册的商标以及企业字号为各种活动冠名。处方药广告的忠告语是："本广告仅供医学药学专业人士阅读"。

OTC 药品可以直接面向消费者在大众传播媒介，如报纸、杂志、电视、广播、海报、互联网等进行宣传推广，而这对于处方药的品牌传播与推广是不被允许，因而是不适用的，对处方药品牌传播与推广提出了挑战。因此，面向医生开展专业学术推广势必成为中成药品牌传播与推广的唯一途径。

专业学术推广有很多种表述，依据《医药代表备案管理办法（试行）》的相关规定，可以将专业学术推广定义为："按照拟订的医药产品推广计划和方案，通过当面与医务人员和药事人员沟通、举办学术会议、讲座、提供学术资料、互联网或电话会议沟通以及医疗机构同意的其他形式，向医务人员传递医药产品相关信息；协助医务人员合理使用本企业医药产品并收集、反馈药品临床使用情况及医院需求信息"。

专业学术推广的目的：搭建企业与专家、临床医生沟通的桥梁；准确快速向医生传递产品相关的医学信息；促进临床医生合理用药，让更多患者获益的同时助力提高医生的诊疗水平。还可以营造良好的学术氛围，帮助企业树立专业品牌形象。

第十三章　构建医学驱动型营销组织

第一节　新架构新组织

制药企业开展专业学术推广营销战略大方向一经确定，建立面向医生的专业推广组织是首先要做的工作。90 年代末期国内制药企业模仿跨国药企学术推广模式，相继建立了市场部来承担学术推广工作，大多数企业采用了 2 种组织架构如图 13-1，图 13-2 所示。两种架构中的医药代表均承担销售任务，销售业绩作为唯一考核标准，因此，称之为销售驱动型营销组织架构。

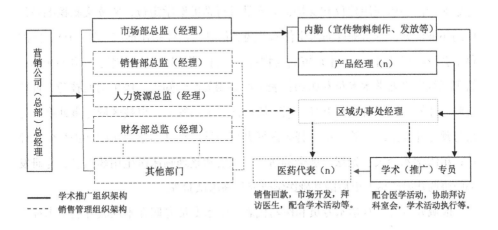

图 13-1　销售驱动型营销组织架构（1）

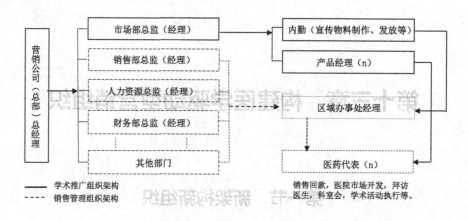

图 13-2　销售驱动型营销组织架构（2）

在此营销架构中，承担产品学术推广的部门当属市场部，其中关键岗位是产品经理，市场部往往由数名产品经理依据产品线或单个产品划分，分别负责制定产品推广策略、计划与行动方案。具体工作按照先后次序涵盖以下 10 项内容：市场调研，对标竞争进行产品市场潜力与市场格局分析，提出产品发展的应对策略；与药品相关治疗领域医学专家沟通国内外最新医学进展的信息与循证证据，获取专家对产品临床应用建议和支持；对产品进行精准医学定位，阅读文献挖掘高价值的循证证据，总结提炼向医生传递的药品信息；设计制作推广工具：DA、医院科室会与内部培训 PPT、推广资料与物料等；制定推广策略、方案、计划与预算；培训区域办事处学术专员和医药代表（产品相关医学知识、医生沟通技巧、推广策略与计划、讲解科室会 PPT、正确使用推广工具等）；审核区域办事处推广计划与预算并报上级主管批准；督导区域办事处推广计划的落地实施并进行效果评估；组织学术会议、论坛、展会等活动；收集和整理临床医生用药信息、与研发部门协调开展产品上市后的基础医学研究与临床试验等。

区域办事处设有学术专员和医药代表。学术专员专职在本区域开展学术推广活动，图 1。学术专员类似外企的 MA，又称产品专员。主要工作内容：区域内专家拜访，获得专家对产品的帮助与学术支持；协助医药代表拜访临床医生，解答临床用药疑问；执行市场部批准的推广行动计划，负责区域内推广活动（学术会议、医生研讨沙龙、科室会等）组织、协调、评估；医药代表培训（产品相关医学知识、医生沟通技巧）；医院科室会讲解 PPT；收集汇总临床用药信息向产品经理反馈；跟进区域内医院开展的临床试验研究进度，协调解决出现的问题；协助办事处经理进行市场开发。

有些企业未设学术（推广）专员岗位，而是将医药代表定义为销售、学术推广工作一肩挑。

2015 年，国家职业分类大典修订工作委员会将医药代表医药代表作为正式职业，纳入《中华人民共和国职业分类大典（修订版）》。将医药代表职业定义为代表药品生产企业从事药品信息传递、沟通、反馈的专业人员。并将医药代表职业类别归属为专业技术人员。对于医药代表的工作任务，《职业分类大典》规定，一是制定医药产品推广计划和方案；二是向医务人员传递医药产品相关信息；三是协助医务人员合理用药；四是收集、反馈药品临床使用情况。

2020 年 12 月 1 日起实施的《医药代表备案管理办法（试行）》，规定了医药代表必须通过国家药监局委托的中国药学会建设和维护的备案管理平台进行备案。强调了医药代表是代表药品上市许可持有人在中华人民共和国境内从事药品信息传递、沟通、反馈的专业人员；明确了医药代表不是销售人员，禁止医药代表承担药品销售任务，实施收款和处理购销票据等销售行为，为医药代表从事销售画上了句号。该《管理办法》的实施意味着处方药包括中成药的营销模式由销售驱动向医学驱动的转型势在必行，需要将原有营销组织架构进行适当调整。较为理想的医学驱动型组织架构见图 13-3，图 13-4。

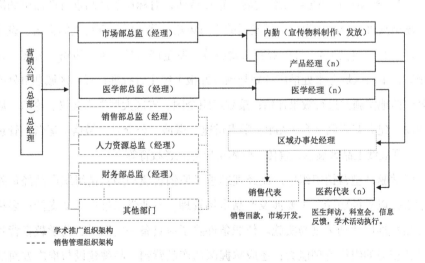

图 13-3 医学驱动型营销组织新架构（1）

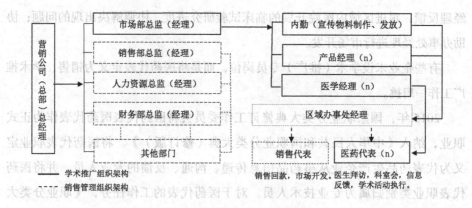

图13-4　医学驱动型营销组织新架构（2）

第二节　新职责新要求

医学驱动型营销组织架构仿照跨国药企市场部职能分为学术推广与品牌推广两个部分。分别由产品经理与医学经理（或建立医学部）承担。省/区/市根据医院等级、数量合理设置若干医药代表岗位。

（1）产品经理的主要工作内容：市场调研，对标竞争产品进行产品市场潜力与市场格局进行分析，提出产品发展的应对策略；将医学经理提供的文案、设计制作推广工具，包括DA、推广资料与物料等；制定产品学术推广策略、方案、计划和预算；审核区域办事处推广计划与预算并报上级主管批准；督导区域办事处推广计划的落地实施并进行效果评估；策划组织全国、省区大型学术会议、论坛、展会等活动；建立互联网平台（APP、学术讲座、微博、公众号、微信）运营、管理和维护；开展线上品牌展示、宣传、学术讲座与患者教育等。

医学驱动型营销组织中产品经理继承了原销售驱动型营销组织产品经理除去医学事务以外的职能。主要涉及产品市场管理；专业学术推广活动支持；多种形式的品牌推广活动策划与实施。任职条件除了应具备一定医学、药学教育背景，需具备较强的组织管理能力；还应掌握医药产品营销、品牌建设与推广方面的知识。特别是对运用互联网开展品牌推广应当有深刻体悟，并具备相关知识与运营管理技能。

（2）医学经理主要工作内容：与药品治疗领域医学专家建立合作达成共识，获取专家对产品临床应用建议和支持；参加学会等的学术活动，跟进最新医学进展；对产品进行精准医学定位，阅读文献挖掘高价值的循证证据，总结提炼向医生传递的药品信息；培训医药代表（产品知识、医生沟通技巧、科室会 PPT 讲解与演练、正确使用推广工具等）；协助医药代表制定区域医学策略和行动计划；收集和整理临床医生用药信息，及时回应临床用药出现的疑问；与研发部门协调、配合制定开展产品上市后的基础医学研究与临床试验等，临床试验方案的设计，实施，跟进；支持产品上市。

医学经理相当于跨国药企的 MA（Medical Advisor），翻译成中文是"医学顾问或医学助理"，主要负责产品发展策略制定；医学专家沟通、国际国内最新医学进展的跟进；制定医学策略（产品定位、医学信息、推广支持）和行动计划；临床试验方案的设计，实施，跟进；管理产品生命周期等。由此，决定了医学经理任职条件非常严苛。首先应具有较为深厚的医学教育背景，最好有一定的临床经验的医生或药物研发经历；必须能够无障碍阅读医学文献和诊疗指南；能够和专家及一线临床医生进行无障碍顺畅的专业沟通；熟悉药物临床试验流程与方法，至于其他技能会在入职后通过培训和在实践中获得。

（3）医药代表的主要工作内容：拟订医药产品推广计划和方案；向医务人员传递医药产品相关信息；协助医务人员合理使用本企业医药产品；收集、反馈药品临床使用情况及医院需求信息。可以通过 5 种形式开展学术推广等活动：在医疗机构当面与医务人员和药事人员沟通；举办学术会议、讲座；提供学术资料；通过互联网或者电话会议沟通；医疗机构同意的其他形式。

医药代表则相当于跨国药企的 MSL，全称 Medical Science Liaison，中文翻译"医学联络官"，其工作只是传递医学科学信息，合规化学术推广，不进行除此之外的药品推广和营销。新规定义一名合格的医药代表需要满足的基本要求是：需要具备专业的医学背景，掌握一定的医学和药学基础知识，还要有优秀的沟通能力。入职后需要接受相关的职业培训，包括与产品相关的医学、药学等专业领域知识；合规准则与行为规范；拟订医院产品推广计划和方案；医生沟通的技巧；

临床用药信息收集与反馈；科室会幻灯片讲解演练等。由于医药代表不再直接参与药品的销售，而是专注于规范的学术推广工作，势必对医药代表提出更高要求，不仅具有医学或药学专业背景，还需要具有较高的学识素养，同时还需具有高超的沟通能力。

　　总而言之，医学驱动型营销组织新架构中的市场部医学经理、医药代表工作内容体现了对于人才专业技能的要求。要想达成处方药包括中成药专业学术推广目标，助力企业实现理想的销售业绩，建立一支专业的推广人才团队，是成功最基本的保证。

第十四章　中成药学术推广策略

第一节　医生需求是学术推广动因

一、医生需求分层

不管是推广计划和方案的拟订，还是方案的实施，都是以医生群体为中心。首先需要了解医生群体的职业特征，探寻医生群体对专业学术推广真实的需求，不妨借鉴马斯洛需求层次理论加以分析（图14-1）。

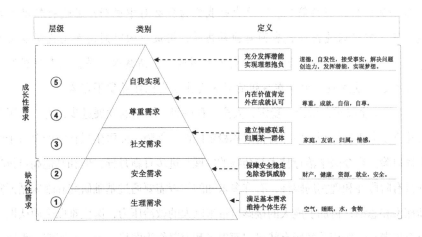

图 14-1　马斯洛需求层次（五级）模型

马斯洛需求层次理论从人的动机角度提出需求，强调动机是由人的需求决定的。而且每一个时期人都会有相应的需求占主导地位，而其他需求则为从属地位。人的需求分成生理需求、安全需求、归属与爱、尊重需求和自我实现五个层次。

需要有一个从低级向高级逐级发展的过程，这在某种程度上是符合人类需要发展的一般规律的，对于医生这一群体也不例外。应用这一理论探讨每一时期医生群体中占主导地位的需求，为探寻在专业学术推广过程中采取相应的服务，满足医生从低级向高级逐级发展的需求具有启发意义。

（1）生理需求：食物、水、空气、休息、睡眠、薪酬等需求。它们是人的需要中不可或缺的生存与物质基础，是最重要的需求。当今物质供给较为充足的情况下，保障了医生的基本生活需求。但是医生属于极度辛苦职业，他们很少有休息日，是唯一周六还需正常工作的群体。医生日常工作非常繁忙，诸如每周在门诊病房间转换；每日晨会与查房，记录病历，确定分管每一个患者的诊疗方案并给出医嘱；同时还要完成教学、科研任务和线下线上会诊工作。遇到抢救病人、手术日一连几台手术耗费大量精力和体力，废寝忘食过劳加班是医生工作的常态。此时医生未被满足的需求是充足睡眠、时间、休息。

提示：医药代表传播的产品推广信息应当提供"极其简化的信息"。正像美国定位大师里斯．特劳特所言"传播和建筑一样，越简洁越好。你必须把你的信息削尖了，好让它钻进人们的头脑；你必须消除歧义、简化信息，如果想延长它给人留下的印象，还得简化。"这也是我们为什么对中成药产品进行精准医学定位的初衷。它可以使医药代表面对面拜访时，用最少的时间向医生说明最精准的产品医学信息。还有科室会用30分钟左右时间，讲清楚医生关注的药理机制、疗效、安全、用法用量。力争在最短的时间内让医生记住并留下印象。

（2）安全需求：健康、稳定、安全、秩序等。社会的发展进步，为广大医务工作者建立了完善的福利、医疗等待遇和稳定的职业保障，而医生最在意的莫过于职业安全性风险。当今医学治疗技术与药物的发展与进步日新月异，但和其他高科技学科一样具有阶段性和现实局限性，有许多未知的领域需要通过基础研究和临床循证实践不断探索和总结；再加上庞大的接诊量带来巨大的救治压力，医生难以全面认识和预知每个患者与疾病相关的所有状况。而患者和家属作为弱势一方，对医疗过程缺乏专业性了解和认识，对医学专业的了解带有一定片面性，导致医患之间严重的信息不对称。当对医生过高，甚至超过医学本身的心理期待与现实发生了矛盾时，可能会导致医患关系恶化，引发医疗纠纷。医生就会成为某种程度的"高危"职业。随着医疗卫生体制改革的不断深入，制定了相应的法律法规，医患权益可以得到充分保障。

另一方面，药物的安全性，即患者使用药物有可能引发的不良反应事件也是引起医患矛盾的重要诱因。所以药物的不良反应、禁忌症等，尤其中成药注射剂，是医生处方或了解药物的重要关注点。

提示：在向临床医生传播产品时，要采取对医生和患者负责任的态度，以循证证据向医生传递药品真实的安全信息和使用方法。例如，中药注射剂"苦黄注射液"，大量临床循证证据显示不仅"急则退黄，缓则护肝"，同时还具有良好的安全性。在查证了国家药物不良反应监测报告，提出了"年数十万黄疸患者临床经验：罕见发生不良反应的中药注射剂"的结论。以消除医生对该药物安全性的担忧。

（3）社交需求：归属和爱的需要，一个人要求与其他人建立感情的联系或关系，这种需求属于较高层次的需求。人都有一种归属于一个群体的感情，希望成为群体中的一员，并相互关心和照顾。例如，医院内部根据专业分工分为不同的科室，科室医生分为若干小组，提供了同事间密切配合，经验交流以及社交往来机会，建立起和谐温馨的人际关系。

提示：企业可以通过学术推广活动为医生间交流搭建平台和创造机会，例如：线下科室会、医生沙龙等和线上微信公众号等；还有邀请不同医院医生参加的访谈会，不仅为企业产品提出建议，同时也为医院和科室学术与情感交流提供了难得机会。

（4）尊重需求：属于较高层次的需求，涵盖成就、名誉、地位和晋升机会等方面。尊重需求既包括对成就或自我价值的个人感觉，也包括他人对自己的认可与尊重；即保持自尊同时也希望受到别人的尊重。自尊心是能使人自强不息，尊重自己，维护自己的人格尊严，不容许别人侮辱和歧视的心理状态。医生的自尊心与其所处的地位相联系，它来自自身学识、高超的诊疗技能、勤奋的工作精神、对患者负责的态度。

自尊需求使医生相信自己的力量和价值，会使得自己更有信心和能力，更有自豪感。医生自尊需求被满足的同时，必然也会受到外界的尊重。例如上级奖励、表扬、颁发荣誉；患者的认可和赞扬；获得深造的机会、职称晋升等。

提示：专家、医生参与产品学术推广活动的必要性，例如，举办学术论坛，邀请专家就与企业产品相关的前沿医学进展演讲或巡讲，即可展现演讲专家的权威性，获得现场医生的认可和尊敬；医生还可以从演讲内容获益。还可以与医学会合作短期业务培训，按照规定学时授予学分，对于医生职称晋升带来帮助。

（5）自我实现需求：属于最高层次需求，是指人们追求实现自己的能力或者潜能，并使之完善化。在人生道路上自我实现的形式是不一样的，每个人都有机会去完善自己的能力，满足自我实现的需要。马斯洛提出，为满足自我实现需要所采取的途径是因人而异的。自我实现的需要是在努力实现自己的潜力，使自己越来越成为自己所期望的人，这与医生群体的特征非常的吻合。医生的职业生涯始终都在不断挖掘自身潜力，保持学习能力，超越自我，追求极致，实现自己的人生价值。

二、医生对医学信息需求

医生可能是最爱学习的群体了，医学是一个飞速发展的学科，医生知识的更新速度和医学信息更新频率在加快；医生需要终身学习，才能跟得上医学的发展，否则将会被淘汰。不管工作、生活有多么繁忙，仍然要挤出时间学习和关注医学信息，包括中外文医学书刊、文献数据库、指南、共识、医疗规范、药物、医学伦理和相关法律知识等。从中了解新的医学理论、诊疗新技术、新药物、新方法、新进展。因此不断学习提升自身医学信息素养是医生的刚需。

医生对医学信息的需求取决于其是否具备的信息素养，信息素养是指人们对于信息的获取、认知、评价以及交流的能力。科学技术高速发展的今天，社会各方面的信息化也越来越普遍，医学信息也是如此。如果知识信息不能及时更新会影响到疾病的诊断与治疗，有学者指出，未来的知识信息将对医学的临床工作产生巨大的影响，甚至超过药物和医学技术。刘艳对来自三级医院、二级医院和基层医疗卫生服务机构的 600 名医师医学信息认知情况进行调查与分析结果显示，多数临床医师认为医学信息和信息素养具有重要的临床意义（表 14-1）。

表 14-1　临床医师对医学信息和信息素养重要性的认知情况

医学信息和临床工作关系	例数	医学信息与临床诊治的意义	有效
非常密切	168/28.0	非常重要	70/11.67
密切	222/37.0	重要	111/18.5
一般	64/10.67	一般	18/3.0
不密切	4/0.67	不重要	1/0.16
非常不密切	0/0	非常不重要	1/0.16

朱妍昕采用文献计量学方法，在 PubMed、中国生物医学文献数据库、维普数据库对国内外医务人员的信息来源和信息需求进行文献调研，分别就知识层面和目的层面对医务人员的信息需求进行了分析。

知识层面：医务人员常见的 7 大信息需求为诊断、治疗、药物、症状特点、最佳证据、患者教育、病史。根据医务人员主要工作职责，诊断和治疗被认为是他们的首要信息需求。药物信息也是十分重要的需求，在帮助医生对症处方药物的同时了解药物的副作用等信息；对最佳证据的需求，更充分地表明医务人员需要循证医学的相关信息以辅助临床决策（图 14-2）。

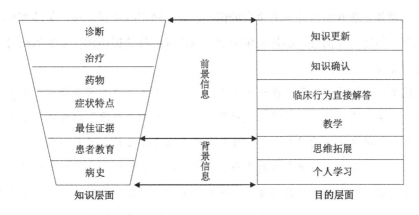

图 14-2 医生医学信息需求分类

目的层面：涵盖 6 大信息需求：知识更新：更新或帮助回忆已知的知识；知识确认：检视自己的知识，从而获得自我满足或是准备演讲、行动、告知患者等；临床行为直接解答：解答临床实际遇到的问题，加快行动；教学：通过各种方法教导实习生，包括讲座、示范等；思维拓展：在治疗、诊断或患者的整体情况方面激发想法；个人学习：促进个人学习或满足好奇心。

以上两个层面的信息需求相互重叠，没有完全的对应关系，根据不同的实际情况，有不同的所属关系。例如对诊断或治疗的信息需求可属于知识更新的需求，也可能属于知识确认的需求。对最佳证据的需求可能是出于知识确认的需求，也可能是为了临床行为的直接解答，以加速临床决策。

唐娅佳等问卷调查了 184 名医护人员，统计结果显示对医学信息主要有 3 个方面需求：为解决临床疑难病症；为完成科研课题；为撰写论文。调查发现有 121

名临床医护人员查找信息的目的是以解决临床疑难问题为主，占到调查总人数的65.76%；有132人回答经常遇到疑难问题是信息需求的原动力，占到调查总人数的71.74%；有48.37%的人员查找资料是为了提高业务水平；29，35%的人员查找文献是为晋升需求撰写论文。说明大多数临床医生查询资料、获取信息主要目的是以解决临床问题为主。

傅鹰等通过对535名临床医师进行问卷调查，以了解医生接受和初步评价药物信息及改变处方行为的规律和特点。结果显示有55.3%的医生通过制药企业的宣传介绍首次获知新药。这一结果恰恰说明医生需求构成专业学术推广的动因。势必会增加企业开展专业学术推广的信心。通过制定专业学术推广策略和推广活动向医生传递产品信息，满足医生医学信息需求，帮助提高诊疗水平的同时使广大患者受益。

提示：为了满足自我实现这一医生最高层次需求，企业可以针对产品开展上市后临床试验研究，以帮助产品获得符合循证医学"金标准"的疗效与安全性证据，从而促进在临床的推广使用。临床试验是由专家设计，通过一线医生辛勤工作完成的，医生在亲身参与的过程中获得了药物真实的疗效和安全性最佳证据；同时临床试验研究经医学期刊发表、被引用或作为科研成果获奖等，医生的能力和潜能得到发挥，自我实现的需求得到了满足；鉴于多数医生首次获知新药信息来自企业宣传介绍，产品经理或医学经理在制定产品策略时必须抓住"首次"这一机会，最短的时间；最精炼的医学定位；最有力的证据做到让医生印象深刻；向医生呈现学术推广资料的内容要尽可能的介绍或触及与推广产品相关的新医学理论、诊疗新技术新方法、新进展，以满足医生不断学习提升自身医学信息素养的需求。

总之，运用马斯洛需要层次理论探寻医生群体的需求，给我们的启示主要体现在对于医生的发展在满足了基本的需要后，要有一个安全的环境；之后需要得到关心；爱护尊重；最终才能获得更好的发展，实现更高的需求和目标的实现。了解医生的需求，为企业开展专业学术推广，向医生传播医学及药物信息提供了机会。

第二节 学术推广方式的选择

一、线下推广

线下推广普遍采用的方式包括"一对一"的医生拜访；科室会；医生沙龙；学术会议、医学论坛等。采用何种形式，取决于产品上市后不同阶段的需求；产品医院市场的覆盖率；医生对产品的认知程度及临床应用情况等。

1.产品上市初期

产品上市最初阶段需要医药代表通过"一对一"的医生拜访，尤其是拜访对科室用药有决策权的科主任，通过介绍产品以争取达成进药支持。一旦药品获得批准进入临床使用，往往需要组织科室医生召开科室会。医药代表针对医生普遍关注新药的四个需求（药理机制、循证证据、使用方法、安全性）进行 PPT 讲解。目的是通过讲解，让医生初步了解药物，达成尝试处方。实践证明科室会是有效的学术推广方式，同时提供了充分展示医药代表自身专业素质和企业专业形象的机会。

要想开好一场科室会，开场白非常重要。例如：苦黄注射液科室会开场白："感谢 X 主任提供这次机会，对各位老师在百忙之中抽出时间参会深感荣幸，我是 ××（企业名称）的医药代表，我叫 ×××，下面有我跟大家一起分享一种治疗黄疸型病毒性肝炎的中药注射剂，药品名称为苦黄注射液"。之后讲解每张 PPT 都应做到有内容、有重点，无须长篇大论，重点讲产品，切忌过多宣传企业。完成讲解后还要征询医生对讲解内容的疑问或异议，展开互动讨论。会议时间一般控制在 20 至 30 分钟左右，会后要做回访，首先拜访主任了解科室会的效果，收集医生的看法和建议并反馈给医学经理。

当医生开始尝试使用之后的拜访对象将是处方医生，重点沟通医生用药体会以及答疑解惑，目的是帮助医生增强处方药物的信心，提升处方量。

2.产品销量平台期

当医生处方达到一定数量处于平台期时，需要再次召开科室会，由医学经理针对医生用药遇到的问题进行深入解析。目的是提升药品临床应用价值，促成医生习惯处方行为。

当医生临床用药经验积累到一定程度，则需适时举办临床医生参加的沙龙讨论会，沟通信息；交流临床用药体会；病例讨论；听取医生反馈与建议。目的是倾听医生的声音，收集临床一线的用药信息（疗效、不良反应、病例），进一步与医生建立互信关系，巩固和提升处方量。

3. 产品销量上升期

当产品已完成区域医院或全国医院覆盖，为了扩大学术影响，参加学术会议是非常必要的。学术会议一般分为三类，分述如下：

（1）国内具有强大影响力的临床医学专科大会：国内医学界具有强大影响力的临床医学专科大会主要有"长城会"、"CSCO大会"和"天坛会"三大会被广为熟知。

长城心脏病学会议，简称"长城会"，是32年前由胡大一教授开拓引领，从最初的介入培训开启了长城会的序幕。今天的长城会已经成长为覆盖亚太、面向世界的万人盛会。大会邀请到更多海外知名专家学者，汇聚各省市多家医院及医疗服务机构，吸引了更多不同层次和领域的心血管及相关医务人员通过参加大会紧跟国际最新学科前沿动态，开阔视野，更新观念。大会为上万名与会者搭建了学习、交流和展示成果的机会。

中国肿瘤学大会（CCO）简称"CSCO大会"，是中国临床肿瘤学会（CSCO）学术年会，也是国内最具影响力的肿瘤学的盛会。大会成立于1997年，由临床肿瘤学工作者与相关企事业单位自愿组成的全国性、学术性、非营利性专业学术团体。如今已成为中国临床肿瘤学界最活跃的专业学术组织之一。一年一度召开的"CSCO大会"都会吸引国内外上万名不同层次肿瘤及相关医务人员参会，对国内外临床肿瘤学界产生着深远影响。

中国卒中学会学术年会暨天坛国际脑血管病会议，（CSA & TISC）简称"天坛会"。2001年诞生，2015年中国卒中学会成立后，每年的学术年会与天坛会合二为一已成为我国乃至世界脑血管病领域具有重要影响力的学术交流平台。

三大会议每年最大限度地满足最新学术进展与临床实践相结合的需求，让经典学术论坛总能推陈出新演绎新的话题，论坛涵盖了各学术分会领域，具有人才荟萃、智力密集、信息畅通、凝聚力强、创造力盛等优势和特点，是我国知名度最高、权威性最强，同时向国外学者展示近年来中国医师的研究贡献。三大会每年举办一届，分别有上万名来自国内外的专家、临床医生参会，共同特点是，设置主题报告、创新论坛，分论坛专场（又称卫星会），邀请知名专家与临床医师分享最新科研成果、交流实践经验。同时为参会企业同步开设线上卫星会和云展厅，新产品、新技术和新成果展示提供了平台。

（2）中华医学会、中国中西医结合学会学术年会：两大学会是中国医学界最具凝聚力、权威性、号召力、学术影响力，由广大医学科学技术工作者组成的学术性团体。分别下设 60 多个专业分会或专业委员会，其中临床医学专业委员会分别有 30 多个；每个省 / 市还下设有地方分会。两大学会下的多种期刊，为广大基础医学工作者和临床医生开展科研课题研究、撰写论文、综述、指南发布与解读、临床疑难病症病例、临床诊疗经验分享、新药信息等提供了成果展示和学术交流平台。同时也是医生接受继续教育，不断获取新信息、新知识的重要的途径之一。两大学会专业分会每年例行都会举办年度学术会议，由分会专家报告本学科国内外最新进展、最新科研成果发布和经验交流。大会之外开设分论坛或卫星会及企业新药展示区。

以上大型学术会议的举办，为制药企业展示和推广产品提供了绝佳的机会。可在三方面获益。一是品牌宣传，利用展台展示产品；视频播放讲解产品或现场讲解和答疑；发放具有学术价值的推广资料，以满足来自全国各地的临床医生获取药物信息的需求。二是为产品上市后开展有价值的基础或临床研究成果信息传播提供了机会，例如，"中药补肺活血胶囊对 PM2.5 模型小鼠肺炎性损伤的影响"研究；"补肺活血胶囊治疗新型冠状病毒性肺炎（COVID-19）康复期患者的多中心、双盲、随机对照究"，这样的研究成果非常适宜由参与研究的专家在大会发布或在卫星会宣读论文与讲解。三是医学经理可以利用参加会议机会结识更多专家，与专家就诸如产品上市后的基础药理学研究、临床循证医学试验研究的思路、选题、方案、建议等进行充分沟通，争取获得专家合作、支持与帮助。对于医药代表来说，会议为与自己所负责区域的参会医生在院外沟通交流提供了的绝好机会。

（3）区域学术会议、医学论坛：往往有二种举办形式，一是当地医学会举办的学术年会或医学专题论坛；二是企业和医学会合作就企业产品相关治疗疾病治疗领域医学进展举办的医学论坛。二种会议的举办一般是由当地医学会下发会议通知，企业在合规的前提下提供某种方式的赞助。参会人员多是当地专家、医院学术带头人和临床医生。企业获益的机会在于邀请认可产品的专家在规避商业宣传色彩前提下，就企业产品相关的学术问题中性客观的进行讲解。例如，2015年，某地中西医结合学会呼吸病专业委员会召开的学术年会，企业邀请呼吸病领域知名专家在会议报告中，首次提出了补肺活血胶囊治疗COPD"肺心同治"理论，获得了与会医生关注。会议还为医药代表提供了与临床医生沟通用药信息机会。

（4）企业自办区域产品学术推广会：是由企业医学部策划发起，市场部组织实施的产品学术推广会。目的是发挥区域专家的学术影响力和号召力，高效传递产品信息，实现区域内医疗机构产品的快速覆盖。这一会议形式往往设定一个主题，围绕与企业产品相关疾病诊疗最新研究进展由该领域专家作学术报告。往往专家演讲的内容不会直接为企业产品背书，会前医学经理就演讲内容需要与专家进行沟通，最理想的是将产品药理作用机制和令人信服的循证证据融入其中，做到与演讲内容相得益彰，达到与会医生感觉到该药品为治疗增加了一个选择。

二、线上推广

随着互联网、云计算、大数据、人工智能等信息技术不断发展，已进入到移动互联网时代，为新型数字化营销带来了快速发展的机会，为医药企业进行专业学术推广带来了新的契机。以互联网为载体，利用学术推广在线化、精准化、便捷化、交互性的优势，实现与专家、医生有效、快捷的互动交流是处方药包括中成药学术推广新的路径。

丁香医生数据研究院基于10065名医生的调研数据，发布的《2020中国医生洞察报告（Hi Doctor）》显示，62%的医生将线上时间用于医学相关行为；98%的医生曾线上观看课程；在所有线上医学行为中，超过90%的医生将"增长知识"列为线上课程学习的驱动因素之一。98%的医生2020年以来都在线上观看过医学相关的课程，且此渗透率在各类级别的医院、各种职称的医生之间几乎没有差异。75%的医生参与过线上学术会议，医生参与次数最多的来自于病例研讨、学术沙龙；调研中也发现，三甲、三级医院的医生交流、学习意愿更加强烈；94% 的医生在 2020 年观看过医学相关线上直播，且平均观看次数达到 18 次，直播内容充分结合临床实践知识、聚焦特定话题，受到重点关注。

该报告还显示，智能手机仍然是医生使用互联网进行医学相关活动的最重要电子设备，医生每周平均一半的时间用于学习提升。由此判断：医生院外数字化生活及学习行为线上化已成为新常态。由此可见，越来越多的医生选用网络或者移动设备等数字化渠道获取医学信息。在数字化的背景下，医生的互联网行为习惯和偏好，正在推动处方药线下结合线上开展学术推广方式的创新。目前线上学术推广大多采用以下 4 种方式。

1. 微信辅助拜访

微信是一款以移动终端为平台用于聊天的即时通信工具，它集聊天交友、信息推送与接收等为一体，即可以一对一交流，还支持多人群聊。可以利用移动终端随时随地在微信上发布图片、文字信息，利用微信的语音功能聊天互动。随着智能手机的日益普及，微信已逐渐成为人们生活中不可或缺的一部分，成为当下最流行的社交和自媒体工具。微信的双向互动的交互式微传播模式，以其简便的操作、免费的用户体验、不受时空限制的话语空间和精准化的传播功能等，为医学经理、医药代表线上拜访专家和临床医生提供了重要的辅助工具。

微信实现了线下与线上的融合与无缝对接，既支持可以与专家、医生一对一的文字或语音互动，也可以建立科室医生微信群进行多人群聊；沟通彼此感兴趣与药品相关的医学信息；分享临床用药经验；探讨临床用药出现的问题，做到及时接收信息并迅速进行反馈。通过微信还可以向医生发送文字或图片信息，例如，DA、科室会 PPT、医学文献、学术会议视频、专家授课视频等。微信辅助拜访的最大益处在于它的高时效、高粘性、高度精准、高触达率、低成本（人力成本、财务成本、时间成本）等，而且合规。线上微信拜访还可以做到全程数据留痕，帮助企业掌握医药代表工作情况，有利于对医药代表管理与考核。

2. 微信公众号

通常微信公众号是信息提供者定时向用户推送服务信息并与用户进行交流互动的平台。由于微信用户只订阅感兴趣的公众账号，因此信息推送更具针对性。

因此，进行产品学术推广时，利用微信平台向临床医生推送有价值的学术信息不失是一种种有效的传播手段。医生可以通过手机终端的扫码功能对栏目或标题的二维码进行扫描识别，实现对栏目推送内容的阅读和参与互动。

微信公众号可以提供的服务，对内要服务于企业产品的营销战略和产品的学术推广策略；对外服务于关注企业产品的医生群体。借助微信公众号开展学术推广的关键在于推送的内容，好的内容可以实现高的到达率，能引起医生的关注与共鸣，从而进行分享和扩大传播范围。首先，承担品牌推广工作的市场部需要招聘或培养专业的内容编辑，做到推送信息要具有专业性和可读性。

微信公众号信息的形态和呈现方式要多元化，包括特色栏目；医学新闻信息；微视频和可视化信息等。标题和内容要与医生对医药信息认知和需求有一定的契合度。例如，补肺活血胶囊，说明书规定了该药主治为肺心病（缓解期）。上市后的临床实践证实被广泛应用与治疗慢阻肺（CODP）并且获得了很好疗效，被纳入多个 COPD 诊疗指南推荐使用，例如，《中成药临床应用指南呼吸系统疾病分册（2016 年）》；《慢性阻塞性肺疾病中医诊疗指南（2019 年）》；2020 年 4 月世界中医药学会联合会发布了《国际中医临床实践指南慢性阻塞性肺疾病》等。因此，非常适合以"指南推荐补肺活血胶囊治疗 COPD"为标题，通过微信公众号发布。它的价值在于"医生就认指南"。试想当越来越多的医生阅读，并能够引导医生应用于 COPD 的治疗当中，将会是一举多得的结果，一是医生可能会关注、阅读指南；二是医生在指南的推荐下处方药品；三是患者得到了有效的治疗；四是提升了产品的学术品牌形象，同时收获了可观的销售业绩。

微信公众号还要追踪热点事件，紧跟热点问题。当然"热点事件"发生在产品本身。例如，补肺活血胶囊的两个"热点事件"，一是针对雾霾可能对人体呼吸道黏膜造成损伤，开展了补肺活血胶囊动物实验研究，发表了《中药补肺活血胶囊对 PM2.5 模型小鼠肺炎性损伤的影响》的论文。参与该项研究的单位有国家呼吸疾病临床研究中心、多家医院和大学研究机构；项目被列入中日友好医院2014 年院级横向课题科研基金项目。二是 2021 年有国内多家医院，组成包括钟南山院士在内专家团队制定的《补肺活血胶囊治疗新型冠状病毒肺炎（COVID-19）康复期患者的多中心、双盲、随机对照研究方案》，以原创研究文章（Original Research Article）成功发表 SCI（美国《科学引文索引》）。上述热点事件均通过微信公众号发布，引发了一定的反响。充分体现了企业与时俱进的学术氛围，同时给予临床医生带来对产品的信任感。

微信公众号还可以推送各类最新会议消息；Cell、JAMA、Nature、Science 等国际知名刊物的最新报道和医学新闻等，以增加医生对该平台的黏性。

微信传播技术改变了信息的形态和呈现方式，让微视频和可视化信息成为可能，利用微信公众号的微视频也可作为学术推广的一种手段加以运用。例如，可以邀请有影响力的专家，对一些与企业产品相关的医学前沿理论或诊疗技术等相关信息的分享，并制作成微视频发布。此外，微视频的内容与品牌宣传要有一定的契合度，在传播产品信息的同时还可体现品牌传播价值。

3. 第三方医教平台

多年前跨国药企就已经开始实施线上推广策略，近年来许多本土医药企业也在加入其中，大多采用与第三方平台合作的方式。丁香园是目前中国领先的数字医疗与医生教育平台，该平台即有 PC 端又有手机移动端，借助长期积累的丰富全面的医疗数据和高质量的数字医疗、医教服务，与广大医生、科研人士、患者、医院、制药企业等建立连接，通过专业权威内容分享与互动。成立 20 年来，服务上亿大众用户，并拥有 550 万专业用户，其中包含 210 万医生用户，占国内医生总数的 71%。在医生专业端，丁香园紧紧围绕医生的职业成长路径展开，满足了学术交流、继续教育、用药指导、职业发展等多个专业需求。

丁香无线产品中心收录了丁香园多款移动医疗健康应用，包括用药助手、医学时间、丁香医生等专业医疗健康应用，并提供产品下载地址及动态资讯。微信公众号提供了丁香医生、临床用药、用药助手、丁香会议、丁香公开课、医苑会等与医药企业面向医生的与学术推广相关的应用场景。

丁香园手机 APP 设置了多个热门板块，包括临床内、外、妇、儿科等临床学科、药学、基础科研、直播广场、丁香播咖、公开课、临床指南等。不仅已成为广大临床医生的超越时空限制随时获取医学信息的"口袋书"，也为医药企业提供了发布与产品相关医学、药学信息和邀请专家直播课程的平台（图 14-3）。

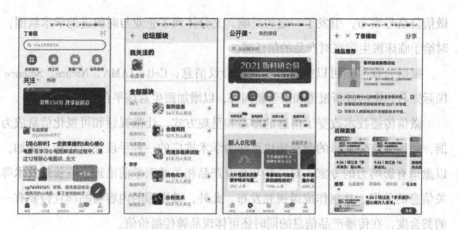

图 14-3 手机 APP "丁香园"部分场景设置

4.虚拟医药代表服务商

近年以来国家大力推进分级诊疗和基层医疗网建设，逐步实现了中心城市大医院的优势医疗资源借助 5G+ 互联网数字医疗手段与县级及以下基层医疗机构的对接。广大患者在不出县就可以享受到城市大医院专家的诊疗服务。专家所传授的先进的诊疗技术和治疗方案大大提升了广大基层医生的治疗水平。同时以往制药企业在大医院推广使用的产品必然会被推荐在医药代表尚未覆盖的基层医疗机构使用，出现了药企医药代表数量的不足，难以满足不断增加的基层医生对于药品信息的需求。因此，在此背景下以较低的成本实现学术推广活动面向广泛的基层医生的触达，"虚拟医药代表"应运而生。

虚拟医药代表又称"线上医药代表"，是医生的远程学术助手。其工作内容是通过电话、微信、会议覆盖等满足医生的学术需求和提供相关服务。提供虚拟医药代表服务的服务商大都是互联网公司，此项服务开展相对成熟的公司有医脉通、诺信创联、智云、梅斯、医界等。

以诺信创联为例，该平台是定位于基层医疗机构的一站式医药智能服务平台，服务医生数量超过 35 万，服务医疗机构超过 4.5 万家；利用 AI+ 大数据，对虚拟代表的拜访进行赋能；平台大数据会生成每日的拜访计划，包括拜访顺序、拜访要点、拜访时间；设置 CALL PLAN，主要是告诉代表拜访时说什么，在拜访的过程中，时时推荐药品推广信息和内容，并帮助代表回答医生的问题，促进医生观念转变及处方缔结。为保证拜访的质量与合规，还可以利用 AI 进行百分之百的质检。

平台的优势是在合规及医生知情同意的前提下，基于大数据算法和 AI 驱动，在正确的时间，利用正确的渠道，以正确的频率、向医生传递正确的信息。

虚拟医药代表的工作内容，包括传递药品的关键推广信息；进行医生需求调研；线上拜访与用药信息反馈；线上科室会 / 直播会等。可以满足企业对学术推广的基本需求，在合规前提下帮助企业开展更加精准的线上学术推广，建立更低成本、更高效和创新的数字化学术推广体系。

5. 第三方 SaaS 平台

SaaS 又称为"软件即服务"，即通过网络提供软件服务。用户不用再购买软件，而改用按定购的服务多少和时间长短向 SaaS 平台支付费用，且无须对软件进行维护，俗称"在线软件"，即通过互联网以服务形式交付应用程序，通过 SaaS 平台交付的软件也称为云软件、按需软件或托管软件。

对于企业来说 SaaS 的优势改变了传统软件服务的提供方式，减少本地部署所需的大量前期投入，企业无须购买软硬件、建设机房、招聘 IT 人员，就可以通过互联网使用信息系统。SaaS 产品互联网特性决定了它可以实现快速实施、便捷使用且价格低廉。

易药云目前是国内的专注于处方药专业学术推广的 SaaS 平台，该平台将企业端与医生端通过互联网交互融合，该平台数字化工具体系是由 PC 端的易药云；移动端的易拜访小程序（医药代表使用）和易学术 APP（医生使用）组成。线上学术推广的路径包括，药企通过平台制定线上推广计划分配给医药代表执行；医药代表通过易拜访，将学术信息资料（包含图文、视频等多种形式）传达给医生；医生在易学术 APP 上获取信息并学习，并在线填写反馈；最终医药代表将医生反馈提交药企审核，完成一个完整的学术推广流程。易药云数字化学术推广 SaaS 平台可实现多个应用场景（图 14-4）。

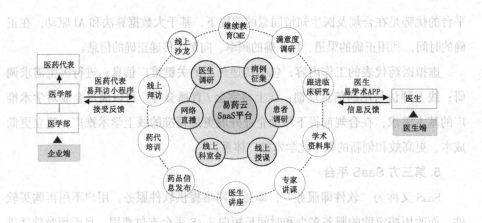

图 14-4　易药云数字化专业学术推广应用场景

　　SaaS 平台体现了标准化的推广流程，实现了降低人力成本、财务成本和时间成本。提高了效率，还可满足合规要求。更重要的是依托数据可帮助企业实现辅助决策。

第三节　中成药学术推广工具

一、推广工具内容编辑

1. 产品 DA

　　DA 是 Detailing aids 的英文缩写，"展示性广告"的意思。是医药代表在药品推广过程中常用于向医生讲解产品的视觉辅助工具之一。DA 可以帮助医药代表有效地向医生呈现产品的关键图文信息。产品 DA 内容的编辑与设计应遵循以下原则：

　　（1）将中成药医学定位作为推广主题：鉴于中成药精准医学定位的重要性，医学经理经过大量缜密细致的工作，确定了产品的医学定位，DA 提供了呈现产品定位最直接的载体。反映产品定位的主诉求一定要出现在 DA 首页的突出位置。DA 首页起到引导阅读作用，要以最"吸睛"的创意，突出产品定位和核心推广信息。

　　（2）以医生对药品认知作为关键推广信息的逻辑主线：对医生而言最初接触

到一个新药到形成处方习惯大致会经历，首先了解的是适应证、用法用量和安全性；接下来会关注药理机制、循证证据；会选择合适的患者尝试处方；观察疗效及患者是否获益；积累用药经验，扩大处方病例；形成习惯处方。这一过程伴随了药品从上市到初期的推广再到市场成熟所经历的过程。DA 编辑在顺序的安排上要符合医生对药物认知和处方行为路径，按照适应症、药理机理、循证证据、不良反应、用法用量逻辑顺序编排。DA 内容应完整展现产品的学术主张，向医生传达清晰的核心信息。为方便医药代表在短时间的拜访中尽可能阐述清楚关键信息，内容的设置上要尽量做到简洁明了。

（3）聚焦市场细分：西医医生非常关注药品聚焦某一特定疾病的独特作用与疗效，而不希望是"万金油"。例如，补肺活血胶囊聚焦在改善 COPD 特定指标而延缓肺心病的发生；苦黄注射液则聚焦黄疸型病毒性肝炎退黄细分市场。

（4）坚持学术中立原则：引用证据真实、可信、可寻、可查证。切忌夸大或强调该中成药可以完全替代或贬低另一种药物。如有需要与竞争产品进行比较，要用具有权威的研究数据、循证医学等关键证据作为支持自身产品的优势。

（6）与时俱进，推陈出新：DA 可分为成两种：一种是对产品全面综合的介绍，一般在产品进入市场的初期使用；第二种是对针对某一特定问题的介绍，比如随着上市后临床实践经验的不断积累或临床试验研究出现新的证据时可以专题介绍。

（7）突出运用标题、图表、图片展示推广信息：DA 是医药代表拜访医生讲解产品的辅助工具，所以编辑设计要能帮助到医药代表在有限时间顺畅完成讲解。最好的办法是 DA 内容尽量以标题、图表、图片展现，做到精确、简练、直观和形象化。

（8）设计风格与产品品牌视觉识别系统保持一致：DA 是企业的专业形象、审美风格的直接体现；还展现了品牌视觉识别系统与产品的定位的完美结合，透过 DA 要让医生感觉到它所蕴涵的产品故事。

（9）合法、合规：严格按照广告法和处方药品宣传文字使用的规定，切忌文字的夸大使用。要有固定版面展示完整的药品说明书原文；注明药品批准文号；清楚标明"内部资料，仅供专业人士阅读参考"等提示。

2. 科室会 PPT

科室会是学术推广中最基本的"规定动作"，被证实具有独特的作用。在短短30分钟左右的时间，当医药代表面对科室医生讲解产品时，非常期望借助一个高质量的 PPT。科室会 PPT 不仅可以展示产品所涵盖的学术内容，还可以为讲解者展示演讲才能和讲解技巧提供助力，同时还是展现企业的专业形象的重要载体。

一个好的科室会 PPT 要做到目的明确，主题鲜明，结构合理，衔接自然，重在证据，短而精炼，浓缩精华，简洁明了，清晰顺畅。首先内容要与产品 DA 保持一致；其次要符合 PPT 设计原则，即标题醒目，标题要反应整张幻灯片的中心思想；少用文字描述，能用图就用图；字体、颜色要统一；模板采用统一的产品品牌标识设计。PPT 页数要符合讲解时间要求，通常正文内容页数控制在 15 页左右。此外，科室会 PPT 需要根据产品上市不同阶段及不断开展的基础与临床研究获得的新证据及时进行补充和调整。

二、推广工具设计实例

1. 补肺活血胶囊 DA（图 14-5）

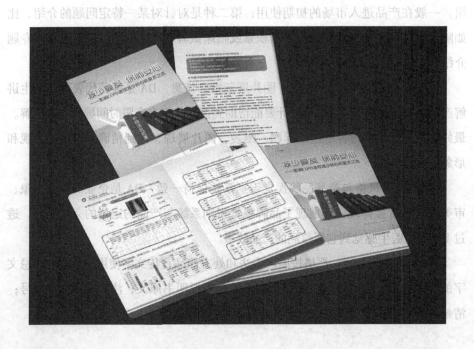

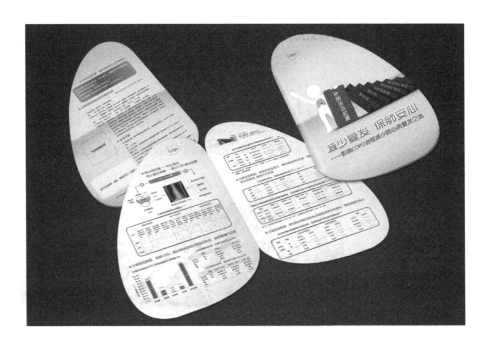

2. 苦黄注射液 DA（图 14-6）

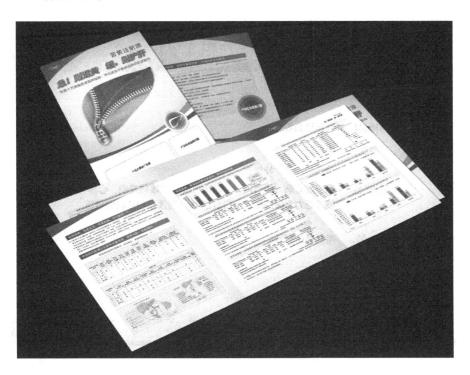

3. 补肺活血胶囊科室会幻灯片（图 14-7）

减少复发 保肺安心
——影响COPD进程减少肺心病复发之选

补肺活血胶囊

补肺活血胶囊说明书重要信息

通用名称： 补肺活血胶囊

产品类别： 中成药

成　分： 黄芪、赤芍、补骨脂。

适应症： 用于肺心病（缓解期），咳嗽气促，或咳喘胸闷，心悸气短，肢冷乏力，腰膝酸软，口唇紫绀，舌淡苔白或舌紫暗等。

包　装： 每粒装0.35g。

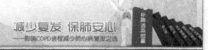

减少复发 保肺安心
——影响COPD进程减少肺心病复发之选

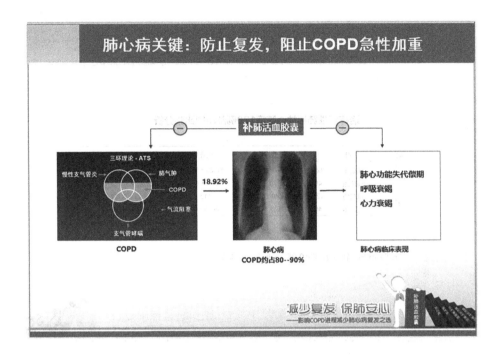

肺心病关键：防止复发，阻止COPD急性加重

补肺活血胶囊

三环理论·ATS

慢性支气管炎 —— 肺气肿
COPD
气流阻塞
支气管哮喘

COPD

18.92%

肺心病
COPD约占80--90%

肺心功能失代偿期
呼吸衰竭
心力衰竭

肺心病临床表现

减少复发　保肺安心
——影响COPD进程减少肺心病复发之选

补肺活血胶囊：减缓COPD进程减少肺心病复发

补肺活血胶囊现代药理学[1-80]

药理作用／中药	抗菌、抗病毒感染	增强呼吸道防御及免疫功能	维持Th1/Th2平衡	抑制气道炎症减少哮喘发作	抑制气道重塑抗肺纤维化	清除自由基减轻肺损伤	防止内皮细胞凋亡保护血管内皮细胞	防止肺动脉高压的发生	抑制血小板聚集改善血液流变性和肺循环	改善心肌收缩功能提高心输出量和心肌对缺氧的耐受性
黄芪	●	●	●	●	●	●	●	●	●	●
赤芍						●	●		●	
补骨脂	●	●	●			●				●

参考文献：[1-80]计算机检索中文数据库：中国知网数据库(CNKI)，中国生物医学文献数据库网络版（Si-noMed），重庆维普中文科技期刊数据库(VIP)，万方数据库(WanFang)，纳入的86篇文献总结得出。如有需要可提供。

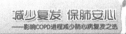

减少复发　保肺安心
——影响COPD进程减少肺心病复发之选

补肺活血胶囊：提高肺通气功能

治疗慢性肺原性心脏病120例肺功能比较分析[81]

指标	组别	n	治疗前	治疗后	变化值($\bar{x} \pm s$)
肺活量	试验组	120	82.10±15.97a	86.83±14.41	4.73±7.26b
	对照组	40	86.78±9.21	84.75±10.94	-2.22±3.12
一秒率	试验组	120	59.40±8.89a	68.31±8.86	8.91±6.76b
	对照组	40	60.31±6.87	66.80±6.91	6.49±5.67

试验组：补肺活血胶囊；对照组：金咳息胶囊

■ 与对照组比较，肺活量：P＜0.05，一秒率：P＜0.05。

[81] 陈凌等，补肺活血胶囊治疗慢性肺原性心脏病120例，中国新药杂志，
2005年第14卷第9期

减少复发 保肺安心
——影响COPD进程减少肺心病复发之选

降低肺心病血液粘度,改善血液流变学指标，降低肺循环阻力

治疗老年肺心病缓解期78例治疗前、后两组患者血液流变学指标比较[82]

组别	例数	全血比黏度低切		全血比黏度高切		Het	
		治疗前	治疗后	治疗前	治疗后	治疗前	治疗后
治疗组	40	11.5±1.8	10.0±1.6	5.8±1.1	5.1±1.0	46.5±4.8	43.3±4.2
对照组	38	11.4±1.7	11.0±1.4	5.8±1.2	5.6±1.1	46.6±5.0	45.3±4.4
t值		0.29	3.31	0.00	2.38	0.10	2.33
P值		＞0.05	＜0.05	＞0.05	＜0.05	＞0.05	＜0.05

■ 与治疗前比较，全血比黏度低切、全血比黏度高切、Het：P＜0.05。

[83] 郭欢等，补肺活血胶囊治疗老年肺心病缓解期78例临床观察，
中国全科医学2007年12月第10卷第8期

减少复发 保肺安心
——影响COPD进程减少肺心病复发之选

补肺活血胶囊治疗慢性阻塞性肺疾病疗效 Meta 分析[83]

补肺活血胶囊治疗组与对照组有效率比较

Study or Subgroup	补肺活血胶囊+西医常规治疗		西医常规治疗		Weight	Risk Ratio M-H,Fixed,95% CI	Risk Ratio M-H,Fixed,95% CI
	Events	Total	Events	Total			
叶 彬 2015	40	45	31	45	9.3%	1.29[1.03,1.61]	
周翠华 2017	34	36	31	38	9.1%	1.16[0.98,1.37]	
廖 敏 2018	36	37	27	37	8.1%	1.33[1.09,1.63]	
方 泓 2011	20	32	7	30	2.2%	2.68[1.33,5.40]	
李学明 2013	46	50	32	40	10.7%	1.15[0.97,1.37]	
杜春苑 2015	0	0	0	0		Not estimable	
毛振兴 2018	38	40	32	40	9.6%	1.19[1.00,1.41]	
王 倩 2016	38	40	32	40	9.6%	1.19[1.00,1.41]	
邓少珍 2015	56	60	44	60	13.2%	1.27[1.08,1.50]	
郭 洁 2015	57	60	50	60	15.0%	1.14[1.00,1.29]	
闫 菊 2018	48	50	44	50	13.2%	1.09[0.97,1.23]	
Total（95% CI)		450		440	100.0%	1.23[1.16,1.30]	
Total Events	413		330				

Heterogeneity:Chi²=12.11,df=9(P=0.21),I²=26%
Test for overall effect Z=6.86 (P< 0.00001)

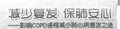

0.5 0.7 1 1.5 2
对照组　　治疗组

■ 常规治疗基础上加用补肺活血胶囊治疗慢性阻塞性肺疾病有效率优于西医常规治疗。

[83]王琳琳等，应用补肺活血胶囊治疗慢性阻塞性肺疾病疗效的 Meta 分析，中华中医药学刊，网络首发论文，2020-11-05

减少复发　保肺安心
——影响COPD进程减少肺心病复发之选

补肺活血胶囊治疗慢性阻塞性肺疾病疗效 Meta 分析[82]

肺功能指标结果

补肺活血胶囊治疗组与对照组 FEV1/ FVC% 比较

补肺活血胶囊治疗组与对照组 FVC 比较

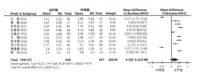

补肺活血胶囊治疗组与对照组 FEV1 比较

■ 常规治疗基础上服用补肺活血胶囊，患者在提高患者 FVC、FEV1、FEV1/ FVC%的水平上要优于常规治疗。

[83]王琳琳等，应用补肺活血胶囊治疗慢性阻塞性肺疾病疗效的 Meta 分析，中华中医药学刊，网络首发论文，2020-11-05

减少复发　保肺安心
——影响COPD进程减少肺心病复发之选

补肺活血胶囊治疗慢性阻塞性肺疾病疗效 Meta 分析[82]

6分钟步行距离实验结果

补肺活血胶囊治疗组与对照组 6MWT 情况

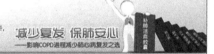

Study or Subgroup	治疗组 Mean	SD	Total	对照组 Mean	SD	Total	Weight	Mean Difference IV,Random,95% CI
孙兴礼 2014	0	0	0	0	0	0		Not estimable
朱东全 2013	384	24	60	283	23	60	49.4%	101.00[92.59、109.41]
郭一洁 2015	449.53	17.68	60	376.48	15.73	60	50.6%	73.05[67.06、79.04]
Total (95% CI)			120			120	100.0%	86.86[58.47,114.25]

Heterogeneity: Tau²=376.73, Chi²=28.15,df=9(P<0.00001) I²=95%
Test for overall effect Z=6.22(P<0.00001)

■ 常规治疗基础上加用补肺活血胶囊可提高患者6分钟步行距离。

[83]王瑞琳等，应用补肺活血胶囊治疗慢性阻塞性肺疾病疗效的 Meta 分析，
中华中医药学刊，网络首发论文，2020-11-05

减少复发 保肺安心
——影响COPD进程减少肺心病复发之选

补肺活血胶囊治疗慢性阻塞性肺疾病疗效 Meta 分析[82]

安全性报告

研究报告数	不良反应例数	不良反应表现
1	0	未出现明显不良反应
1	0	未出现明显不良反应
1	0	未出现明显不良反应
1	15	轻度恶心5例；乏力7例；头晕3例

■ 结论：应用补肺活血胶囊治疗慢性阻塞性肺疾病不良反应较少。

[83]王瑞琳等，应用补肺活血胶囊治疗慢性阻塞性肺疾病疗效的 Meta 分析，
中华中医药学刊，网络首发论文，2020-11-05

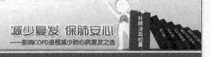

减少复发 保肺安心
——影响COPD进程减少肺心病复发之选

补肺活血胶囊基础医学研究

中药补肺活血胶囊对 PM2.5 模型小鼠肺炎性损伤的影响[83]

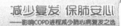

■ 结果：鼻腔滴注 PM2.5 悬液可以成功建立肺损伤模型，肺组织炎性损伤程度随染毒剂量的增加而加重；中药补肺活血胶囊干预后，小鼠肺间质 HMGB1 蛋白表达降低（P ＜ 0.05），肺组织 IL-1β、IL-10 等炎性因子的含量降低（P ＜ 0.05）。

■ 结论：补肺活血胶囊可以减少肺组织中炎性因子的分泌，改善肺炎性损伤程度。

[83]敬岳等，中药补肺活血胶囊对 PM2.5 模型小鼠肺炎性损伤的影响，北京中医药2017年9月第36卷第9期.

减少复发 保肺安心
——影响COPD进程减少肺心病复发之选

诊疗指南 / 诊疗方案推荐---补肺活血胶囊

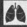

补肺活血胶囊指南手册

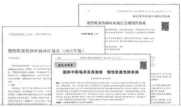

1.《国际中医临床实践指南 慢性阻塞性肺疾病（2020年）》治疗慢阻肺
2.《慢性阻塞性肺疾病中医诊疗指南（2019年）》治疗慢阻肺
3.《中成药临床应用指南·呼吸系统疾病分册（2016年）》治疗慢阻肺、肺心病、肺纤维化、慢性呼吸衰竭
4.《中医临床诊疗指南释义·呼吸病分册（2015年）》治疗慢阻肺、肺心病
5.《中成药临床应用指南·感染性疾病分册（2015年）》治疗慢阻肺（急性加重期不停止服用）
6.《慢性肺源性心脏病中医诊疗指南（2014版）》
7.《肺痿病（肺间质纤维化）中医诊疗方案（2012年）》

减少复发 保肺安心
——影响COPD进程减少肺心病复发之选

补肺活血胶囊：减少复发　保肺安心

—— 影响COPD进程减少肺心病复发之选

- ■ 改善COPD患者稳定期症状体征，提高肺通气功能

- ■ 增强机体免疫力，减少急性发作次数，延缓和防止肺心病复发

- ■ 降低肺心病血液粘度,改善血液流变学指标，降低肺循环阻力

- ■ 治疗更安全

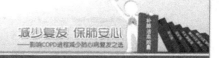

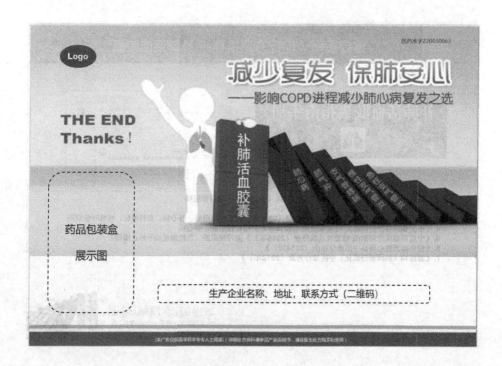

4. 苦黄注射液科室会幻灯片（图 14-8）

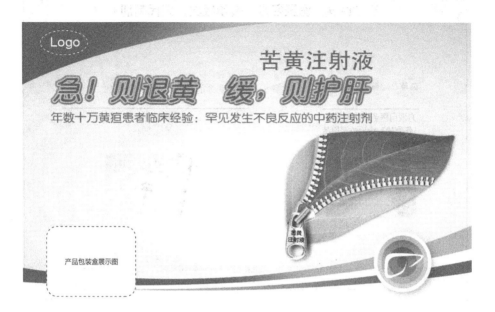

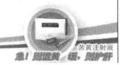

图 14-8（续）

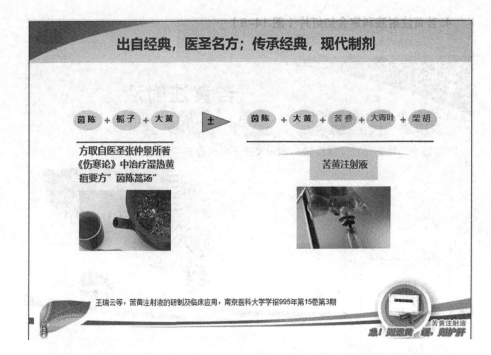

出自经典，医圣名方；传承经典，现代制剂

茵陈 ＋ 栀子 ＋ 大黄　±　茵陈 ＋ 大黄 ＋ 苦参 ＋ 大青叶 ＋ 柴胡

方取自医圣张仲景所著《伤寒论》中治疗湿热黄疸要方"茵陈蒿汤"

苦黄注射液

王瑞云等，苦黄注射液的研制及临床应用，南京医科大学学报995年第15卷第3期

急！则退黄，缓，则护肝　苦黄注射液

苦黄注射液双重作用：退黄利胆、护肝保肝

苦黄注射液现代药理学：护肝保肝、退黄利胆机制 [1-86]

作用机制	退黄利胆						保肝护肝					
中药	促进胆红素代谢，增加胆汁分泌增加胆汁流量	增加肝体物、中国体物，胆酸和胆红素的排出量	减轻肝细胞及毛细胆管细胞的水肿，疏通肝内毛细胆管	疏通胆小管、微胆小管、胆管内胆汁的瘀积	促进胆囊收缩、松弛胆道括约肌，增加胆汁排出量	明显增加胆汁流量，促进胆汁排泄出量	抑制肝细胞凋亡，减轻TNF-a诱导的肝细胞坏死	促进肝细胞再生和肝细胞RNA合成，恢复肝细胞功能	抗纤维化，抑制肝星形细胞增殖、活化、调节细胞外基质合成与降解	保肝降酶，降低血清中AST、ALT、ALP	抗乙肝病毒，诱生人自细胞产生干扰素，抑制病毒核酸复制	增加产生抗体，增强细胞免疫，增加巨噬细胞表面受体表达，刺激T淋巴和B淋巴细胞参与机体免疫调节
苦参					•			•	•	•	•	•
大黄	•	•	•	•	•		•	•	•	•	•	•
大青叶	•									•	•	•
茵陈	•				•	•		•	•	•		
柴胡	•	•			•					•	•	

参考文献：计算机检索中文数据库：中国知网数据库(CNKI)、中国生物医学文献数据库网络版(Si-noMed)、重庆维普中文科技期刊数据库(VIP)，万方数据库(WanFang)，纳入的86篇文献总结得出，如有需要可提供。

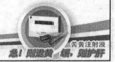

急！则退黄，缓，则护肝　苦黄注射液

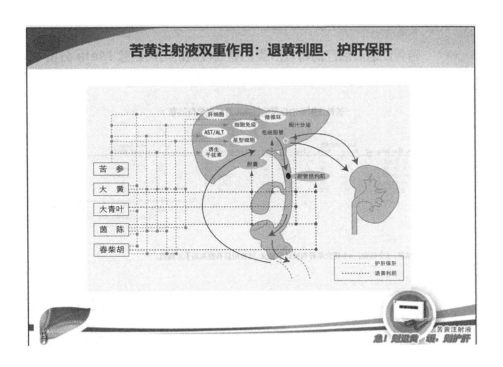

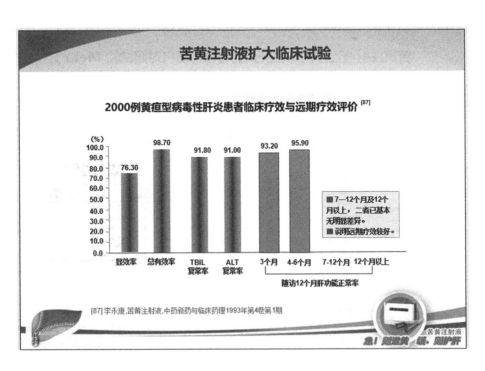

苦黄注射液治疗病毒性肝炎的有效性随机对照试验 Meta 分析[88]

苦黄注射液治疗黄疸性病毒性肝炎总有效率

Study or Subgroup	Experimental Events	Total	Control Events	Total	Risk Ratio M-H,Fixed,95% CI	Risk Ratio M-H,Fixed,95% CI
1996 娄国强	27	35	26	35	1.04[0.80,1.35]	
1996 陈 晓	25	30	17	30	1.47[1.03,2.09]	
1997 刘宁静	33	38	23	38	1.43[1.08,1.91]	
1999 李树猛	56	61	42	60	1.31[1.09,1.57]	
2016 张 宁	163	200	53	100	1.54[1.26,1.87]	

结果：5个研究，4个研究差异有统计学意义，试验组总有效率高于对照组。

[88]赵君等.苦黄注射液治疗病毒性肝炎的有效性和安全性:随机对照试验的系统评价和 Meta 分析中国中药杂志,2017年10月第42卷第20期.

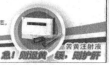

苦黄注射液治疗病毒性肝炎的有效性随机对照试验 Meta 分析[88]

黄疸性病毒性肝炎肝功能改善情况

Study or Subgroup	Experimental Mean	SD	Total	Control Mean	SD	Total	Mean Difference IV,Random,95% CI	Mean Difference IV,Random,95% CI
1999 李树率.7.2.1.ALT	50.8	38.2	31	95.1	76.4	30	-44.30[-65.88,-22.72]	
2001 张经良.7.2.1.ALT	87.3	47.8	35	86.8	46.2	30	-19.50[-42.39,3.39]	
2016 张 宁.7.2.1.ALT	85.04	40.07	200	127.04	64.13	100	-42.00[-55.74,-26]	
2016 陈世猛.7.2.1.ALT	120.7	47.3	62	173.1	53.2	62	-52.40[-70.12,-34.68]	
2016 张 宁.7.2.2.AST	67.82	33.31	61	98.99	36.41	100	-31.17[-39.67,-22.67]	
2016 陈世猛.7.2.2.AST	157.2	41.9	35	193.5	47.8	62	-36.30[-52.12,-20.48]	
1999 李树率.7.2.3.SBIL	39.3	16.1	200	56.2	45.7	60	-16.90[-29.15,-4.65]	
2001 张经良.7.2.3.SBIL	81.2	32.56	62	89.31	31.8	30	-8.11[-23.79,7.57]	
2016 宁.7.2.4.TBIL	110.29	56.77	62	169.7	63.09	100	-59.42[-74.08,-44.76]	
2016 陈世猛.7.2.4.TBIL	36.1	14.2	62	44.9	13.7	62	-8.80[-13.71,-3.89]	
2016 陈世猛.7.2.5.DBIL	17.03	9.1	62	24	8.8	62	-6.97[-10.12,-3.82]	
2016 陈世猛.7.2.6.ALB	40.8	5.8	62	40.2	5.6	62	0.60[-1.14,2.61]	
2016 陈世猛.7.2.7.r-GT	114.2	37.7	62	120.3	34.6	62	-6.10[-18.84,6.64]	
2016 陈世猛.7.2.8.A/G	1.45	0.3	61	1.43	0.4	60	0.02[-0.11,0.15]	

黄疸性病毒性肝炎肝功能改善 Meta 分析结果

研究报告数	肝功能指标	2组差异统计学意义
1	ALT, SBIL, A/G	√
1	ALT, SBIL	√
1	ALT, AST, TBIL	√
1	ALT, AST, TBIL, DBIL, ALB, r-GT	√
1	SALT, SBLT	√

[88]赵君等.苦黄注射液治疗病毒性肝炎的有效性和安全性:随机对照试验的系统评价和 Meta 分析中国中药杂志,2017年10月第42卷第20期.

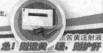

苦黄注射液治疗病毒性肝炎的有效性随机对照试验 Meta 分析[88]

黄疸性病毒性肝炎 ALT，TBIL，SB 复常时间

Study or Subgroup	Experimental			Control			Mean Difference IV,Random,95% CI	Mean Difference IV,Random,95% CI
	Mean	SD	Total	Mean	SD	Total		
1996 姜君强.7.3.1.ALT	55.21	22	32	58.32	23.19	32	-3.11[-14.19,-7.97]	
1999 钱引坤.7.3.1.ALT	34.6	151	65	55	24.6	65	-20.40[-27.42,-13.38]	
1996 姜君强.7.3.2.SB	40.89	17.83	32	49.99	20.23	32	-9.10[-18.44,0.24]	
1999 蒋明卉.7.3.2.SB	32.54	10.42	32	41.82	12.04	40	-9.28[-14.47,-4.08]	
1999 钱引坤.7.3.3.TBIL	32.5	14.5	65	53	23.4	65	-20.50[-27.19,-13.81]	

2个研究在 SB，ALT，TBIL 中差异有统计学意义，即试验组优于对照组，

[88]赵君等.苦黄注射液治疗病毒性肝炎的有效性和安全性:随机对照试验的系统评价和 Meta 分析中国中药杂志,
2017年10月第42卷第20期.

苦黄注射液

急！则退黄，缓！则护肝

苦黄注射液治疗病毒性肝炎的有效性随机对照试验 Meta 分析[88]

黄疸性病毒性肝炎 ALT，TBIL，SB 复常时间

Study or Subgroup	Experimental		Control		Risk Ratio M-H,Fixed,95% CI	Risk Ratio M-H,Fixed,95% CI
	Events	Total	Events	Total		
1997 刘宁静.7.4.1.ALT	31	38	19	38	1.83[1.15,2.32]	
1999 钱引坤.7.4.1.ALT	60	65	35	65	1.71[1.35,2.17]	
2003 陈翠琼.7.4.1.ALT	27	30	20	30	1.35[1.02.1.78]	
1999 钱引坤.7.4.2.TBIL	61	65	38	65	1.61[1.30.1.99]	
2003 陈翠琼.7.4.2.TBIL	28	30	21	30	1.33[1.04.1.72]	
1997 刘宁静.7.4.3.SB	32	38	20	38	1.60[1.15.2.23]	

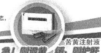

在ALT，TBIL，SB 指标中，2组差异均有统计学意义,试验组优于对照组，

[88]赵君等.苦黄注射液治疗病毒性肝炎的有效性和安全性:随机对照试验的系统评价和 Meta 分析中国中药杂志,
2017年10月第42卷第20期.

苦黄注射液

急！则退黄，缓！则护肝

苦黄注射液治疗病毒性肝炎的有效性随机对照试验 Meta 分析[88]

重度黄疸型肝炎总有效率

Study or Subgroup	Experimental Events	Total	Control Events	Total	Risk Ratio M-H,Fixed,95%CI	Risk Ratio M-H,Fixed,95%CI
1995 刘秀英	60	60	24	40	1.66[1.29,2.14]	
1998 胡揆寒	112	120	41	60	1.37[1.14,1.63]	
2000 邹华忠	64	72	49	72	1.31[1.09,1.56]	

0.5 0.7 1 1.5 2
Control Experimental

3个研究均报告了总有效率，结果显示： 2组差异有统计学意义，试验组高于对照组。

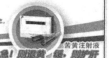

[88]赵菖号,苦黄注射液治疗病毒性肝炎的有效性和安全性:随机对照试验的系统评价和 Meta 分析中国中药杂志,2017年10月第42卷第20期.

苦黄注射液

苦黄注射液治疗病毒性肝炎的有效性随机对照试验 Meta 分析[88]

慢性乙型肝炎肝功能改善情况[2]

Study or Subgroup	Experimental Mean	SD	Total	Control Mean	SD	Total	Mean Difference IV,Random,95%CI	Mean Difference IV,Random,95%CI
2014 邵铂军.1.2.1 ALT.2周	116.83	65.76	69	120.39	90.07	28	-1.56[-42.58,35.46]	
2014 邵铂军.1.2.2 AST.2周	130.44	84.8	69	124.55	84.33	28	5.89[-31.20,42.98]	
2014 邵铂军.1.2.3 TBIL.2周	71.52	29.64	69	72.95	31.79	28	-1.43[-15.13,12.27]	
2000 施怡安.1.2.4 ALT.4周	57.6	33.5	30	96.3	69.6	30	-38.70[-66.34,-11.06]	
2008 关天伟.1.2.4 ALT.4周	37.6	12.2	45	71.6	28.3	43	-34.00[-43.18,-24.82]	
2011 付沃连.1.2.4 ALT.4周	40	29.6	62	62	30.2	28	-22.00[-37.41,13.41]	
2012 邵铂军.1.2.4 ALT.4周	90.9	19.4	40	201.9	23.2	40	-111.00[-120.37,-101.63]	
2012 马晃果.1.2.4 ALT.4周	53.8	22.9	18	108.4	43	18	-54.60[-77.11,-32.09]	
2014 邵铂军.1.2.4 ALT.4周	51.61	27.87	69	60.77	33.72	28	-9.16[-23.20,4.96]	
2000 施怡安.1.2.5 AST4周	49.6	31.4	30	86.1	66.5	30	-36.50[-62.82,-10.18]	
2012 马晃果.1.2.5 AST4周	36.9	20.6	18	88.5	37.4	18	-52.60[-72.33,-32.87]	
2014 邵铂军.1.2.5 AST4周	54.79	31.83	69	59.22	28.3	28	-4.43[-17.33,8.47]	
2000 施怡安.1.2.6 TBIL.4周	25.2	20.7	30	53.2	41.3	30	-28.00[-44.53,-11.47]	
2008 关天伟.1.2.6 TBIL.4周	58.6	52.2	45	93.7	61.3	43	-35.10[-58.94,-11.26]	
2011 付沃连.1.2.6 TBIL.4周	90	34.5	30	275	38.7	28	-185.00[-227.11,-142.89]	
2012 邵铂军.1.2.6 TBIL.4周	68.1	52.4	40	148.1	20.8	40	-80.00[-97.47,-62.53]	
2014 邵铂军.1.2.6 TBIL.4周	24.16	9.81	69	30.2	12.35	28	-6.04[-11.17,-0.91]	
2012 延铵国.1.2.7 DBIL.4周	33.4	18.4	40	78.5	19.7	40	-45.10[-53.46,-36.75]	
2012 延铵国.1.2.8 GGT.4周	100.6	11.4	40	157.3	27.6	40	-56.70[-65.95,-47.45]	
2012 延铵国.1.2.9 ALP.4周	105.1	23.9	40	256.8	28.7	40	-151.70[-163.27,-140.13]	
2000 施怡安.1.2.10 A.4周	37.6	5.1	30	38.7	6.6	30	-1.10[-4.08,1.88]	
2000 施怡安.1.2.11 G.4周	29.6	5.9	30	32.5	6.2	30	-2.90[-5.96,0.16]	

-200 -100 0 100 200
Experimental Control

黄疸性病毒性肝炎肝功能改善 Meta 分析结果

用药时间	研究报告数	肝功能指标	2组差异统计学意义
4周	4	ALT	√
4周	2	AST	√
4周	4	TBIL	√
4周	1	DBIL	√
4周	1	GGT	√
4周	1	ALP	√

[88]赵菖号,苦黄注射液治疗病毒性肝炎的有效性和安全性:随机对照试验的系统评价和 Meta 分析中国中药杂志,2017年10月第42卷第20期.

苦黄注射液

苦黄注射液治疗病毒性肝炎的有效性随机对照试验 Meta 分析[88]

苦黄注射液有效性评价总结

项目 疾病	总有效率	ALT, TBIL 复常率	ALT, TBIL 复常时间	肝功能改善、退黄、降酶指标				
				ALT	AST	GGT	TBIL	DBIL
黄疸型病毒性肝炎	√	√	√	√	√		√	√
慢性病毒性肝炎	√			√		√		
丙型、戊型肝炎				√			√	
急性黄疸型肝炎	√			√			√	
瘀疸型肝炎		√	√					
重度黄疸型肝炎	√	√	√				√	

"√"：苦黄注射液治疗组与对照组差异显著，有统计学意义。

[88]赵昌琴.苦黄注射液治疗病毒性肝炎的有效性和安全性:随机对照试验的系统评价和 Meta 分析中国中药杂志,
2017年10月第42卷第20期.

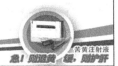

苦黄注射液：用法用量

静脉滴注。可用5%或10%葡萄糖注射液稀释，每500ml葡萄糖注射液最多可稀释本品60ml。一次　10ml～60ml，一日1次，15天为一疗程。

苦黄注射液：急！则退黄，缓则护肝

- 作用机理明确；双重作用：退黄利胆、护肝保肝
- 快速退黄，有效地改善临床症状、体征和肝功能且疗效稳定
- 改变了传统的中药给药途径，促进有效成分的吸收和利用。
- 安全，年40万黄疸患者临床经验：罕见发生不良反应的中药注射剂
- 退黄治疗更经济

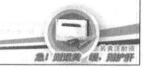

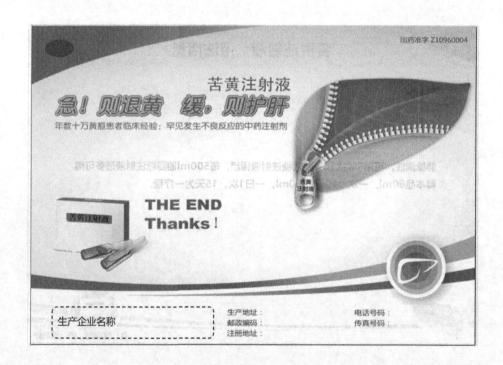

第十五章 深度学术推广策略

第一节 中成药深度学术推广概念

中成药深度学术推广是指中成药产品上市后，许可持有人发起委托药物研究机构开展上市后研究，并将研究成果通过医学期刊、杂志或互联网专业媒介发布，面向临床医生进行学术推广的方式。其中产品上市后研究分为两类，一类是药物基础药学研究，委托药物研究院（所）或大学完成；二是临床应用研究，委托开展药物临床试验的机构（医院）完成。试验机构（医院）应符合《药物临床试验质量管理规范》（GCP）和药物临床试验相关技术指导原则的要求。

药物临床试验是由临床专家主导；临床医生参与的临床循证医学研究，对于企业学术推广最大的优势在于医生直接参与试验的每一环节，并获得真实的循证证据。研究成果形成的文章，通过杂志期刊、会议、论坛发布，会影响到更多的医生关注，堪称中成药学术推广的最高境界。

第二节 中成药上市后临床研究

一、验证性临床研究

中成药产品上市初期在向医生介绍产品的时，对于医生重点关注的有效性和安全性多以Ⅲ期临床试验结果作为主要证据。严格来讲，Ⅲ期随机对照临床试验

（RCT）是新药研发和上市批准的基石。但不可否认的是，获批上市的中成药上市前的研究数据存在一定的缺陷。例如早期获批上市的中成药数据缺陷往往会被忽视，是可以在以患者获益为终极目标的原则下被批准上市。产品上市后在临床被广泛使用，临床医生在诊疗实践中会累积大量的经验，从临床实际应用中可以获得大样本人群药物应用的证据，因此就有必要开展上市后的 RCT，对药品有效性、安全性做出再评价，并通过文献报道传达到临床医生，为日后的临床推广使用起到推进剂的作用。同时上市后持续性的研究还可以进一步推动药物生命周期发展与延续。

二、拓展性临床研究

拓展性临床研究是指中成药上市后，临床专家和医生在临床实践中发现新的适应症和治疗方案，并取得了确切疗效而开展的临床研究。对发现和确认新的适应证，拓宽适用人群，指导和规范临床合理用药等均具有重要意义。例如，补肺活血胶囊规定的适应症是"肺心病（缓解期）"，但是该病的临床患病率比较低，与之相关联的期前疾病"慢性阻塞性肺炎（COPD）"患病率很高，当 COPD 得到有效防治就可以有效防止肺心病复发。目前补肺活血胶囊临床研究的文献报道，用于治疗 COPD 的临床研究大约占到 90% 以上。针对临床医生处方行为分析结果也印证了该药品用于 COPDD 的防治具有一定的普遍性，其结果大会大大拓展了用药人群，多个 COPD 临床诊疗指南推荐补肺活血胶囊也就不足为奇了。

拓展性研究也为药品进入成熟期之后，说明书获得增加适应证提供临床研究证据和更新说明书的机会。

三、规范临床试验指标

中成药之所以在临床学术推广时被西医接受的程度相较于化药、生物药遇到一定阻力，除了西医对中医药认知遇到一定困难，主要症结还在于对中成药循证医学证据存在疑虑。中医药具有经验医学属性，中成药常用评价指标为复合指标，包括综合症状、体征、证候、功能；结局指标分为痊愈、显效、有效、无效。不能满足循证医学终点指标 RCT 的要求，因而难以成为指导西医医生临床决策的"金标准"。

为了解决中医药临床试验疗效评价指标不一致、不规范、不公认、随意性等问题，引导和规范中医各个专科病种，建立中医临床试验核心结局指标，提升中医临床研究质量，建立中医药临床研究核心指标集研制规范。2021年2月中华中医药学会审核发布了《中医药临床试验核心指标集研制技术规范》，该《规范》结合中医特点和国际核心指标集最新研究成果，构建了结局指标条目产生方法、指标域确定方法、核心指标条目遴选方法、核心指标一致性认定方法等。还规范了中医药临床研究中的结局指标选择应用，对开展高质量中医药研究具有重要的支撑作用。《规范》的实施将会大大改进中成药试验结局指标的不合理性，逐步消除中医临床研究实用价值不高这一主要因素。同时坚定了中成药制药企业开展产品上市后的临床研究，推进中成药面向西医医生深度学术推广的信心。

第三节　上市后临床研究的意义

一、干预产品生命周期

关于中成药上市后临床研究的意义，CMAC上市后临床研究规范编委会李一博士的一段话给予了非常好的概括，"对制药企业来讲，药品上市后研究是促进企业转型升级的法宝，也是推动制药领域深化供给侧结构性改革的必由之路。制药企业不仅需要'生孩子'还要'养孩子'，而药品上市后临床研究是培养'孩子'茁壮成长的法宝。药品上市后临床研究是干预药品生命周期的主要手段之一，可以帮助制药企业全面了解产品特性，收集实际使用中的反馈，为更好地使用产品及开发新产品提示方向；并在很大程度上反映真实世界的情况，真正体现药物在实际使用中发挥的作用"。

二、学术推广的最高境界

中成药上市后，无论是验证性临床研究还是拓展性临床研究，对于学术推广都具有非常重要的意义，主要体现在以下三个方面。

第一，临床试验研究是在专家主导下，从入组病例的纳入与排除、随机分组、干预措施、对照方法、结局指标，到收集数据和提交结果等均由一线临床医生严格按照研究与方案具体实施。尤其是多中心参加的临床研究，会有更多的医院、医生直接参与试验过程，所有参与试验的医生对于循证证据必然会有更深刻的体验。傅鹰等通过对 535 名临床医师进行问卷调查，以了解医生接受和初步评价药物信息及改变处方行为的规律和特点。结果显示其中 55.1% 的医生认为，在对两种药物进行疗效对比时，自己的临床经验最可信。

第二，临床研究本身不是目的，而在于最佳证据通过发表在医学期刊被更多的医生阅读分享而得以广泛推广，从而提高诊疗水平，让更多的患者获益。傅鹰等问卷调查还显示 78.3% 的医生认为医学杂志上的综述和论著对新药的评价，最能影响医生开始应用新药。任燕等对三级医院、二级医院、基层卫生医疗机构 610 名临床医生进行的问卷调查结果显示，临床医生获取医学信息的途径有多种，其中除了教科书之外纸质医学期刊、互联网、学术会议是主要途径（表 15-1）。

表 15-1　临床医生获取医学信息途径

获取途径	频次	人数（%）	选项（%）
医学教科书	510	85.7	20.5
纸质医学期刊	328	55.1	13.2
访问电子医学文献数据	218	36.6	8.8
开放获取期刊	78	13.1	3.1
互联网上的免费医学信息	356	59.8	14.3
学术会议或继续医学教育项目活动	354	59.5	14.2
定期科室专题学习	217	36.5	8.7
电子邮件咨询同行	35	5.9	1.4
药商反馈信息	57	9.6	2.3
医疗门户网站	175	29.4	7.0
专业领域网站	144	24.2	5.8
其他	14	2.4	0.6

对于传统科技期刊而言，纸质版期刊和电子版期刊是最主要的两种传播媒介。近年随着微信的普及，医学期刊大都开设了微信公众服务平台，为关注微信公众号的医生不定时推送相关医学信息，其中主要包括当期杂志的文章目录和摘要。另外，有些医学杂志通过平台信息推送功能，对许多重点专题加大推送频率，进行实时的宣传以吸引读者关注。无论何时何地，医生只需拥有一部手机，便能随时阅读或查询需要的信息。试想临床试验研究成果一旦被纸质医学期刊、电子医学期刊刊载，并经微信公众平台发布、推送，其学术推广效果是显而易见的。

第三，临床试验研究由知名专家发起并主导，一旦形成在该治疗领域有一定影响力的成果，邀请该专家在学术大会、卫星会、专题论坛作相关学术报告，互联网专业平台视频演讲，必然对临床医生的处方决策产生影响，获得更多的医生处方。

第四节　临床试验研究的外部资源 CRO

CRO（Contract Research Organization），中文意思是"合同研发组织"，俗称"医药研发外包公司"，即通过合同形式为制药企业和研发机构在药物研发过程中提供专业化服务的学术性或营利性机构。CRO 起源于 20 世纪 80 年代初的美国。近年以来由于受到政策利好和资本追捧，中国 CRO 行业得到了快速发展。一些医药企业考虑到药物研发的时间成本、研发费用及药物研发失败的风险，纷纷把药物研发的部分或全部工作委派给 CRO 公司执行。

CRO 主要服务内容包括临床试验方案和病例报告表的设计；多中心成员医院、组长医院、牵头专家的选择和招募；属地医院监察员的临床试验监察工作；数据管理；统计分析以及分析报告的撰写等。CRO 是一种专业要求极高的外包服务。

CRO 作为制药企业临床试验研究外部资源的优势在于：CRO 高素质、经验丰富的专业团队参与项目全过程，可以帮助企业解决自建团队的困难；缩短临床研究周期，降低时间成本，提高研究效率。有资料显示，同样的研发项目，CRO 所需时间比制药企业自身承担所需时间要缩短 20%~30% 左右；降低企业管理成本；

CRO 遍布全国的医院、专家、医生网络与人脉资源；合同约束保证了研究质量和研究效率。因此，采用 CRO 模式可以大大推进临床研究工作顺利展开。

第五节　CRO 中成药临床研究计划书（模拟）

中成药产品临床试验研究，首先做的工作是由企业研发部门和医学部与 CRO 共同撰写并提出《产品临床试验项目计划书》，它是企业对临床试验项目立项的重要参考文件。该计划书涵盖试验设计、专家、参加机构（多中心医院）、临床试验质量控制、试验经费预算、实施进度安排等。以下模拟 ××× 临床试验项目计划书，以供参考。

××× 药物临床试验项目计划书（模拟）

1. 项目简介

药物名称：

剂型：

药物成分：

功能主治：

规格：

国药准字：

临床试验分期：上市后临床研究

2. 设计思路

中成药 80% 在西医院中应用，而中成药产品普遍面临功能主治（适应证）不确切，不良反应、禁忌、注意事项尚不完善；循证医学证据存在缺陷；治疗学优势、特点、给药方案（如：创新的联合用药方案、时间等）不明确，作用机制不清晰，且与同类产品组方及功能主治同质化等问题。运用循证医学研究作为支撑体系，运用循证医学理念和证据标准挖掘产品的治疗学优势和特点，突破中成药产品在西医医院应用的瓶颈。因此，以医院专家和临床医生广泛认可；为临床一线医生提供更多的用药选择；患者受益和市场推动为最终目标。基于以上研究目标，采取"政策－市场－研究"三位一体，系统规划，顶层设计，分步实施。本药品临床研究分以下步骤展开：

（1）召开专家论证会暨 RCT 临床研究方案论证会：通过开展本次专家论证会，明确此次研究思路和重点工作，就拟开展的 RCT 临床研究的临床试验方案进行论证探讨，确定适应症、对照药、疗程等关键要素，为下一阶段临床研究夯实基础。

（2）开展随机双盲对照临床研究，为市场推广提供学术支持：结合药品的处方及功能主治，临床研究设计思路如下（表 15-2）。

表 15-2　方案设计摘要

方案名称	×××联合沙美特罗替卡松粉吸入剂治疗可逆性阻塞性气道疾病（气虚血瘀证）有效性、安全性的随机、双盲、安慰剂平行对照、多中心临床试验。
申办者	
试验目的	与安慰剂进行对照，验证×××联合沙美特罗替卡松粉吸入剂治疗可逆性阻塞性气道疾病（气虚血瘀证）的有效性与安全性，深度挖掘本品的作用特点，为本品市场推广提供循证医学依据。
试验设计	加载试验，区组随机、双盲、安慰剂平行对照、多中心临床试验。
样本量	240例，试验组、对照组按1∶1设计，即试验组120例，对照组120例。
纳入标准	1. 符合可逆性阻塞性气道疾病（COPD）诊断，病情属稳定期； 2. 中医辨证为气虚血瘀证； 3. 年龄在 18～70 岁，性别不限； 4. 目前或以前有吸烟史； 5. 自愿签署知情同意书。

续表

排除标准	1.COPD 急性加重期者； 2. 胸部 x 线或胸部 CT 提示如支气管扩张症、肺结核纤维化病变、肺囊性纤维化、弥漫性泛细支气管炎以及闭塞性细支气管炎及支气管哮喘等其他慢性呼吸系统疾病； 3. 入组前一个月使用调补肺肾活血类中药或其他增强机体免疫类药物； 4. 三月内出现过 COPD 急性加重者； 5. 曾进行肺切除术或现有活动性结核者； 6. 需要长期规律或长期使用氧疗（每天 >12 小时），经常口服激素（强的松 >10mg/d）或长期使用抗生素； 7. 患有 COPD 以外的重大疾病的患者；重大疾病定义为研究者认为可能会使患者因参加此项研究而出现风险，影响此项研究结果，或影响患者参加此项研究的能力； 8. 筛选前 14 天内，患者发生过需要抗生素治疗的呼吸道感染； 9. 妊娠或准备妊娠以及哺乳期妇女； 10. 精神病患者；不能理解患者日记卡文字的患者； 11. 过敏体质或对已知试验过程中的用药成分有过敏史者； 12. 怀疑或确认有酒精依赖、药物滥用病史； 13. 正在参加其他临床试验的患者，或 1 个月内参加过其他药物临床试验的患者； 14. 研究者认为不适宜参加临床试验者。
治疗方法及疗程	试验组：×××，每次 × 粒，每日 × 次，口服。 对照组：××× 模拟剂，每次 × 粒，每日 × 次，口服。
给药周期	48 周
疗效评价指标	慢阻肺急性加重的频率和持续时间、肺功能、中医症状评分、六分钟步行实验、慢性阻塞性肺疾病评估测试量表评分、改良的英国医学研究委员会呼吸困难量表、再住院率。
安全性指标	生命体征（血压、呼吸、脉搏、体温等）；血常规，尿常规；肝功能（ALT、AST、TBIL、AKP、γ-GT），肾功能（Scr、eGFR）；心电图；不良事件。
筛选性指标	尿妊娠试验（育龄期妇女）、胸部 X 线。
统计分析	对疗效指标的最终评价，同时进行 FAS 分析及 PPS 分析与安慰剂进行优效性分析，安全性评价采用 SS 分析。
预期进度	10 个月内完成受试者入组。

3. 研究医院的选择

选择医院：计划在 6 个中心开展，中西医双 PI 形式。

组长单位：A 西医院

　　　　　B 中医院

参加单位：C 医院

　　　　　D 医院

　　　　　E 医院

　　　　　F 医院

4. 指导专家与主要研究者（表 15-3）

表 15-3　专家与主要研究者信息

	姓名	职称 / 职务	工作经历	学术成就
指导专家				
主要研究者 A 组长：西医院				
主要研究者 B 组长：中医院				
主要研究者 C				
主要研究者 D				
主要研究者 E				
主要研究者 F				

5. 临床研究执行委员会

在临床试验开展前，建议成立临床研究执行委员会，请业内有影响力的中、西医院专家（中华医学会或中华中医药学会呼吸病学分会主任委员或副主任委员）担任执行委员会委员，参与制定临床研究方案、参与临床研究实施或研究监督、临床研究总结及成果发布会等，选择研究医院计划以中、西医双 PI 形式牵头合作，参加单位涵盖中医院和西医院，为产品上市后临床再评价研究成果推广奠定扎实的基础。

6. 学术平台合作

与中华中医药学会研究与评价办公室学术平台合作，借助学会资源优势，充分挖掘产品特点，完善推广思路及策略。学会配套资源：专家学术委员会（全国学术带头人、重点专科分会主任委员或副主任委员）、专科诊疗指南、科技项目申请推荐（含：WHO 项目）、行业科技成果发布会、科技进步奖推荐等。

7. 研究计划模式（图 15-1）

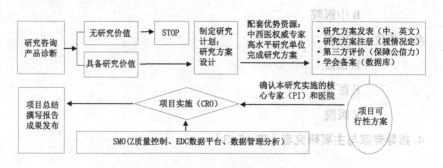

图 15-1 研究计划模式

8. 临床试验质量与风险控制

（1）临床试验方案设计原则：首先临床试验方案重要性在于确保临床试验的科学严谨和确保受试者的知情同意，保证试验能够顺利进行、试验结果正确、结论可靠。二是临床试验方案由申办者（企业代表）、CRO 代表、主要要研究者（PI）三方共同讨论制定。由临床、伦理、统计学等多方面的具有较高专业水平的专家参加。临床试验方案的制定要遵守《赫尔辛基宣言》原则，符合《药物临床试验管理规范》（GCP）规定和统计学理论以及伦理道德。三是临床试验研究方案应包括以下内容：摘要、研究背景、试验的目的、研究设计、样本量、入组标准、排除标准、退出标准、中止试验标准、招募和知情、随机及双盲、结果评估（疗效指标、安全性评价、不良事件的评估、）数据管理与分析、保密规定等。

（2）临床试验方案专家论证（图 15-2）

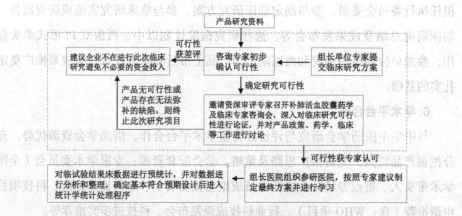

图 15-2 临床试验方案专家论证流程

（3）药物临床试验风险控制：针对研究中存在的风险因素，在监查方案中制定了预防措施和应急计划。在确定临床试验单位及临床试验方案后，应认真分析临床试验中风险因素，细化预防措施及应急计划，根据相应应急计划来降低风险。一般情况下出现的风险因素和应采用的预防措施及应急计划（表15-4）。

表15-4 药物临床试验风险控制

风险因素	预防措施	应急计划
项目启动延后	·加强临床试验项目启动步骤监督和管理。 ·预先挑选备用临床试验参加单位。	·如个别临床试验参加单位不能在研究计划安排的4周内按时启动时，从备选单位中挑选单位，增加研究单位。
招募速度落后	·在项目启动前，确认临床试验参加单位已做好受试者的参与教育计划。 ·在项目启动前，确认临床试验参加单位已考虑了受试者（研究对象）的补偿（如交通补助、营养补助）。	·连续12周未达到预期进度的50%时，建议临床试验参加单位。 ·调查招募速度落后的原因，排除对研究方案不理解的情况。
招募速度落后	·在项目启动前，确认临床试验单位与其单位领导层进行了充分沟通，加强研究者对研究的重视 ·明确各试验单位参研人员的职责分工，保持良好的沟通渠道，以便随时解决遇到的疑问。	·对试验单位的招募率进行分析，对招募率较差的试验单位，加强与领导层沟通，强化研究者对试验的重视；若经8周整改，仍达不到预期入组速度的80%，则关闭招募率较差的临床试验单位。 ·启动备用临床试验单位加入本试验。 ·在统计计划允许的范围内，增加招募率高的临床试验单位的招募人数。
筛选失败率超过预计值	·在启动前，为临床试验单位提供受试者入组标准宣传手册对研究者进行招募技巧的培训。	·在研究启动8周后，对于筛选失败率高于预期20%时。 ·调查筛选失败的原因，并考虑相应的筛选修正措施。 ·重新培训筛选技巧。

风险因素	预防措施	应急计划
入选的研究对象不符合方案	· 在启动前，对研究者进行研究方案的培训，并着重讲解纳入排除标准，并强调误纳入带给研究的影响。 · 为研究者提供方便携带的研究方案缩略版，以便于随时参阅方案若有修订，应及时同步通知各参研单位，同时进行再次培训。	· 当出现1例误纳情况时，了解是否是执行的方案与现行方案有所不同，向该试验单位各研究者讲明需注意同类情况的处理。 · 若出现5%的误纳病例，则需要对该单位进行重新培训。若前3列受试者中出现2例受试者未能按时随访。
受试者未按照方案规定的时间随访	· 采用每次随访提供受试者一定补偿等方式。 · 有研究助理（CRC）协助研究者推算受试者应随访的时间，并在随访时间前联系受试者。 · 对每家试验单位前3例病例的每次随访进行动态跟踪监查。	· 首先应了解未随访的原因。 · 进行研究者沟通会，请研究者加强与受试者的沟通。 · 调整随访补偿策略。
研究者不配合监查工作	· 启动前，与研究者讲明监查的重要性。 · 临床试验开展后，保持与各方的联系。	· 当连续两次不接待监查员的合理工作时，向临床试验单位机构汇报，请机构协助处理。
……	……	……

9. 药品临床研究质量保障体系

为了有效地、规范地完成和实施本项目临床试验中的每项工作或操作，制定本项目的标准和详细的书面规程，以确保本试验的顺利有序地进行。

（1）临床试验监查：监查员（monitor）作为申办者和研究者之间的联系桥梁，在临床试验中起着重要的作用，配备的监查员均应接受过SFDA的GCP培训，具有2年以上的监查工作经验，并充分发挥监查员的作用。

（2）质量控制（QC）：需要配备专门的QC质量监控人员，定期检查试验过程中SOP执行情况，在试验的连续的过程，贯穿临床研究始终，发现问题，寻求解决办法并最终解决问题。定期验证试验系统和校准仪器设备。数据的记录要直接、及时、准确、清楚、签名并注明日期。数据的输入采用有效的质控措施，如独立双份录入及比对，QC抽查等。数据的统计处理采用公认的统计分析软件。

（3）临床试验稽查：为了保证临床监查的工作质量，申办者（委托方）可定期派出独立的稽查员对本项目试验过程进行随机稽查或寻因稽查，目的在于抽样验证整个临床研究的执行是否有效和符合所有要求。稽查内容包括：研究者负责的工作，申办者/监查员所负责的工作、法规文件、原始资料转录CRF的准确性（随机抽查）、清点药物、研究中心工作人员、执行研究情况、详细报告等（图15-3）。

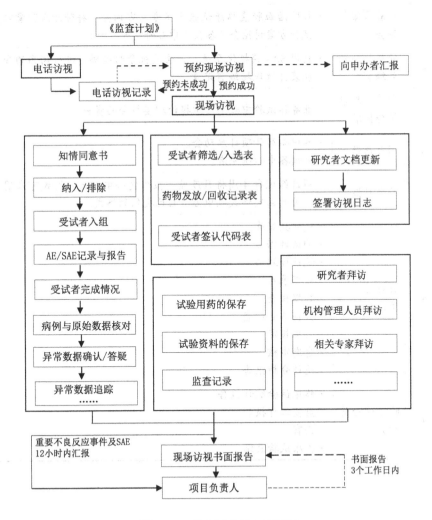

图15-3 临床试验监查流程图

10. 临床试验流程（表 15-5）

表 15-5　临床试验流程

序号	项目名称	工作内容
1	研究设计	·准备资料：研究者手册、查询文献。 ·制定临床试验方案、CRF、研究病历、患者记录卡等。
2	选择临床试验参加单位	·组长单位：可参考申办者意见，如申办者没有特殊要求，则由 CRO 选择。参加单位。
3	试验方案讨论会	·补肺活血胶囊临床试验方案专家咨询会。补肺活血胶囊临床试验方案讨论会（各临床中心研究者参加）。
4	随机化与药品编盲	·利用 SAS 随机化系统，产生随机分组编码，进行药品的分组包装并做现场编盲记录。
5	申请伦理委员会批准	·准备各试验中心全套申报伦理委员会的资料
6	项目启动	·各中心召开项目启动会。 ·培训各中心研究者。
7	监查月报	·项目经理每 4 周将月度监查报告发给申办者，格式可采用本公司的固定格式或申办者自己提供的格式。
8	数据管理与统计分析	·建立数据库 ·调试数据库 ·统计计划书 ·数据录入 ·数据核查 ·数据质量检查 ·数据锁定 ·盲态审核 ·统计分析报告
9	临床试验总结会	·临床试验统计报告 ·监查工作报告 ·揭盲 ·临床试验总结

11. 经费预算

（1）临床试验经费预算 – 会议费用（表 15-6）

表 15-6 会议费用

项目		单价（元）	次数	合计（元）	备注
项目协调会	专家咨询		2		1. 临床试验方案讨论会 2. 临床试验总结会
	交通费、食宿费				
	资料，会议室				
盲态审核会			1		
临床试验启动会			6		每个中心 1 次
合计					

（2）临床试验经费预算 – 研究单位费用（表 15-7）

表 15-7 研究单位费用

项目		单价（元）	例数／中心	合计（元）	备注
临床观察费					
检测费	血常规、尿常规				
	肝功能、肾功能、心电图				
	肺功能				
	胸部 X 片、尿妊娠实验				
	耗材、抽血费等				
筛选费					
受试者补偿					
受试者招募					

项目		单价（元）	例数／中心	合计（元）	备注
组长单位	牵头单位管理费				2个组长单位
	药品管理费				
	伦理审查肺				
	质控费				
参加单位	机构管理费				4个参加单位
	伦理委员会审查费	2			
	药品管理费、质控费				
印刷	方案、CRF、病例	1			
	资料	5			
药品编盲与资料邮寄					
合计（元）					

（3）临床试验经费预算 – 差旅费用（表15-8）

表15-8 差旅费用

项目	单价（元）按每家医院每次 ★ 元计算	金额（元）	备注
常规监查访视： 组长单位按平均60次现场访视计算			
常规监查访视： 参加单位每个中心按平均40次现场			
项目经理访视 每个中心按平均2次现场访视计			
稽查访视： 每个中心按平均1次稽查访视计			
试验结束访视： 按每家医院1次计算			
合计（元）			

（4）临床试验经费预算 – 统计费用（表15-9）

表15-9　统计费用

项目	单价（元）	合计（元）	备注
数据管理、统计分析、总结报告： ·统计设计及样本量计算 ·数据管理（录入、比对、疑问、编码） ·盲态审核（程序、报告） ·统计分析（计划书、程序、报告） ·统计报告			
合计（元）			

（5）临床试验经费预算 –CRO 服务费用（表15-10）

表15-10　CRO 服务费用

项目	单价（元）	合计（元）	备注
人员费用： ·项目经理★人（按★万元计算） ·监查员★人（按★万元计算）			
服务费： ·起草各项试验资料 ·选择、考察临床试验单位、PI ·办公、通讯等			
合计（元）			

12. 项目团队成员与工作职责（表15-11）

表15-11　项目团队成员与工作职责

项目组成员	人数	主要职责
技术顾问	1	技术总负责
技术总监	1	试验方案、CRF 等设计
医学经理	1	试验方案、CRF 等设计
质量经理	1	临床试验稽查、质量控制

续表

项目组成员	人数	主要职责
临床经理	1	项目整体规划与协调管理
项目经理	1	项目管理、协调
监查员	4	试验监查、CRF核查、原始资料核查等
统计顾问	1	数据管理及统计
统计师	1	起草统计计划书、统计报告
数据管理	1	建立数据库、数据库调试
录入员	2	数据录入
行政服务	2	办公室事务

13. 试验计划与进度安排（表 15-12）

表 15-12 试验计划与进度安排

阶段	主要工作	分工		
		申办者	CRO	组长单位
临床试验筹备阶段	准备资料：研究者手册等	提供资料	√	
	制定临床试验方案、CRF、研究病历、患者记录卡等		√	
	选择临床试验组长单位、参加单位		√	
	召开临床试验方案讨论会	参加会议	组织会议	主持方案讨论
临床试验启动阶段	修改、确定临床试验方案、CRF表、知情同意书	√	√	√
	计算临床试验用药、准备试验药品、药品编盲		√	
	申请伦理委员会批准		√	
	印刷临床试验方案、CRF表、知情同意书		√	√
	与各医院签署试验协议		√	
	启动临床试验：各中心召开启动会议、培训研究者		√	√

阶段	主要工作	分工		
		申办者	CRO	组长单位
临床试验实施及总结阶段	临床试验监查	√	√	
	每4周向申办者提供书面监查报告		√	
	跟进各中心试验进度		√	
	不良事件、严重不良事件记录与报告			
	核查 CRF		√	
	收回 CRF、CRF 录入		√	
	统计计划书、建立数据库、统计报告		√	
	临床试验总结	√		√

第十六章　中成药产品定位策略文案撰写方法

第一节　内容与应用

一、内容

中成药精准医学定位是对产品系统全面的梳理和策划的过程，最终将通过撰写"产品定位策略文案"。文案内容通常涵盖五个部分：1.产品相关治疗领域的医学理论与诊疗知识；2.产品药理机理研究，包括：组方单药药理机理和组方药理机理；3.较高级别的循证证据；4.产品定位与学术主张；5.产品学术与品牌推广工具。以上内容逻辑严谨，构成了产品完整的信息数据库，即可查询又可以依据不同用途提取相关信息。随着对于产品的理解认识的深入；新的医学与药理学研究进展和新的临床循证医学证据的出现，产品定位策略的内容也需要与时俱进进行充实与更新。

二、应用

主要应用于以下方面：一是产品定位策略撰写的文案用于产品定位策略研究成果向董事会、企业管理层汇报与展示；二是根据企业内部培训需求，可作为系列产品培训教材的素材，例如《产品相关医学知识培训教材》《产品营销学术推广策略培训教材》《产品科室会PPT演讲培训》《产品知识首册》等；三是为企业研发部门深入研发，开展临床试验研究提供参考；四是产品定位策略为医学经理、医药代表针对临床医生处方药品过程中遇到的问题释疑解惑提供答案；五是规范正确使用推广工具。

第二节　文案内容与模拟展示

为了体现文案条理性、可视性、便于投影播放讲解，故而采用 PPT 版式。在排版时除了重点标题可以独占一页，比较难处理的是对于文字部分的排版。通常采用特定内容加色块予以呈现的排版方式，即符合条理性也符合可视性的要求。例如：

心力衰竭的概念

■　从西方"医学之父"Hippocrates最早描述有关心力衰竭的症状、体征至今已有2500年的历史，人类对心力衰竭的认识不断深入，但在不同历史时期，人们对心力衰竭的认识不同。这一认识过程，经历了从组织解剖到病理生理、从临床特征到内在机制、从简单到复杂、从局限到全面的历史演变。随着认识的改变，心力衰竭的诊断和治疗策略也有了不断的进步和拓展。了解心力衰竭的概念及其发展的历史，可以帮助我们更加清楚地认识疾病的本质，不断发现问题和解决问题。

■　20世纪末医学进入了循证医学的时代，我们对心力衰竭的认识也得到了突飞猛进的发展，特别是神经内分泌激活在心力衰竭中的意义得到了普遍的认同和广泛应用。随着近年来转化医学的兴起，基础研究和临床实践的距离大大缩短。充分认识心力衰竭，将使我们能够更快地将新的基础研究成果用于临床患者的诊治，而对临床诊疗效果的总结，又能够促进和加深我们对心力衰竭乃至心血管病理生理学的认识。

选择由国家药监局批准上市治疗慢性心衰的中成药"补益强心片"的定位策略来展示模拟文案的撰写方法。（由于本书对于 PPT 印刷版版式和面限制，故而将每张 PPT 的内容用"……………………PPT 页码"进行区隔）。

补益强心片产品核心策略

第一部分：心力衰竭概论
第二部分：补益强心片药理机理研究
第三部分：补益强心片治疗慢性心衰的循证证据
第四部分：补益强心片产品定位与学术主张
第五部分：补益强心片推广工具

..........................1

补益强心片说明书主要信息

【主要成分】 人参、黄芪、香加皮、丹参、麦冬、葶苈子
【功能主治】 益气养阴、活血利水。用于冠心病、高血压性心脏病所致慢性充血性心力衰竭(心功能分
　　　　　　 级Ⅱ～Ⅲ级)，中医辨证属气阴两虚兼瘀血水停证者。症见心悸、气短、乏力、胸闷、胸痛、
　　　　　　 面色苍白、汗出、口干、浮肿、口唇青紫等。
【用法用量】 口服。每次4片，一日3次，2周为一个疗程。
【不良反应】 尚不明确。

..........................2

第一部分：心力衰竭概论

概念	病理生理
分类、分级	发生机制
危险因素	临床症状与体征
病因	疗效评估

······························3

■ 心力衰竭（简称心衰）是由于任何心脏结构或功能异常导致心室充盈或射血能力受损的一组临床综合征。

■ 临床表现：主要为呼吸困难和乏力（活动耐量受限），以及液体潴留（肺瘀血和外周水肿）。

■ 心衰为各种心脏疾病的终末阶段，发病率高，是重要的心血管病之一。

■ 流行病学调查：据我国部分地区 42 家医院，对 10714 例心衰住院病例回顾性调查发现，其病因以冠心病居首，其次为高血压，而风湿性心瓣膜病比列则下降；各年龄段心衰病死率均高于同期其他心血管病，其主要死亡原因依次为：左心功能衰竭（59%）；心律失常（13%）；猝死（13%）

······························4

心力衰竭是心脏病最后的战场

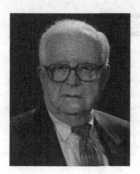

心力衰竭是心脏病最后的战场，正在成为21
世纪最重要的心血管病症

——Eugene Braunwald

·································5

□ **心力衰竭的定义** ---1

■ 心力衰竭又称心功能不全，通常指各种病因导致心脏的功能减退，不足以保证机体正常代谢需要，是多数器质性心脏病的严重和终末阶段。

■ 对心力衰竭的研究、诊断和治疗包含了多学科的交叉合作，临床医生、基础医学研究者、流行病学和公共卫生专家等都参与其中。这要求对心力衰竭应有一个能被广泛接受的定义，以保证试验研究和临床实践中所处置对象的同质性。

·····················6

■ 心力衰竭又称心功能不全，通常指各种病因导致心脏的功能减退，不足以保证机体正常代谢需要，是多数器质性心脏病的严重和终末阶段。

■ 对心力衰竭的研究、诊断和治疗包含了多学科的交叉合作，临床医生、基础医学研究者、流行病学和公共卫生专家等都参与其中。这要求对心力衰竭应有一个能被广泛接受的定义，以保证试验研究和临床实践中所处置对象的同质性。

■ 不同国家和地区的心力衰竭指南，如中华医学会心血管病学分会、欧洲心脏病学会（ESC）和美国心脏病学会基金会 / 美国心脏协会（ACCF/AHA）等均在各自的指南中对心力衰竭的概念进行了阐述。

..................................7

□ **心力衰竭的定义 --2**

■ 2014 年指南对心力衰竭定义：心力衰竭（简称心衰）是由于任何心脏结构或功能异常导致心室充盈或射血能力受损的一组复杂临床综合征，其主要临床表现为呼吸困难和乏力（活动耐量受限），以及液体潴留（肺瘀血和外周水肿）。

■ 2012 年 ESC 指南对心力衰竭的定义：心力衰竭可定义为心脏结构或功能异常导致心脏向全身供氧障碍、不能满足组织代谢需要。在临床上，心力衰竭通常指心脏结构或功能异常引起典型症状（如呼吸困难、乏力、水肿）和体征（如颈静脉压升高、肺部啰音、心尖搏动位置异常）的一种综合征。

■ 2013 年 ACCF/AHA 对心力衰竭的定义：心力衰竭是一种任何心脏结构或功能异常导致心室充盈或射血功能受损的复杂临床综合征，其主要临床表现是呼吸困难和乏力（限制运动耐量）以及液体潴留（引起肺和其他内脏瘀血以及外周水肿）。

..................................8

□ **心力衰竭的定义 --3**

■ **射血分数降低的心力衰竭（HFrEF）**：HFrEF 指心力衰竭患者同时伴有 LVEF 明显降低，也称收缩性心力衰竭。关于 LVEF、减低的定义一般认为是小于 40％。由于既往临床研究中多纳入 LVEF ≤ 35％或 ≤ 40％的患者，ACCF ／ AHA 指南中明确规定 HFrEF、为临床诊断心力衰竭同时 LVEF ≤ 40％；HFrEF 患者常常出现左心室不同程度扩大。

■ **射血分数保存的心力衰竭（HFpEF）**：HFpEF 指心力衰竭患者 LVEF 没有明显降低。LVEF 没有明显降低是指 LVEF 正常或仅轻度降低，一般认为 LVEF>40％。目前多将 LVEF>50％的心力衰竭称为舒张性心力衰竭，因为这部分患者心力衰竭多由舒张功能异常所致。

..................................9

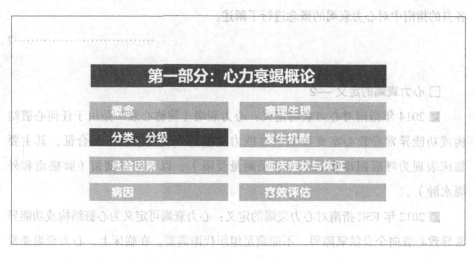

中国心力衰竭诊断和治疗指南（2014）分类

■ 依据左心室射血分数（LVEF）：LVEF 降低的心衰（HF-REF）——收缩性心衰；LVEF 保留的心衰（HF-PEF）——舒张性心衰。

■ 根据心衰发生的时间、速度、严重程度：慢性心衰；急性心衰。

■ 慢性心衰症状、体征稳定 1 个月以上：稳定性心衰；失代偿性心衰；急性心衰。

.........................10

■ 心力衰竭的分期：根据心衰发生发展的过程，从心衰的危险因素进展成结构性心脏病，出现心衰症状，直至难治性终末期心衰，可分成前心衰（A）、前临床心衰（B）、临床心衰（C）和难治性终末期心衰（D）4 个阶段。

心衰发生发展的各阶段（分期）——中国指南 2014

阶段	定义	患病人群
A（前心衰阶段）	患者为心衰的高发危险人群，尚无心脏结构或功能异常，也无心衰的症状和（或）体征。	高血压、冠心病、糖尿病患者；肥胖、代谢综合征患者；有应用心脏毒性药物史、酗酒史、风湿热史，或心肌病家族史者等。
B（前临床心衰阶段）	患者从无心衰的症状和（或）体征，但已发展成结构性心脏病。	左心室肥厚、无症状性心脏瓣膜病、以往有心肌梗死史的患者等。

| C（临床心衰阶段） | 患者已有基础的结构性心脏病，以往或目前有心衰的症状和（或）体征。 | 有结构性心脏病伴气短、乏力、运动耐量下降者等。 |
| D（难治性终末期心衰阶段） | 患者有进行性结构性心脏病，虽经积极内科治疗，休息时仍有症状，需特殊干预。 | 因心衰需反复住院，需长期静脉用药；等待心脏移植者；应用心脏机械辅助装置者。 |

······························11

■心力衰竭的分级：心力衰竭的严重程度的描述多按纽约心脏协会（NYHA）心功能分级进行，主要侧重患者的症状和疾病对运动耐量的影响。虽然 NYHA 分级是临床医生主观性的评估，并且可以在短时间内随着病情的变化而改变，但其在临床的重要性目前仍无可替代，是心力衰竭患者死亡和住院的独立预测因素

ACCF/AHA 心力衰竭分期与 NYHA 心功能分级的比较

| AOCF/AHA 心力衰竭分期 | | NYH A 心功能分级 | |
分期	描述	分级	描述
A	具有心血管高危因素	无	
B	心脏结构改变，无心力衰竭症状和（或）体征	I	体力活动不受限，日常活动无心力衰竭症状
		II	体力活动轻微受限，日常活动出现心力衰竭症状
C	症状性心力衰竭	III	体力活动明显受限，低于日常活动即出现心力衰竭症状
D	难治性心力衰竭	N	无法进行任何体力活动，在休息时出现心力衰竭症状

······························12

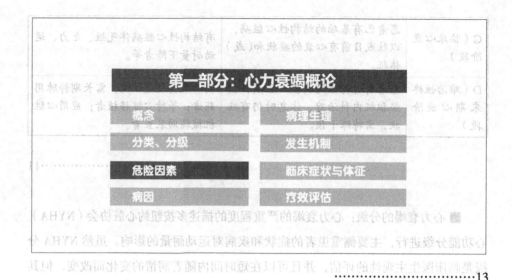

第一部分：心力衰竭概论

概念	病理生理
分类、分级	发生机制
危险因素	临床症状与体征
病因	疗效评估

·····13

■ 已有众多研究证实，几乎所有的已知心血管病危险因素都有可能引起心脏损害而最终发展为心衰，而及时识别并积极治疗这些危险因素或合并疾病会阻止心衰的发生。

常见、比较重要的危险因素包括以下情况。

□ 年龄、性别

■ 年龄增加是无症状性左室（LV）功能障碍患者病死率的显著危险因素。年龄每增加 10 岁，病死率相对危险增加 1.2%，发生充血性心衰的危险增加 1.2%，因病住院的危险性增加 1.24%。

■ 有研究表明：老年人心衰的患病率在小于 50 岁的人群中大约为 0.7%，而在年龄大于 65 岁人群中则增加至 30% ~ 5%。

■ 弗莱明翰心脏研究中，心衰患者平均年龄为 70 岁，50 ~ 59 岁人群中心衰的发病率男性为 3/1000 人年，女性为 2/1000 人年，而 80 ~ 89 岁男、女性发病率分别增加到 27/1000 人年和 22/1000 人年，女性的年龄心衰发病率比男性低 1/3。

■ 我国心衰患病率也随年龄的增加而升高，女性患病率高于男性。

·····14

□ **高血压**

■ 许多临床研究均证明，心衰患者中大多数患有高血压，高血压是心衰最重要的、可改变的一个危险因素。高血压不仅可以直接因心脏损害而导致心衰，更重要的是，高血压是冠心病等动脉粥样性心血管疾病的重要危险因素，高血压可以引起这些疾病，使心衰发生的危险进一步增加。

■ 35 ～ 64 岁的患者，无论男女，高血压均可使心衰发生的危险性增加 3 ～ 4 倍，65 岁以上的患者则增加 2 倍。尽管治疗心衰和高血压的药物均有了较大的进展，但是高血压作为心衰诱因的频度并无显著改变。

■ 因此，高血压仍然是心衰发生的重要危险因素。一些大规模临床试验也证实，长期的降压治疗将使高血压患者发生心衰的危险减少一半，因此，积极降压是预防心衰发生发展的关键内容。

···15

□ **冠心病**

■ 冠心病无疑是心衰发生最重要的危险因素。弗莱明翰心脏研究显示，冠心病使发生心衰的危险性增加了 5 倍，约 20% 的心肌梗死患者在 5 ～ 6 年内进展为心衰。在美国 NHANCE-I 的随访研究中，冠心病使发生心衰的危险性增加了 7.11 倍，其中 61.6% 的心衰可归因于冠心病。而在我国，冠心病也逐渐成为心衰的主要病因。

□ **糖尿病**

■ 糖尿病是心衰发生和死亡的独立危险因素。糖尿病患者发生心衰的风险比正常人高 2 ～ 5 倍，心衰患者糖尿病发生率约为 22%；在糖尿病患者中，糖化血红蛋白（HbAlc）每增加 1%，因心衰加重而住院和死亡的风险增加 8% ～ 16%。糖尿病除可以促进动脉粥样硬化、增加心肌梗死的危险外，还可以直接使心肌的结构和功能发生改变（糖尿病性心肌病）而导致心衰的发生。

···16

□ 心脏瓣膜疾病

■ 心脏瓣膜疾病可明显增加罹患心衰的危险性。在西方国家中，心脏瓣膜疾病在心衰病因中所占的比例在下降，在我国虽然风湿性心脏瓣膜病在心衰病因中所占比例下降明显，但在 2000 年仍然高达 18.6%。此外，非风湿性心脏瓣膜病在心衰病因所占比例在 1980 年为 1.1%，2000 年为 2.4%，呈增加趋势。因此，老年心脏瓣膜退行性病变引起心衰的危险性在逐渐增加。

..................................17

□ 左室肥厚

■ 左室肥厚作为发生心衰的一个危险因素已经得到充分证实，甚至在高血压被控制之后依然如此。心电图、胸部 X 线检查和超声心动图均可发现左室肥厚，其中，心电图提示左室肥厚而发生心衰的危险性大于胸片所提示阳性结果的危险性；而超声心动图作为无创的一种检查手段，已经被用于普通人群中无症状心衰患者的筛查。

..................................18

□ 睡眠呼吸障碍

■ 大约有 50% 老年心衰患者有睡眠呼吸障碍，包括中枢性及阻塞性两种。有大量的文献支持如下观点：阻塞性睡眠呼吸障碍与充血性心衰直接相关，可导致左室收缩及舒张功能障碍，经鼻持续性正压通气可治疗睡眠呼吸障碍，从而改善慢性充血性心衰患者的肺水肿。

□ 微量蛋白尿

■ HOPE 研究发现，无论有无糖尿病，微量蛋白尿都是老年心衰和其他心脑血管事件的预测因素。白蛋白 / 肌酐比值增高的患者 1 年内因心衰住院的比率为 3.2%，而蛋白尿正常的患者该比率仅为 0.9%。

..................................19

□ **肺活量**

■ 肺活量低或者下降的患者发生心衰的危险增加，肺活量异常多半反映左室功能性障碍所致的肺瘀血。但是各项研究中，肺活量和心衰发生的关系并不恒定，有待进一步研究。

□ **心率**

■ Kannel 发现，在高血压患者中，静息心率是将来心衰的预测因素。心衰的危险性随心率而增加，且呈一种持续增高的形式。年龄校正的 2 年心衰发生率，在心率小于 64 次 /min 的患者中为 14.6%，在心率高于 85 次 /min 患者中为 62%。此种现象提示，心率明显增快的患者可能存在无症状性左室功能不全和轻微的神经内分泌系统激活。

·······························20

□ **与生活方式有关的危险因素**

■ 吸烟：心衰的患者中男性吸烟者约为 42%，女性占 24%。在较年轻患者人群中，吸烟和发生心衰的关系更为密切。多因素分析证实，吸烟是男性发生心衰极其显著的独立危险因素，甚至在老年人群中也是如此。有研究者提出，吸烟对心衰的危险作用可能被低估了，因为并非所有研究都考虑到吸烟习惯的改变，这就会导致低估老年人群中吸烟者的数量。

■ 高脂血症：尽管血脂异常与冠心病的明确关系已经成为公认的事实，但血脂异常对心衰的重要性尚未得到清楚的证实。已有证据证实，甘油三酯水平增高与发生心衰之间存在关系。

■ 肥胖：Eriksson 报告，超重是发生心衰的独立危险因素，这一发现支持进行饮食控制以减轻体重和纠正血脂异常。

·······························21

第一部分：心力衰竭概论

概念	病理生理
分类、分级	发生机制
危险因素	临床症状与体征
病因	疗效评估

···22

□ 心力衰竭的基本病因及基础疾病

■ 心衰是所有心血管疾病的终末表现，因此，所有心血管疾病都可能是心衰的原因。并且在心衰的不同阶段会有某些诱发因素，因此，确定心衰的病因及诱因对心衰的评估与治疗至关重要，因为去除病因后部分心衰可完全恢复。

■ 心衰病因学三个方面：基础病因，包括先天性或获得性外周血管、冠状动脉、心包、心肌或心脏瓣膜结构异常，导致血流动力学负荷增加或心肌收缩与舒张功能改变，从而引起心衰；基本病因，包括导致血流动力学负荷增加或心肌供氧减少的生化和生理机制，损害心肌的收缩力；诱发因素，包括一些特殊原因和事件，诱发或加重心衰的发作。

···23

□ 心肌疾病

■ 原发性心肌舒缩功能障碍：主要由心肌病变引起，节段性心肌损害可见于心肌缺血及心肌梗死（左室梗死的面积 >20% 时）；弥漫性心肌损害见于心肌炎（包括病毒、细菌、螺旋体、真菌、原虫等感染以及风湿性心肌炎）、扩张型心肌病、肥厚型和限制型心肌病及结缔组织病的心肌损害、药物性心肌损害（锑剂、吐根碱、阿霉素等可致）、酒精中毒等。

■ 原发或继发性心肌代谢障碍：主要由于心肌缺血缺氧所致，常见于冠心病、肺源性心脏病、高原病、休克、严重贫血等各种疾病；也可以见于糖尿病性心肌病、严重维生素 B_1 缺乏及心肌淀粉样变性等。

□ 心脏负荷过度

■ 压力负荷过度：是指心脏在收缩时所承受的阻抗负荷增加，发生在左室的常见于高血压、主动脉瓣狭窄、梗阻性肥厚型心肌病、主动脉狭窄；发生在右室的可见于肺动脉高压、肺动脉狭窄、阻塞性肺疾病、肺栓塞等。

■ 容量负荷过度：是指心脏舒张期所承受的容量负荷过大，发生在左室的有主动脉瓣关闭不全、二尖瓣关闭不全、有分流的先天性心脏病；发生在右室的有肺动脉瓣关闭不全、三尖瓣关闭不全、房间隔缺损等。双室容量负荷过度可见于严重贫血、甲状腺功能亢进、脚气性心脏病、动静脉瘘等，多为高心输出量性心衰。

■ 心脏舒张受限：常见于心室舒张期顺应性降低，如冠心病心肌缺血、高血压心肌肥厚、肥厚型心肌病（HCM）均使舒张期顺应性降低；限制型心肌病和心包疾病（填塞或缩窄）可使心室舒张充盈受限，舒张末期容量下降，泵出血液相应减少。此外，二尖瓣狭窄也使心室舒张期流入血液减少而致左心房衰竭，发生肺瘀血水肿。

□ 心力衰竭的诱发因素

■ 感染：各种感染均可提高全身代谢率，增加心肌氧耗，感染产生的毒素可直接抑制心肌而加重心衰。肺部感染最为常见，它还能引起通气换气功能障碍，加重肺瘀血症状。心脏感染和炎症如风湿活动、感染性心内膜炎、多种原因所致的心肌炎症均会直接损害心功能，加重原有的心脏病变。

■ 心律失常：各种类型的心动过速、心房颤动、心房扑动均能缩短心室充盈时间，减少心每搏输出量（简称搏出量），且能增加心肌耗氧量。心房与心室收缩不协调均可加重血流动力学的变化。显著心动过缓、高度房室传导阻滞（AVB）时，心每搏输出量虽可达最大量，但仍不能增加和维持心输出量。此外，室内传导异常，使正常心室同步性丧失，也可损害心功能。但尚须注意，心律失常也可由心衰引起。

26

■ 原有的心血管疾病加重：如升高的血压未能控制，急性冠状动脉综合征引起心肌缺氧、缺血加重，甚至发生心肌梗死等，均可诱发心衰或使心衰急性失代偿。

■ 体力活动、气候变化及情绪激动：钠盐摄入过多、体力活动、过度紧张、极度疲劳、情绪激动以及炎热潮湿的天气、寒冷的天气均易造成心脏负荷增加，心肌耗氧量增加，诱发心衰。

■ 肺栓塞心衰：长期卧床患者，发生肺栓塞的危险性高，而后者可增加右心负荷，并会引起心率增快及呼吸困难，诱发心衰。

■ 药物因素：洋地黄应用不当、负性肌力药物（如 β 受体阻滞药、钙通道阻滞药，尤其是非二氢吡啶类钙通道阻滞药、某些抗心律失常药物）应用不当及长期应用激素或非甾体抗炎药物易引起钠水潴留，抑制心肌收缩而诱发心衰。

■ 其他：原发疾病（如甲状腺功能亢进、严重贫血）未能有效地控制与治疗，合并肾功能不全，输血或输液过多、过快等，均可诱发心衰。

27

第一部分：心力衰竭概论

概念	病理生理
分类、分级	发生机制
危险因素	临床症状与体征
病因	疗效评估

28

□ **心脏泵血功能降低**

■ 心输出量减少及心脏指数降低：心输出量是评价心脏泵血功能的重要指标之一，心脏指数（CI）是心输出量经单位体表面积标准化后的心脏泵血功能指标，横向可比性较好。心脏泵血功能受损的早期阶段，心力储备减少。随着心力衰竭的发展，心输出量显著降低，心室功能曲线趋于低平，心输出量常常依赖升高的充盈压或增快的心率才能满足组织代谢的需要。严重心力衰竭时，即使卧床静息的心输出量也显著降低。

■ 射血分数降低：射血分数是每搏输出量占左心室舒张末期容（LVEDV）的百分比，是评价左心室射血效率的指标，能较好地反映心肌收缩力的变化。心力衰竭时，每搏输出量正常或降低而 LVEDV 增大，射血分数降低。此外，反映心肌收缩陛的指标如等容收缩期心室内压上升的最大速率（+dp/／dtMAX），以及反映心肌舒张性能的指标如等容舒张期心室内压下降的最大速率（－dp／dtMAX）等，在心力衰竭时也有不同程度的降低。

······································29

■ 心室充盈受损：通常以肺毛细血管楔压（PCWP）反映左心房压和左心室舒张末压（LVEDP）；以中心静脉压（CVP）反映右心房压和右心室舒张末压（RVEDP）。由于射血分数降低，心室射血后剩余血量增多，使左心室收缩末容积（LVESV）增多，心室容量负荷增大，心室充盈受限。在心力衰竭的早期阶段即可出现心室舒张末压升高。

■ 心率增快：由于交感神经系统兴奋，患者在心力衰竭早期即有明显的心率增快。随心搏出量的进行性降低，心输出量的维持更加依赖心率增快。因此，心悸常是心力衰竭患者最早和最明显的症状。

······································30

□ **器官血流重新分配**

■ 心输出量减少引起的神经一体液调节系统的激活，表现为血浆儿茶酚胺、Ang Ⅱ 和醛固酮含量增高。

由于各组织器官的灌注压降低和阻力血管收缩的程度不一，导致器官血流量重新分配。

■ 一般而言，心力衰竭较轻时，心、脑血流量可维持在正常水平，而皮肤、骨骼肌、肾脏及内脏血流量显著减少；

■ 当心力衰竭发展到严重的阶段，心、脑血流量亦可减少。

....31

■ 器官血流重新分配是心力衰竭患者体力活动能力降低的主要机制。心力衰竭早期的患者在体力活动时，由于骨骼肌血流量减少，表现为易疲劳，此时尚可以通过减少骨骼肌耗氧量以适应低灌流，具有一定的保护意义。

■ 由于心力衰竭患者的血管内皮功能受损，缺血或运动引起的扩血管反应减弱，难以抗衡神经一体液调节机制激活所致的外周血管收缩，长期低灌注可导致骨骼肌萎缩、氧化酶活性降低及线粒体数减少，使患者体力活动能力降低。

■ 心力衰竭时，皮肤血流量减少，表现为皮肤苍白、皮肤温度降低。随着心输出量的进一步减少，部分患者可出现头晕、晕厥等直立性低血压的表现。

■ 心力衰竭时肾血流量减少较为明显，由于肾小球滤过率减少和肾小管重吸收增加，患者尿量减少，水钠潴留，亦可出现氮质血症。

....32

□ 静脉淤血

■ 慢性心力衰竭时常以水钠潴留、血容量增多、静脉淤血及组织水肿为突出表现。水钠潴留是对有效循环血量减少产生的代偿反应，与肾血管收缩导致的肾小球滤过率降低、醛固酮和 ADH 增多、滤过分数增大导致的肾小管对钠、水的重吸收增强等因素有关。

■ 由于心肌收缩力降低，神经一体液调节机制过度激活通过增加血容量和收缩容量血管引起的前负荷增加，非但不能使心搏出量有效增加，反而导致充盈压显著升高而造成静脉淤血，表现为静脉淤血综合征。根据静脉淤血的主要部位分为体循环淤血和肺循环淤血。

....33

□ **体循环淤血**

体循环淤血见于右心衰及全心衰，主要表现为体循环静脉系统的过度充盈、静脉压升高、水肿和内脏淤血等。

■ 静脉淤血和静脉压升高：右心衰时因水钠潴留及右心室舒张末期压力升高，使上下腔静脉回流受阻，静脉淤血，静脉压升高。临床上以受重力影响最大的下肢和内脏表现最为明显。右心淤血明显时出现颈静脉怒张。按压肝脏后颈静脉异常充盈，称肝颈静脉反流征阳性。

■ 水肿：水肿是右心衰以及全心衰的主要临床表现之一，根据水肿液的分布可以表现为皮下水肿、腹水以及胸腔积液等，通称心源性水肿，其发生主要与毛细血管血压增高和水钠潴留有关。此外，摄食减少、肝功能障碍导致的低蛋白血症及水钠潴留也是导致心性水肿的因素。

■ 肝大及肝功能损害：由于下腔静脉回流受阻，肝静脉压升高，肝小叶中央区淤血，肝窦扩张、出血及周围水肿，导致肝大，局部有压痛。长期右心衰还可造成心源性肝硬化。因肝细胞变性、坏死，患者可出现转氨酶水平增高及黄疸。

■ 胃肠道功能改变：慢性心力衰竭时，由于胃肠道明显淤血，可出现消化系统功能障碍，表现为消化不良、食欲不振、恶心、呕吐和腹泻等

································34

□ **肺循环淤血**

■ 肺循环淤血主要见于左心衰：当左心输出量减少，肺毛细血管楔压升高，出现肺循环淤血。当肺淤血严重时，可出现肺水肿。肺淤血、肺水肿的共同临床表现是呼吸困难，是气短及呼吸费力的主观感觉，具有一定的限制体力活动的保护意义。

■ 根据肺淤血和水肿的严重程度，呼吸困难可有不同的表现形式。

劳力性呼吸困难：心力衰竭患者仅在体力活动时出现呼吸困难、休息后消失，称劳力性呼吸困难，为左心衰的最早表现。其发生机制是：

（1）体力活动时四肢血流量增加，回心血量增多，肺淤血加重。

（2）体力活动时心率加快，舒张期缩短，左心室充盈减少，肺循环淤血加重。

（3）体力活动时机体需氧量增加，但衰竭的左心室不能相应地提高心输出量。

因此机体缺氧进一步加重，刺激呼吸中枢，使呼吸加快加深，出现呼吸困难。
......................................35

■夜间阵发性呼吸困难：夜间阵发性呼吸困难是左心衰造成严重肺淤血的典型表现，是一种夜间突然发作的呼吸困难，表现为患者夜间入睡后因突感胸闷憋气而被惊醒，在坐起咳嗽和喘气后有所缓解。发生机制是：

·患者入睡后由端坐位改为平卧位，下半身静脉回流增多，水肿液吸收入血液循环也增多，加重肺淤血。

·入睡后迷走神经紧张性增高，使小支气管收缩，呼吸道阻力增大。

·熟睡后中枢对传入刺激的敏感性降低，只有当肺淤血程度较为严重，动脉血氧分压降低到一定程度时，才能刺激呼吸中枢，使患者感到呼吸困难而惊醒。

·若患者在气促咳嗽的同时伴有哮鸣音，则称心源性哮喘。
......................................36

■端坐呼吸患者在静息时已出现呼吸困难，平卧时加重，故需被迫采取端坐位或半卧位以减轻呼吸困难的程度，称端坐呼吸。其发生机制是：

·端坐位时下肢血液回流减少，肺淤血减轻。

·膈肌下移，胸腔容积增大，肺活量增加，通气改善。

·端坐位可减少下肢水肿液的吸收，使血容量降低，减轻肺淤血。

■急性肺水肿重度急性左心衰时，由于肺毛细血管内压力升高，使毛血管壁通透性增大，血浆渗出到肺间质与肺泡而引起急性肺水肿：

·患者可出现发绀、气促、端坐呼吸、咳嗽、咳粉红色（或无色）泡沫样痰等症状和体征。

·左心衰可引起长期肺淤血，肺循环阻力增加，使右心室后负荷增加，久之可引起右心衰。当病情发展到全心衰时，由于部分血液淤积在体循环，肺淤血可较单纯左心衰时有所减轻。
......................................37

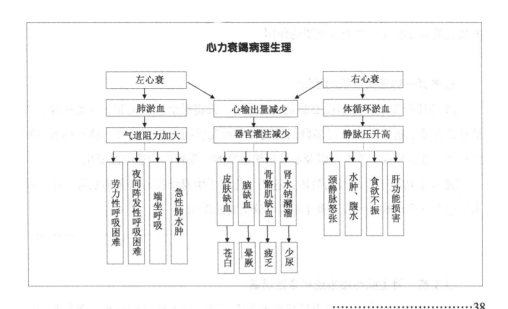

心力衰竭病理生理

....38

第一部分：心力衰竭概论

概念	病理生理
分类、分级	发生机制
危险因素	临床症状与体征
病因	疗效评估

....39

（1）心力衰竭的代偿反应：

■ 心肌舒缩功能受损或心脏负荷过重时，必将激活代偿机制以满足机体正常活动的需要。机体可以通过多种信息途径，首先引起内源性神经—体液调节机制的激活，进而导致心脏本身以及心外组织器官的一系列代偿适应性变化。在心功能不全的最初阶段，这些变化对于维身维持心脏泵血功能、血流动力学稳态及重要器官的血流灌注起着十分重要的作用。

△ 神经—体液调节机制激活

■ 心肌舒缩功能受损或心脏负荷过重时，必将激活代偿机制以满足机体正常活动的需要。机体可以通过多种信息途径，首先引起内源性神经—体液调节机制的激活，进而导致心脏本身以及心外组织器官的一系列代偿适应性变化。

■ 在心功能不全的最初阶段，这些变化对于维身维持心脏泵血功能、血流动力学稳态及重要器官的血流灌注起着十分重要的作用。

....40

□ 交感—肾上腺髓质系统兴奋性增高

■ 心功能不全时，心输出量减少可激活交感–肾上腺髓质系统，血浆儿茶酚胺浓度明显升高。

■ 一方面，交感神经兴奋刺激 β 受体，通过兴奋性 G 蛋白，激活腺苷酸环化酶使 cAMP 增多，后续激活蛋白激酶 A，致使心肌细胞膜钙通道磷酸化，钙内流增加，从而心肌收缩性增强、心率增快、心输出量增加；

■ 另一方面，通过刺激 α 受体引起外周血管选择性收缩，血流重分配以保障心脑等重要脏器的灌流。但交感–肾上腺髓质系统过度激活，使舒张期缩短，减少冠状动脉灌流量；过量儿茶酚胺可使心肌细胞膜离子转运异常，易诱发心律失常；同时，外周血管阻力持续增加会加重后负荷，且内脏器官长期缺血会引起其代谢、功能和结构改变。此时，交感神经激活的消极影响将成为使心力衰竭恶化的重要因素。

....41

□ 肾素—血管紧张素—醛固酮系统兴奋性增高

■ 心输出量减少可激活肾素—血管紧张素—醛固酮系统（RAAS）。血管紧张素（Ang Ⅱ）增加可以直接并与去甲肾上腺素协同引起血管的收缩；还可促进心肌和非心肌细胞肥大或增殖。醛固酮增加可引起水钠潴留，同时还可作用于心脏成纤维细胞，促进胶原合成和心室重塑。

■ 心肌、肾、脑和血管壁等组织器官都有表达 RAAs 全部组分的能力，心肌局部 Ang Ⅱ 在促进心肌重塑中的作用较循环中的 Ang Ⅱ 更为重要，主要表现在：

·促进心交感神经末梢释放去甲肾上腺素，在提高心肌舒缩功能的同时增大心肌耗氧量。

·引起冠状血管收缩，促进血管壁增生及纤维化。

·促进心肌细胞肥大、心肌间质纤维化，激活心肌重塑。

······························42

□ **其他体液活性物质的变化**

■ 心肌受损可引起心肌组织中多种体液活性物质的变化，这些活性物质可分为两类：

·具有调控血管收缩、促进水钠潴留和促生长功能的缩血管类活性物质，如去甲肾上腺素、Ang Ⅱ 和内皮素等；

·具有调控血管舒张、促进水钠排出和抑制生长功能的扩血管类物质，如心房钠尿肽（ANP），前列腺素 E2（PGE2）和 NO 等。这两类物质的相对平衡调控着心功能由代偿向失代偿的转变。

■ ANP 是目前最重要的心脏功能标志物。日益得到临床的广泛重视。ANP 由心房分泌，具有利钠、利尿、舒张平滑肌和降血压作用，同时可抑制肾素和醛固酮的产生。ANP 与 RAAS 系统的平衡可决定心力衰竭发展的严重程度。

■ 血浆 ANP 浓度在早期迅速升高与心力衰竭引起的心房内压的增加有关，同时血浆 ANP 水平可随着心功能的改善而下降，提示 ANP 对于心力衰竭患者的早期诊断和预后具有高度敏感性和特异性。

······························43

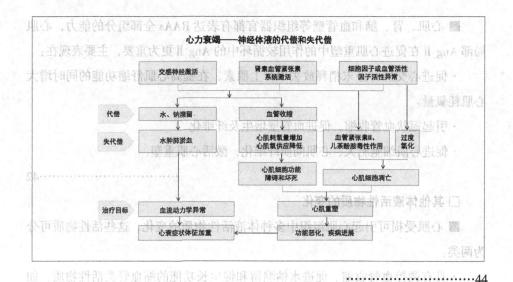

················44

△ 心脏本身的代偿反应

■ 心脏本身的代偿形式包括心率增快、心脏紧张源性扩张、心肌收缩性增强和心室重塑。其中，心率加快、心脏紧张源性扩张和心肌收缩性增强属于功能性调整，可以在短时间内被动员起来；而心室重塑是伴有明显形态结构变化的综合性代偿，是心脏在长期负荷过度时的主要代偿方式。

■ 心输出量（CO）是每搏输出量（SV）与心率的乘积。在一定的范围内，心率加快可提高心输出量，并可提高舒张压，有利于冠脉的血液灌流，对维持动脉血压，保证重要器官的血流供应有积极意义。心率加快是一种易被快速动员起来的代偿反应，贯穿于心功能不全发生和发展的全过程。心率加快的机制：

· 心输出量减少，经主动脉弓和颈动脉窦的压力感受器反射性引起心率加快。

· 心脏泵血减少使心腔内剩余血量增加，心室舒张末期容积和压力升高，可刺激右心房和腔静脉容量感受器，引起交感神经兴奋。

· 当肺淤血导致缺氧时，可以刺激主动脉体和颈动脉体的化学感受器，反射性引起心率加快。

················45

☐ **心率加快**

■ 心率加快的代偿作用有一定的局限性。心率加快，心肌耗氧量会增加，特别是当成人心率 >180 次 /min 时，由于心脏舒张期明显缩短，不但减少冠脉灌流量，加重心肌缺血，而且可因心室充盈时间缩短使心输出量降低。

☐ **心脏紧张源性扩张**

■ 在一定范围内，心输出量随心脏前负荷（心肌纤维初长度）的增加而增加。前负荷不足或过度，均可导致心输出量减少。

■ 在静息状态下，左室舒张末期压在 0 ~ 6mmHg 的范围内，肌小节长度为 1.7 ~ .9 μm。随着左室舒张末期充盈量增加，肌节长度增长，心输出量增加。当左室舒张末期压达到 15 ~ 18mmHg 时，即肌节长度达到 2.2 μmm 时，粗、细肌丝处于最佳重叠状态，形成有效横桥的数目最多，心输出量达到峰值。

■ 当心脏收缩功能受损时，由于每搏输出量降低，使心室舒张末期容积增加，此时心肌收缩力增强，代偿性增加每搏输出量。这种伴有心肌收缩力增强的心腔扩大称紧张源性扩张，有利于将心室内过多的血液及时泵出。

·····························46

☐ **心脏紧张源性扩张**

■ 通过增加前负荷而增强心肌收缩力是急性心力衰竭的一种重要代偿方式。慢性心力衰竭时，心室扩张在一定限度内 2.2 μm，心肌收缩力减弱。这种心肌过度拉长并伴有心肌收缩力减弱的心腔扩大称肌源性扩张，其已失去增加心肌收缩力的代偿意义。

■ 过度的心室扩张还会增加心肌耗氧量，加重心肌损伤。

☐ **心肌收缩性增强**

■ 心功能损害的急性期，由于交感一。肾上腺髓质系统兴奋，儿茶酚胺增加，通过激活 β 肾上腺素受体增加胞质 cAMP 浓度、激活蛋白激酶 A，使肌膜钙通道蛋白磷酸化，胞质 ca^{2+} 浓度升高而发挥正性变力作用。这是动用心输出量储备的最基本机制，也是最经济的心脏代偿方式。但是心肌收缩力的增强，必然伴有耗氧量的增加，有可能转为失代偿状态。

···47

（2）心肌重构——心力衰竭发生发展的基本机制

■ 慢性心力衰竭是致死率极高的各种心脏病的临床终末阶段，慢性心力衰竭的防治一直是国内外心血管领域中基础和临床研究的重点。20世纪90年代中期开始认识到导致慢性心力衰竭共同的病理生理基础是心肌重构，因此慢性心力衰竭的治疗策略也从过去增加心肌收缩力为主，转变为目前以防止心肌重构为主的生物学治疗模式。

△ **心肌重构的概念**

■ 心肌重构是指在各种初始损伤因素作用及不同的继发性因素直接或间接作用下所造成的心肌结构、功能的变化，心肌细胞适应不良性肥大，细胞丧失（坏死与凋亡同时存在），胚胎基因和蛋白质再表达，心肌细胞外基质胶原沉积和纤维化，心肌僵硬度增加，其进行性进展不可避免导致心力衰竭。重构的进程受最初损害程度、继发事件、并存疾病的影响。重构的程度明显影响预后，重构越重，预后越差。心肌重构是慢性心力衰竭患者发病率和死亡率的重要决定因素．临床已经证实凡能逆转心肌重构的治疗手段都能改善慢性心力衰竭患者预后，降低死亡率。

···48

■ 心肌重构是由于一系列复杂的分子和细胞机制造成心肌结构、功能和表型的变化。其特征为：

·伴有胚胎基因再表达的病理性心肌细胞肥大，导致心肌细胞收缩力降低，寿命缩短；

·心肌细胞凋亡是心衰从代偿走向失代偿的转折点；

·肌细胞外基质过度纤维化或降解增加。心肌重构的结果是心室腔扩大、室壁肥厚和心室几何形态的改变，引起心衰。

■ 肾素–血管紧张素–醛固酮系统（RAAS）和交感神经系统的过度活化在

心肌重塑和心功能恶化的恶性循环中起关键作用。因此，慢性心衰的治疗理念也有了根本的改变，近年来已从短期血流动力学的改善措施转为长期的、修复性的策略。目的是改变衰竭心脏的生物学性质，抑制神经体液的过度活化，抑制其恶性循环，从而争取逆转心室重塑。

　　■ 治疗心衰的关键就是阻断神经内分泌的过度激活，阻断心肌重构。

··························49

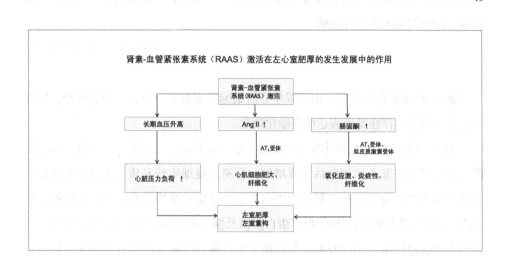

··························50

△ 心肌重构机制

　　■ 心室重塑是心室在长期容量和压力负荷增加时，通过改变心室的代谢、功能和结构而发生的慢性代偿适应性反应。心脏由心肌细胞、非心肌细胞（包括成纤维细胞、血管平滑肌细胞、内皮细胞等）及细胞外基质组成。近年来研究表明，心脏的结构性适应不仅有量的增加（心肌肥大），还伴有质的变化（细胞表型改变）；同时非心肌细胞和细胞外基质也会发生明显变化。

□ 心肌肥大

　　■ 心肌肥大指心肌细胞体积增大（直径增宽或长度增加）、重量增加。心肌细胞一般不增生。按照超负荷的原因和心肌反应方式可分为：

　　·向心性肥大：心脏在长期过度的压力负荷作用下，收缩期室壁张力持续增加，心肌肌节呈并联性增生，心肌细胞增粗。向心性肥大的特征是心室壁显著增厚而心腔容积正常甚或减小，使室壁厚度与心腔半径之比增大，常见于高血压性心脏病及主动脉瓣狭窄等疾病。

· 离心性肥大：心脏在长期过度的容量负荷作用下，舒张期室壁张力持续增加，心肌肌节呈串联性增生，心肌细胞增长。离心性肥大的特征是心腔容积显著增大与室壁轻度增厚并存，室壁厚度与心腔半径之比基本保持正常，常见于二尖瓣或主动脉瓣关闭不全等疾病。

.........................51

■ 心肌细胞表型改变：由于成年心肌细胞不能分裂，蛋白合成速度慢，因此心力衰竭时普遍存在基因表达的胚胎化改变。

■ 非心肌细胞及细胞外基质的变化：心室重塑时，Ang Ⅱ、去甲肾上腺素和醛固酮等可促进非心肌细胞活化或增殖，分泌大量细胞外基质，通过对胶原合成与降解的调控，发生心肌间质的增生与重塑。细胞外基质是存在于细胞间隙、肌束之间及血管周围的结构糖蛋白、蛋白多糖及糖胺聚糖的总称，其中最主要的是Ⅰ型和Ⅲ型胶原纤维。Ⅰ型胶原是与心肌束平行排列的粗大胶原纤维的主要成分，Ⅲ型胶原则形成了较细的纤维网状结构。一般而言，重塑早期以Ⅲ型胶原增多为主，这有利于肥大心肌肌束组合的重新排列及心室的结构性扩张；而重塑后期则以Ⅰ型胶原增多为主，可提高心肌的抗张强度，防止室壁变薄和心腔扩大。

■ 过度的非心肌细胞增殖及基质重塑，会降低室壁的顺应性而使心室僵硬度增加，影响心脏舒张功能；另一方面冠状动脉周围的纤维增生和管壁增厚，使冠状循环的储备能力和供血量降低；同时心肌间质的增生与重塑还会影响心肌细胞之间的信息传递和舒缩的协调性，影响心肌细胞的血氧供应，促进心肌的凋亡和纤维化。

.........................52

心室重构是心力衰竭发展的重要环节,心脏负荷过重和神经内分泌因素参与这一过程

1. 心肌细胞代偿性肥大
2. 心肌间质纤维化
3. 进行性心室腔扩大

提示：阻止和逆转心室重构是治疗心衰的关键

·························53

心肌重构 —— 心力衰竭发生发展的基本机制

心肌重构：心梗后与慢性心衰

急性心梗　　　　梗死区扩大　　　　整体重构
（数小时）　　　（数小时-数天）　　（数天-数月）

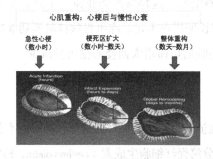 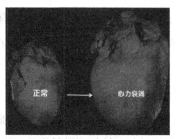

心肌重构：慢性心力衰竭

·························54

△ 心脏以外的代偿

■ 心功能减退时，除心脏本身发生功能和结构的代偿外，机体还会启动心外的多种代偿机制，以适应心输出量的降低。

□ 增加血容量

■ 慢性心功能不全时的主要代偿方式之一是增加血容量，其发生机制有：

· 交感神经兴奋心功能不全时，心输出量和有效循环血量减少，可使交感神经兴奋，肾血流量下降，使近曲小管重吸收钠水增多，血容量增加。

· RAAS 激活肾血流量减少可通过激活 RAAS，促进远曲小管和集合管对钠水的重吸收。

· 抗利尿激素（antidiuretic hormone，ADH）释放增多随着钠的重吸收增加，ADH 的分泌和释放也增加，加上肝脏对 ADH 的灭活减少，使血浆 ADH 水平增高，促进远曲小管和集合管对水的重吸收。

■ 一定范围内血容量增加可提高静脉回流量及心输出量，但长期过度的血容量增加可加重心脏负荷，反而加重心力衰竭。

...............................55

□ 血流重新分布

■ 心功能不全时，交感—肾上腺髓质系统兴奋使外周血管选择性收缩，引起全身血流重新分布，主要表现为皮肤和内脏器官的血流量减少，其中以肾脏血流减少最显著，而心、脑血流量不变或略增加。这样既能防止血压下降，又能保证重要器官的血流量。但是，若外周器官长期供血不足，亦可导致该脏器功能减退。另外，外周血管长期收缩，也会导致心脏后负荷增大而使心输出量减少。

□ 红细胞增多

■ 心功能不全时，体循环淤血和血流缓慢可引起循环性缺氧；肺淤血水肿又可引起乏氧性缺氧。缺氧刺激肾间质细胞分泌促红细胞生成素（erythropoietin，EPO），进而促进骨髓造血功能，使红细胞和血红蛋白含量增加，从而提高血液的携氧能力，改善机体缺氧。但长期红细胞过多又可增加血液黏度，加重心脏后负荷。

...............................56

□ 组织细胞利用氧的能力增强

■ 功能不全时血液灌流不足而出现缺氧，组织细胞可通过自身结构和功能的变化以增加氧的摄取和利用，主要表现在：

· 细胞线粒体数量增多，细胞色素氧化酶活性增强，可改善细胞的内呼吸功能。

·细胞内磷酸果糖激酶活性增强，可使细胞从糖酵解中获得能量的补充。

·肌肉中的肌红蛋白含量增多，可改善肌肉组织对氧的储存和利用。

■ 综上所述，多种代偿贯穿于心功能不全的整个过程。一般说来，在心脏泵血功能受损的急性期，神经—体液调节机制激活，通过心内、心外代偿维持血压和重要器官血流灌注；但急性期后心室重塑仍然缓慢而隐匿地进行，其不良反应日益明显，终将导致心力衰竭。

■ 综上所述，多种代偿贯穿于心功能不全的整个过程。一般说来，在心脏泵血功能受损的急性期，神经—体液调节机制激活，通过心内、心外代偿维持血压和重要器官血流灌注；但急性期后心室重塑仍然缓慢而隐匿地进行，其不良反应日益明显，终将导致心力衰竭。

△ 心肌舒缩功能障碍

■ 心力衰竭的发生发展病程复杂，其发生机制尚未完全阐明：不同原因所致的心力衰竭以及心力衰竭发展的不同阶段的机制皆有所不同。但神经—体液调节失衡是其关键途径，心室重塑是其分子基础，最终的结果导致心肌舒缩功能障碍。

□ 心肌收缩功能降低

■ 心肌收缩功能降低是造成心脏泵血功能减退的主要原因，可以由心肌收缩成分减少、心肌能量代谢障碍和心肌兴奋收缩耦联障碍分别或共同引起。

■ 心肌收缩成分减少心肌细胞数量减少因心肌细胞变性、萎缩甚至死亡而使有效收缩的心肌细胞数量减少，可造成心肌收缩功能降低。心肌细胞死亡主要分为两种形式：坏死（necrosis）；凋亡（apoptosis）。

□ 心肌细胞坏死：

■ 是造成心肌细胞数量减少的主要原因。当心肌细胞受到严重的缺血、缺氧、细菌和病毒感染及中毒等损伤性因素作用后，由于溶酶体破裂，大量溶酶体酶特别是蛋白水解酶释放，引起细胞成分自溶，心肌细胞发生坏死；同时单核巨噬细胞合成分泌的肿瘤坏死因子（TN-α）等促炎细胞因子活化，可破坏心脏结构和功能，进一步恶化心力衰竭。

■ 在临床上，引起心肌细胞坏死最常见的原因是急性心肌梗死。一般而言，当梗死面积达左室面积的 23% 时便可发生急性心力衰竭。

□ 心肌细胞凋亡：

■ 目前已在多种心力衰竭的动物模型及患者的心脏中证实有凋亡的存在。实验发现在心肌缺血的中心区以细胞坏死为主，而在边缘区可以观察到细胞凋亡；而且，凋亡是造成老年患者心肌细胞数减少的主要原因。心肌细胞凋亡不仅在调节细胞数量和心室重塑中起作用，还在代偿性心肌肥大向失代偿性心力衰竭转变过程中占有重要地位。

■ 干预心肌细胞凋亡已成为心力衰竭防治的主要目标之一。

...............................60

□ 心肌细胞凋亡：

■ 目前已在多种心力衰竭的动物模型及患者的心脏中证实有凋亡的存在。实验发现在心肌缺血的中心区以细胞坏死为主，而在边缘区可以观察到细胞凋亡；而且，凋亡是造成老年患者心肌细胞数减少的主要原因。心肌细胞凋亡不仅在调节细胞数量和心室重塑中起作用，还在代偿性心肌肥大向失代偿性心力衰竭转变过程中占有重要地位。

■ 干预心肌细胞凋亡已成为心力衰竭防治的主要目标之一。

...............................61

□ 心室舒张势能减少

■ 心室收缩末期由于心室几何结构的改变可产生一种促使心室复位的舒张势能，这种势能来自心室的收缩，心室收缩愈好舒张势能就愈大，对于心室的舒张也就越有利。

■ 凡是削弱收缩功能的因素也可通过减少舒张势能影响心室的舒张。

■ 心室舒张期冠状动脉的灌流也是促进心室舒张的一个重要因素。当冠状动脉狭窄、血栓形成、室壁张力过大时，可造成冠状动脉灌流不足，影响心室舒张。

························62

□ 心脏各部分舒缩活动不协调

■ 为保持心功能的稳定，左、右心室之间，房室之间，心室本身各区域的舒缩活动处于高度协调的工作状态。一旦协调性被破坏，将会引起心脏泵血功能紊乱而导致心输出量下降；常见于大面积严重心肌病变：如心肌梗死患者，其梗死区的心肌完全丧失收缩功能，边缘缺血区的舒缩活动减弱，而非病变区心肌功能相对正常甚至代偿性增加，3 种心肌共处一室，从而引起心脏各部位舒缩不同步，严重破坏心脏射血功能，导致心输出量下降。破坏心脏舒缩活动协调性还见于心律失常，如心房颤动、房室阻滞及右束支阻滞等。

························63

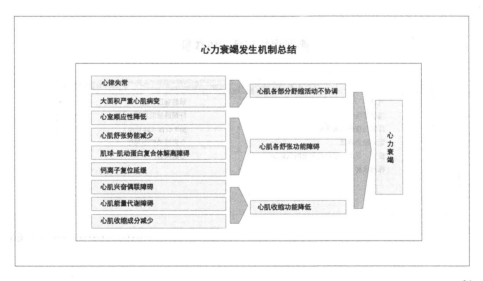

························64

第一部分：心力衰竭概论

概念	病理生理
分类、分级	发生机制
危险因素	临床症状与体征
病因	疗效评估

·······································65

典型症状与特异性体征

典型症状	特异性体征
气促	颈静脉压升高
端坐呼吸	肝颈静脉回流征
阵发性夜间呼吸困难	第3心音（奔马律）
运动耐力降低	心尖搏动侧面移位
疲劳、乏力，运动后恢复时间延长	心脏杂音
踝部水肿	

·······································66

非典型症状与非特异性体征

症状	体征
夜间咳嗽	外周水肿（踝部、骶部、阴囊）
喘息	肺部水泡音
体重增加（≥2kg/W）	空气进入减少，肺底叩诊浊音（胸腔积液）
体重减轻（晚期心衰）	心动过速
肿胀感	脉搏不规则
食欲丧失	呼吸加快（≥16 次/分）
意识模糊（尤其是老年人）	肝大
抑郁	腹水
心悸	
昏厥	

····························67

第一部分：心力衰竭概论

概念	病理生理
分类、分级	发生机制
危险因素	临床症状与体征
病因	疗效评估

····························68

□ **治疗效果评估**

■ **NYHA 心功能分级**：可用来评价心衰治疗后症状的变化

■ **6min 步行实验**：可作为评估运动耐力和劳力性症状的客观指标，或评价药物治疗效果。

■ **超声心动图**：LVEF 和各心腔大小改变可为评价治疗效果提供客观指标。

■ **利钠肽测定**：动态测定能否用来指导心衰治疗，尚有争论，临床研究结果也不一致。

·中等质量证据显示利钠肽指导治疗可以降低 <75 岁患者的病死率，降低中期（9-15 个月）心衰住院风险，故可作为评价治疗效果的一种辅助方法（IIa 类，B 级）。

·虽然利钠肽在治疗过程中下降则病死率和住院率风险均下降，但需注意，某些晚期心衰患者利钠肽水平可能正常，或因肥胖及 HF-PEF 存在假性正常的利钠肽水平。

·联合多项生物指标检测的策略可能对指导心衰治疗有益。

...............................69

■ 生活质量评估：心衰患者的治疗目标之一为改善生活质量（QOL）。

·QOL 评分对住院或非住院心衰患者的生存率有预测价值。

·QOL 量表分为普适性量表和疾病特异性量表。最常用的普适性量表为 36 条简明健康问卷（SF-36）。疾病特异性量表中较常用的有明尼苏达心衰生活质量量表（MLHFQ）和堪萨斯城心肌病患者生活质量量表（KCCQ）。

■ 哪种类型量表更适用于慢性心衰患者尚无定论。有研究显示 SF-36 联合 MLHFQ 可预测心衰患者的短期及长期病死率。

...............................70

□ 疾病进展评估

■ 综合评价疾病进展包括：症状恶化（NYHA 分级加重）；因心衰加重需要增加药物剂量或增加新的药物；因为心衰或其他原因住院治疗；死亡。

■ 病死率尤其全因死亡率是评估预后的主要指标，大型临床试验设计均以生存率来评价治疗效果，已对临床实践产生重要影响。

■ 住院事件在临床和经济效益方面最有意义，故晚近的临床研究中均已将住院率列为评估疾病进展及预后的又一个主要指标。

...............................71

■ 以下临床参数有助于判断心衰的预后和存活：

·LVEF 下降，NYHA 分级恶化，低钠血症及其程度，运动峰耗氧量减少，血球压积容积降低、心电图 QRS 增宽、慢性低血压、静息心动过速、肾功能不全、不能耐受常规治疗，难治性容量超负荷。

·住院期间 BNP 或 NT–proBNP 水平显著升高或居高不下，或降幅 <30%，均预示再住院和死亡风险增加。

·其他标志物，如可溶性 ST2 和半乳糖凝集素 –3 对利钠肽的预后评估作用有一定的补充价值。

........................72

第二部分：补益强心片药理机理研究

补益强心片组方

中药现代药理机理

组方药理机理

........................73

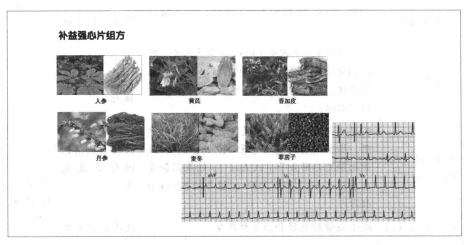

补益强心片组方

人参　黄芪　香加皮

丹参　麦冬　葶苈子

........................74

第二部分：补益强心片药理机理研究

补益强心片组方

单药药理

组方药理机理

························75

□ 人参

成分	现代药理学机制	药理作用	
人参皂甙 Rb（G-Rb）	血浆粘度明显降低，增加组织血流量，改善缺血区供血。	保护缺血心肌	改善心肌缺血
人参 Rb	对急性心肌梗死犬能明显减少其心脏左室做功，降低心肌氧耗。	缩小心肌梗死面积。	
人参皂甙 Rb1	对缺血再灌注心肌细胞 Bcl2、Bax、Bad、Fas 基因表达的影响。	抑制心肌缺血再灌注损伤	
人参皂苷 Re	抑制 PMNs 浸润和 MPO 活性、心肌缺血再灌注。	改善心肌缺血	
人参 Rg1	加血管内皮生长因子（VEGF）表达水平，激活 PI3K/Akt，抑制 p38MAPK，增加新生成血管密度，减少 T NF-α、水平表达和心肌纤维化面积。	提高左心室功能，改善心肌缺血	
人参皂苷 Rg1、Rb1	明显减少单核细胞在人冠状动脉细胞上的粘附，降低细胞间粘附分子（ICAM-1）和血管细胞间粘附分子（VCAM-1）的基因和蛋白表达水平。抑制 TNF-α 诱导的 NF-κB 激活。	抑制冠状动脉细胞炎症反应。	保护血管内皮细胞
人参皂苷 Rg3	减小血管腔直径和血管壁厚度。	改善血管重塑	
人参皂苷 Rb1	保护线粒体，提高抗氧化酶活性，上调血管内皮生长因子表达。	保护损伤血管内皮细胞	

成分	现代药理学机制	药理作用	
人参皂苷 Rb1	保护细胞的线粒体、提高 eNOS 表达以及抗氧化酶活性、上调血管内皮生长因子的表达。	抗血管平滑肌细胞增殖	保护血管内皮细胞
人参炔醇	降低 Ca2+ 浓度，抑制 mtTF1 mRNA 表达。		
人参皂甙	下调 LPS 诱导的 HUVEC-PA Ⅱ 的过度表达，促进纤溶，。	阻止血栓形成，维持血管内皮功能稳定	保护心肌细胞作用
人参皂苷 Rb1	通过抑制细胞凋亡、减少脂质过氧化等机制显著减轻血管紧张素Ⅱ（Ang Ⅱ）所诱导的肥厚心肌细胞。	防止在缺氧／复氧时引起损伤	
人参皂苷 Rb1	减少细胞内氧自由基、减少过氧化损伤产物、保护线粒体，部分抵消过氧化氢引起的心肌细胞活力降低，部分恢复细胞线粒体膜电位水平。	减少细胞凋亡	保护心肌细胞作用
人参总皂苷（GS）	抑制心肌细胞 caspase-3 表达、降低血清中 BNP 及 Ca2+ 浓度。	改善心力衰竭血流动力学指标	

成分	现代药理学机制	药理作用	
人参皂甙 Rg1	上调 oxLDL 所导致 eNOS 的下降。	抑制血管内皮细胞凋亡	抑制心肌细胞凋亡
人参皂苷 Rb1	Rb1 降低过氧化氢引起的细胞损伤，稳定细胞线粒体的结构和功能。	抑制心肌细胞凋亡	抑制心肌肥厚和心室重构
人参皂甙 Rb1	部分抵消过氧化氢引起的心肌细胞细胞活力的降低，部分恢复细胞线粒体膜电位水平。	减少细胞凋亡的发生	
人参皂苷 R b1	通过对钙、钾等多种离子通道的影响而抑制急性心肌梗死后心室重构，抑制心肌肥大和心室肥厚。	保护心脏收缩功能	

续表

成分	现代药理学机制	药理作用	
人参皂苷R b1	减少细胞 Ca2+ 内流，降低钙调素的结合率，阻断钙调神经磷酸酶信号传导通路。	抑制心肌细胞肥大的心肌肥厚	
人参总皂苷（TG）	上调心肌组织 VEGF 和 bFGF 基因表达、促进血管新生增加血流。	改善心室重构及梗死区心肌血液供应	
人参皂苷 Rb1	降低肾素活性，阻断 RAS 系统的级联反应，降低血管紧张素 II 水平。	减轻或逆转心脏重构作用	

··········78

成分	现代药理学机制	药理作用	
人参多糖	提高超氧化物歧化酶（SOD）等抗氧化酶活性。	提高抗氧化能力	抗氧化作用
人参皂苷 Rb1	含有能够清除自由基的抗氧化物质，直接清除氧自由基。	保护心肌细胞	
人参皂苷 Rg1	人参皂苷 Rg1 阻滞心肌细胞 L、T 型钙通道。	对抗心律失常	控制心律失常
人参皂苷R b1	阻滞剂钙通道、钾离子通道，	预防和改善心律失常	
人参皂苷 Rc	阻滞钙通道	控制心律失常	
人参皂苷	对 Ca2+ 的拮抗作用、调节 ATP 敏感性钾通道（KATP）、清除氧自由基、增加 NO 生成以及膜稳定性作用。	抗心律失常	控制心律失常
人参皂苷 Rh1	显著抑制 L、T 型钙通道的活动，使其开放概率减少与开放时间缩短，但对通过通道的离子流幅度无明显影响。	控制心律失常	
人参皂苷R b1	刺激内皮细胞依赖的血管舒张。	实现降压	抗高血压
人参皂苷R	阻断钙离子通道。	降低高血压	

··········79

□ 黄芪

成分	现代药理学机制	药理作用	
黄芪	降低心肌缺血的磷酸肌酸激酶（CK）和乳酸脱氢酶（LDH）活性。	减少心梗面积	改善心肌缺血，保护缺血心肌
黄芪	增加缺血心肌的血流灌注，减轻心肌损伤，加快再灌注后心脏功能的恢复。	心功能损害和心肌缺血有较明显的保护作用	
黄芪多糖（APS）黄芪皂甙（As）	使下降的 LVSP、dp/dt max、AF、SV 明显升高，明显降低 LVEDP，心肌顺应性增强，利于缺血心肌的血流灌注。	缩小梗塞范围，保护心肌缺血的作用	
黄芪	减轻缺血引起的心肌细胞和红细胞内钙积聚，保护红细胞膜钙泵功能，增加心肌组织 SOD 活性、减少氧自由基损伤，钙拮抗作用。	钙拮抗作用减轻缺血心肌细胞内的钙超载，保护心肌	
黄芪	减少心肌细胞内 Ca2+ 的蓄积及细胞内 CK-MB 的漏出。明显降低心肌组织中 MDA 含量并显著提高 SOD 和 GSH-Px 活性。降低再灌注性心律失常室速（NT）及室颤（VF）的发生率，延迟其出现时间并缩短其持续时间。	促进缺血型 ST 段恢复	改善心肌缺血，保护缺血心肌
黄芪	维持心肌细胞氧化和抗氧化平衡，阻断脂质过氧化连锁反应，干预氧自由基的产生并增强清除氧自由基的能力。具稳定缺血再灌注心肌细胞膜，保护线粒体及溶酶体。	增加心肌抗缺氧及抗再灌注损伤的作用	

成分	现代药理学机制	药理作用	
黄芪皂苷	明显降低缺氧复氧所致的 NO 产生及细胞内 LDH 释放增加。	减轻缺氧复氧时心肌细胞损伤	改善心肌缺血，保护缺血心肌
黄芪提取物 EA	进 NO 释放，显著提高心肌组织中 NO 的含量，通过 NO 介导冠状动脉扩张效应。	对心肌缺血及缺血再灌注损伤有一定的保护作用	
黄芪提取物 EA	保护因子 SOD 活性明显升高，损伤因 MDA 含量明显减少心肌组织 CK、LDH 活性明显降低。	对心肌缺血损伤有明显保护作用	
黄芪毛蕊异黄酮	抑制内皮细胞 ACE 分泌，增强 ACE2 及其 mRNA 表达。	对血管内皮细胞有保护作用	保护血管内皮细胞
黄芪毛蕊异黄酮	可调节血管内皮细胞生长因子和成纤维细胞生长因子信号通路。	实现血管新生	
黄芪	具有促进血管内皮细胞游走与增殖，提高内皮细胞整合素活性。	促进血管生成的作用	
黄芪	抑制 VSMC 的增殖，使细胞周期停滞于 G0/G1 期。通过抑制血管内皮细胞下泡沫细胞的形成，抑制 VSMC 增殖，促进 VSMC 凋亡，降低成纤维细胞胶原合成速度。	改变血管通透性而保护血管内皮细胞	保护血管内皮细胞
黄芪	防止内皮细胞凋亡、改变血管通透性。	保护血管内皮细胞	

成分	现代药理学机制	药理作用	
黄芪甲苷	降低模型组血浆和心肌组织的血管紧张素Ⅱ（AngⅡ）含量以及醛固酮（Ald）含量，下调心肌组织血管紧张素转化酶（ACE）的基因表达。	逆转压力过载诱导的心肌肥厚作用	抑制心肌肥厚和心室重构
黄芪多糖、黄芪皂苷	拮抗血管紧张素Ⅱ（AngⅡ）所引起的心肌细胞线粒体膜电位的降低，保护心肌细胞。	抑制心肌肥大和心室肥厚，保护心脏收缩功能；	

成分	现代药理学机制	药理作用	
黄芪皂苷Ⅳ	对正常和心功能受抑制左室表现正性肌力作用，对收缩和舒张功能均有改善作用，而不增加心肌耗氧量。	改善心室收缩与舒张功能	增强心脏功能、强心作用
黄芪	增大心脏收缩振幅，增加心输出量		
黄芪皂甙	抑制 Na-K＋-ATPase		
黄芪皂甙	抑制磷酸二脂酶（PDE）活性，PDE 是 CAMP 的水解酶，PDE 被抑制后，AMP 分解减少，浓度升高，心肌中 cAMP 浓度升高，可介导 Ca+ 内流增加。	增强强心作用	

成分	现代药理学机制	药理作用	
黄芪皂苷Ⅳ	利尿降压，降低肺动脉压及右心前负荷，扩张周围阻力血管，降低动脉压，对冠状动脉有直接扩张作用。	改善心功能的作用	增强心脏功能、强心作用
黄芪水提物	过影响 L-型 Ca2+ 通道及 Na+-Ca2+ 交换体增强心房收缩力，并具有抑制性调节心房钠尿肽分泌作用。	增强心房收缩力	
黄芪水提物	增加血管内皮细胞因子（VEGF）表达，从而促进下游蛋白激酶 B（Akt）和糖原合成酶-3β GSK3β）以及雷帕霉素（mTOR）磷酸化，内皮细胞增殖、迁移、血管化。	减少心肌梗死范围，抑制纤维化，增加管密度	抗心肌纤维化
黄芪甲苷	抑制促纤维化的转录生长因子（TGF-β）下游转录因子 Smad2/3 特别 Smad4，从而阻滞了 TGF-β 信息转导。	减轻心肌纤维化	
黄芪多糖	抑制胃促胰酶-血管紧张素Ⅱ系统，抑制心肌肥厚和纤维化主要信号通路 p-ERK1/2 活化诱导的心肌肥厚和纤维化。	抑制心肌肥厚和纤维化	抗心肌纤维化

成分	现代药理学机制	药理作用	
黄芪皂甙	小因自由基损伤造成的动作电位各参数，改善血流动力学及心功能各项改变的指标，并向正常转化。	有明显的抗自由基损伤作用	清除自由基，抗氧化作用
黄芪	增加人体总蛋白和白蛋白量，降低尿蛋白，通过强心增加心搏出量和扩张血管达到降血压或升血压	血压的调节作用	抗高血压
黄芪	增加人体总蛋白和清蛋白量，降低尿蛋白，并通过强心增加心搏出量和扩张血管。	达到降血压或升血压的作用	

......84

□ 香加皮

成分	现代药理学机制	药理作用	
香加皮杠柳苷	明显的洋地黄类强心苷样作用，化学结构与药理作用均与毒毛旋花苷 K 和 G 相似；脱去一分子葡萄糖成为萝摩苦苷。	强心作用更快，持续时间更短，无蓄积作用	增强心脏功能、强心作用
香加皮提取物 A	显著升高心脏的 LVSP，增加 ±dp/dt max，降低 LVEDP	改善心脏功能，具有强心作用	
	显著升高心脏的左室收缩峰压 LVSP），增加最大上升速率（±dp/dtmax），降低左室舒张期末压（LVEDP）。		
杠柳毒苷	改善慢性心衰左室结构和功能，并能提高 CHF 模型大鼠 SERCAmRNA 表达，降低 PLBmRNA 表达，改善 PLB/SERCA 比值。	抗心力衰竭	抗心力衰竭
	能提高 CHF 的 SERCA mRNA 表达，降低 PLB mRNA 表达，改善 PLB/SERCA 比值。		
	恢复受损的 PLB 和 SERCA mRNA 表达，改善心肌内钙循环。	改善心功能，治疗心衰	

......85

□ **丹参**

成分	现代药理学机制	药理作用	
丹酚酸 B	抑制低密度脂蛋白胆固醇（LDL-C）刺激内皮细胞产生基质金属蛋白酶-2（MMP-2），抑制内皮细胞表达血管内皮生长因子。	防治动脉粥样硬化	
丹参素	抑制内源性胆固醇的合成，减少低密度脂蛋白（LDL）。		抗动脉粥样硬化
丹参酮 II A 丹酚酸 B	清除自由基、螯合 Ca2+；对 NF-κB、ICAM-1、MCP-1 和 IL-1β 较好的抑制作用。通过抑制核因子的过度激活，并影响其它因子表达。		
SalA	呈剂量依赖性地减少脂质过氧化产物 MDA 和脂褐素的生成，减缓 LDL 中 VitE 水平的降低和自由基生成的增加。	抗动脉粥样硬化	
丹酚酸 B	抑制 TNF-a 诱导的 ECV304 细胞 NF-KB 的激活、粘附分子的表达及血管活性物质失调。		
丹参酮 IIA	抑制 NF-KB 的激活和粘附分子的表达及调节血管活性物质失调。	保护血管	

成分	现代药理学机制	药理作用	
丹参	可减轻急性心肌梗塞造成的心脏循环障碍，促使冠状动脉间桥式或侧枝血管开放。	使梗塞区内毛细血管损伤减轻。防治心肌梗死	防治心肌梗死
丹参酮	抑制中性粒细胞的溶酶体酶释放、吞噬及黏附	防治心肌梗死的作用	
丹酚酸 B	能减轻缺血再灌注损伤模型动物的心肌缺血程度，降低缺血心肌组织中丙二醛（MDA）的含量，提高 SOD 的活力。	对抗氧自由基对心肌细胞的损伤，保护心肌细胞	改善心肌缺血，保护缺血心肌

续表

成分	现代药理学机制	药理作用	
丹参	可降低高血压的左心室重量指数（LV-MI）、血管周围胶原面积和管腔面积比例（PVCA）和心肌凋亡细胞数。	保护心肌细胞	改善心肌缺血，保护缺血心肌
丹酚酸B	增强蛋白激酶CmRNA、热休克蛋白70mRNA的表达，具有与缺氧预适应相类似的细胞保护效应。	增强细胞对随后较长时间缺氧/复氧损伤的耐受性	
丹酚酸B	剂量依赖性地抑制SAP激酶的活性，抑制激活的SAP激酶转导到细胞核中，减少凋亡细胞的数量。	保护心肌作用	
丹参酮 II A	引起心肌细胞膜电位正值减小，出现超极化改变，细胞外钙内流减少，通过防止心肌钙超载、减轻心肌缺氧的损伤。		

............................87

成分	现代药理学机制	药理作用	
丹参酮 II A	防止细胞内线粒体内钙超载，抑制心室肌细胞上的钾通道。	抗心肌缺血/再灌注性损伤和心律失常	改善心肌缺血，保护缺血心肌
丹参酮 II A	增加缺氧诱导因子1αmRNA的表达，以促进心肌梗死再生和血管内皮生长因子表达增加。	对抗心肌缺血和保护心脏的作用	
丹参	显著减少心肌酶漏出，提高血浆一氧化氮含量，减少内皮素生成，下调心肌组织原癌基因的表达。	抗缺血/再灌注损伤作用	
丹酚酸B（SalB）	可以减轻MIRI，可能通过减少内皮素（ET）的释放，改善血栓素/前列环素（TXA2/PGI2）系统的平衡状态。	减轻心肌细胞的损伤	改善心肌缺血，保护缺血心肌
丹参酮 II A	增强细Na+-K+-ATP酶、Ca2+-Mg2+-ATP酶活性，降低细胞内钙超载。	抑制过氧化氢诱导的心肌细胞凋亡	
丹酚酸B（SalB）	减轻MIRI，可能通过减少内皮素（ET）的释放，改善血栓素/前列环素（TXA2/PGI2）系统的平衡状态。	减轻心肌细胞的损伤	

............................88

成分	现代药理学机制	药理作用	
丹参酮ⅡA	能抑制Ang Ⅱ1型受体激活，阻止Ca2+内流，阻断丝裂原活化的蛋白激酶通路，抑制JNKs的磷酸化和向核内移位。	对Ang Ⅱ诱导的心肌细胞肥大有一定的抑制作用	抑制心肌肥厚
丹参酮ⅡA	抑制血管紧张素Ⅱ所致的心肌细胞内Ca2+的变化，阻断了心肌肥厚信号向核内转导，抑制原癌基因c-fos表达。	抗心肌肥厚	
丹参素	抑制Ang Ⅱ诱导的心肌细胞凋亡，产生心肌保护作用。	保护心肌，防止心肌细胞肥大	

成分	现代药理学机制	药理作用	
丹参酮ⅡA	可抑制血管内皮细胞减少，抑制丙二醛和乳酸脱氢酶的释放，抑制内皮素1-mRNA的表达，升高过氧化物酶体增生物激活受体RNA的表达，增高细胞活性。	对静脉血管内皮细胞损伤具有明显保护作用	保护血管内皮细胞
丹参酮ⅡA	可降低心肌细胞凋亡率，降低细胞内游离钙浓度，增加线粒体膜电位与，Na+-K+-ATP酶活性。	降低心肌细胞凋亡率；改善细胞内钙超载损伤	
丹参酮ⅡA	使血vWF水平和一氧化氮水平明显降低，6-酮-前列腺素F-1a含量升高。	改善心力衰竭患者血管内皮细胞功能	
丹参	明显降低患者血浆vWF和ET水平。	减轻不稳定性心绞痛患者血管内皮细胞的损伤	
丹参酮ⅡA	使血浆AvWF增加和6-keto-PGF1a减少。	改善血管内皮细胞功能，明显改善慢性心衰患者心功能	

成分	现代药理学机制	药理作用	
丹参素异丙酯（IDHP1）	抑制 NOX2，进而抑制烟酰胺腺嘌呤二核苷酸磷酸氧化酶（NADPH oxidase）的活性减少活性氧簇（ROS）产生，影响 p38 磷酸化。	抑制心脏成纤维细胞的增殖和胶原合成。抑制心脏纤维化	抗心肌纤维化
丹酚酸 B	清除氧自由基、抑制脂质过氧化反应。	具有很强的抗氧化作用	
水溶性丹参素	抑止细胞内源性胆固醇的合成、阻断羟自由基产生、防止脂蛋白氧化，清除氧自由基、疏通微循环。	抗凝、抗血栓的作用	抗氧化作用
丹参酮 Ⅱ-A	有效抑制细胞脂质过氧化反应，减少 DNA 加成物的产生，抑制脂质过氧化产物与 DNA 相互作用。	具有抗脂质过氧化作用	

....90

□ 麦冬

成分	现代药理学机制	药理作用	
麦冬多糖	抑制心肌缺血而生成自由基，且能清除氧自由基。	保护心肌细胞，抗心肌缺血	
麦冬多糖	防止心肌细胞脂质的过氧化，改善脂肪酸的代。	抗心肌缺血作用	
麦冬多糖	使心肌血流量增加的能力和对心肌细胞膜的保护。	心肌缺血具有较快恢复供血	
麦冬皂苷总糖	促使血流量明显增加；同时还可加快心肌损伤愈合速度。	缩小坏死区域及梗死范围	抗心肌缺血作用
麦冬	关联于心肌 SOD 活性保护改善脂肪酸代谢，避免心肌细胞脂质过氧化。还关联于耐氧能力增加。	抗心肌梗死或缺血作用	
麦冬提取物	可降低垂体后叶素引起的 T 波变化幅度，降低血清中 CK 和 LDH 活力，抑制心肌缺血造成的 MDA 增加。	抗心肌缺氧	

续表

成分	现代药理学机制	药理作用	
山麦冬总皂苷（TSLSL）	总氨基酸（Tal）和麦冬提取物都可明显降低血清磷酸肌酸肌酶（CPK）水平和心外膜心电图 ST 段变化显著抑制心肌组织 CPK 的释放，能保护心肌超氧化物歧化酶（SOD）活性，降低心肌丙二醛水平，此还降低心肌游离脂肪酸的生成，缩小心肌梗死面积。	具有明显的抗心肌缺血作用	抗心肌缺血作用

$\cdots\cdots\cdots\cdots\cdots$91

成分	现代药理学机制	药理作用	
麦冬	促进 VEC 增殖可增加毛细血管密度，促使组织细胞供氧量增加。	改善微循环，有效防治血栓疾病	抗血栓形成作用
麦冬的 3 种提取液（石油醚提取液、乙醇提取液、水提取液 $6g \cdot kg^{-1}$，ig）	均可显著降低大鼠血小板的聚集率，降低血液黏度. 有效防治血栓。麦冬调控 bc1-2 基因表达及缓解细胞钙超载，抗人脐静脉内皮细胞（HUVEC）凋亡。	有效防治血栓性疾病	
麦冬总皂苷与氨基酸	心肌梗死心肌中 CK(肌酸磷酸激酶)水平明显降低，且为缺血心肌 SOD（超氧化物歧化酶)活性提供保护，将 MDA（脂质过氧化物产物心肌丙二醛）生成减少。	保护心肌作用	保护心肌作用
麦冬	减少氧自由基，增加超氧化物酶活性。减少内毒素，活性细胞数目明显增多，凋亡细胞数目明显减少。	保护静脉内皮细胞（HUVEC）	保护血管内皮细胞

$\cdots\cdots\cdots\cdots\cdots$92

成分	现代药理学机制	药理作用	
6 种麦冬多糖（POJ、AP-1、AP-2、AP-3、POJ-1、POJ-SS	具有增强清除 O_2^- 和 -OH 的能力。	较强的抗氧化活性	抗氧化作用

续表

成分	现代药理学机制	药理作用	
麦冬多糖 MDG-l	抑制心肌缺血造成的自由基生成增加和清除氧自由基，保护心肌细胞膜的作用。	抗心肌缺血损伤	
山麦冬总皂苷	对降低右心房肌自律性和右心房肌兴奋性，延长左心房肌功能不应期。影响心肌的电生理特性。	具有抗心律失常作用	抗心律失常作用

··93

□ 葶苈子

成分	现代药理学机制	药理作用	
南葶苈子醇提取物（SDAE）和南葶苈子油（SDO）	显著降低高脂血症的总胆固醇（TC），三酰甘油（TG），低密度脂蛋白胆固醇（LDL-C，HDL3-C 水平 及 LDL-C/HDL-C 比 值，显著升高 HDL-C，HDL2-C。	具调血脂作用	调血脂作用
南葶苈子醇提取物和葶苈子油	能降低其总胆固醇、三酰甘油、低密度脂蛋白等．而能升高高密度脂蛋白水平。	具有调节血脂作用	
葶苈子水提物	抑制 RAAS 和交感神经系统过度激活的作用表现为降低了压力负荷性心室重构心肌组织中的 Ang Ⅱ、ET、血清 ALD 浓度。	具有一定的降低血压作用	降低血压作用
葶苈子水部位	显著降低心肌组织 MDA 含量，有效的抑制脂质过氧化反应，消弱自由基对心肌的损伤，对心脏起到保护作用。同时升高心肌组织 SOD 活性，使 GSH-Px 活力显著增高，增强机体抗氧化应激的防御能力，提高心肌清除氧自由基的能力。	体内氧化／抗氧化失衡恢复到平衡状态	抗氧化作用
葶苈子水部位	中、高剂量可以显著降低心肌组织 MDA 含量和升高 SOD 活性），且中剂量组使 GSH-Px 活力显著增高。		

··94

成分	现代药理学机制	药理作用	
葶苈子水提物	明显强心和增加冠脉流量的作用，且不增加心肌耗氧。	强心和增加冠脉流量的作用	
北葶苈子	心收缩幅度增加，并明显改善心脏的射血机能，增加血输出量。	明显改善心脏的射血机能	
葶苈子的水提物（葶苈苷）	具有心收缩幅度增加，改善心脏的射血机能，增加血输出量。	明显强心和增加冠脉流量，且不增加心肌耗氧量	
葶苈子水提物	能增加心室心肌收缩性和泵血功能，并能增加冠脉流量，且不增加心肌耗氧量，无明显影响心率、动静脉氧分压差及动静脉氧溶解度。	显著强心和增加冠脉流量作用	强心作用，改善心功能
葶苈子	显著增加左心室收缩期压力、左心室内压最大上升速率、每搏排血量、心脏指数、每搏功和每搏功指数、平均动脉压及冠脉流量，但心率、动静脉氧分压差及动静脉氧溶解度无明显影响。	具明显的正性肌力作用	
葶苈子	能使心脏收缩力增强，心率减慢，心传导阻滞。	增加衰竭心脏输出量，降低静脉压	

·····························95

成分	现代药理学机制	药理作用	
葶苈苷	对急性冠状血管紊乱可使心收缩增加，心肌摄氧量增加。	对心律失常及心电图的改变均呈现强心治疗作用	
葶苈子强心苷	显著降低右心室收缩压与舒张压以及肺动脉平均压。	改善心血管功能	
葶苈子水提取物	显降低心衰的 Ang Ⅱ，ALD 水平，尿量明显增加，降低心脏负荷，改善心衰水肿状况。	改善心室功能的作用	强心作用，改善心功能
	增加犬的左心室心肌收缩性和泵血功能，能增加冠脉流量，与异丙肾上腺素的作用相似，但葶苈子的水提物对心率、动静脉氧分压及动静脉氧溶解度无明显影响。	具有显著强心和增加冠脉流量的作用，但不增加心肌耗氧量	
葶苈子氯仿提取物	能增加心肌收缩功能，增强射血功能，增加血输出量。		

·····························96

组分	靶点	药理作用	
葶苈子水提物	抑制交感神经系统兴奋性及抑制Ang I，ALD等神经内分泌因子激活。	具有抑制心肌肥大、心室重构作用	抑制心肌肥大、心室重构作用
	抑制压力负荷性心室重构RAAS和交感神经系统活性，减少神经内分泌因子Ang II，ET，ALD的生成。	制心肌肥大、心室重构，改善心室重构心肌结构	
葶苈子水提液	通过抑制压力负荷性心室重构RAAS和交感神经系统活性，减少神经内分泌因子Ang II、ET、ALD生成。	抑制心肌肥大、心室重构保护心肌，抑制心肌细胞纤维化	
	制RAAS和交感神经系统过度激活的作用表现为降低了压力负荷性心室重构心肌组织中的Ang II，ET，血清ALD浓度。	具有保护心肌，抑制心室重构的作用（显著降低心脏指数和心肌Hyp及I、III胶原蛋白含量	
葶苈子	降低心衰大鼠血浆血管紧张素II和醛固酮水平，抑制心力衰竭时神经内分泌系统的过度激活。	防止心室重构	

........................97

组分	靶点	药理作用	
葶苈子	显降低腹主动脉缩窄致心室重构大鼠的心率、动脉收缩压。	抑制心室重构的发生发展	
葶苈子水提液	具一定降低压力负荷大鼠血压的作用，能抑制心肌细胞的肥大，减小左心室心肌细胞的横断面面积；降低间质和血管周围胶原沉积。	改善心室重构大鼠心肌结构	抑制心肌肥大、心室重构作用
	心肌细胞和间质胶原重构两方面都有显著的抑制作用。	预防或逆转心室重构	
	抑制交感神经系统兴奋性及抑制Ang II、ALD等神经内分泌因子激活。	有抑制实验动物心肌肥大、心室重构的作用	
葶苈子水部位	可以显著改善心衰大鼠的LVEF值，且中、高剂量组可以降低LVESD和LVEDD，升高LVFS值葶苈子20%组分。	明显改善心衰大鼠的LVEF值和LVFS值	抗心力衰竭
	明显降低心衰大鼠血清BNP、cTnI水平。	显著改善心衰症状	
	改善心衰体内氧化应激失衡状态，抑制神经内分泌系统过度激活。		

组分	靶点	药理作用	
葶苈子水提物	通过抑制压力负荷性心室重构 RAAS 和交感神经系统活性，减少神经内分泌因子 Ang Ⅱ、ET、ALD 生成。	抑制心肌肥大、心室重构，保护心肌，抑制心肌细胞纤维化	抑制心肌纤维化
葶苈子水部位	明显改善心肌病变，心肌纤维束排列，水肿和炎性细胞浸润明显减少，未见空泡，细胞间隙明显变窄。	具有很好的利尿作用，从而改善心衰状况	利尿、消除水肿
	可以显著降低心衰血清 BNP、cTnI 水平，升高心衰 LVEF 值和 LVFS 值。		
葶苈子水提液	大鼠尿量明显增加。具有一定的利尿作用，从而缓解心衰大鼠的水肿状况	利尿作用，缓解心衰水肿	
	抑制肾小管对 Na^+，Cl^- 和水的重吸收，从而促进 Na^+，Cl^- 和水的排出。	能显著增加充血性心力衰竭排尿量	
葶苈子	可能是通过抑制肾小管对 Na^+，Cl^- 和水的重吸收，从而促进 Na^+、Cl^- 和水的排出。	具有显著的利尿作用	
	葶苈子抑制 RAAS 系统激活，减少醛固酮的分泌。	显著减少 CHF 大鼠尿液 K^+ 排出	

第二部分：补益强心片药理机理研究

补益强心片组方

单药药理

组方药理机理

补益强心片多组分、多靶点、多途径协同作用治疗慢性心力衰竭的药理机理[1-54]

药理\组方	降血压	调血脂	抗动脉粥样硬化	改善心肌缺血	抗再关注损伤	清除自由基，抗氧化	保护缺血心肌	保护血管内皮细胞	抑制心肌细胞凋亡	抑制心肌肥厚	抑制心室重构	抗心肌纤维化	增强心脏功能	利尿消除水肿	抗心率失常	止咳平喘
人参	•			•	•	•		•	•						•	
黄芪	•	•	•	•									•			•
香加皮													•			
丹参			•	•		•		•				•				
麦冬							•									
葶苈子	•	•				•			•			•	•	•		•

·············101

参考文献

［1］张彩等，人参化学成分和药理作用研究进展，食品与药品2016年第18卷第4期，P300—303.

［2］王强等，人参皂甙治疗心血管疾病的现代研究进展，心血管病学进展，2006年第27卷第3期，P325-327

［3］文飞等，人参皂苷Rb1对过氧化氢诱导的心肌细胞凋亡的保护作用，湖北中医杂志，2010年7月第32卷第7期5，P5—27

［4］陈梅卿等，人参皂苷R b1对心血管系统的药理作用研究进展，医学综述2015年2月第21卷第3期，P560-508

［5］霍记平等，人参皂苷对心血管疾病的药理作用和药代动力学特征，药品评价，2014年第11卷第18期，P11-14

［6］魏英等，人参总皂苷促进血管新生改善急性心肌梗死大鼠心功能，中国药理学2016Apr；32（4）：559-5564

［7］吴庆，人参总皂苷对慢性心力衰竭大鼠血流动力学及caspase—3表达的影响，中国临床药理学杂志，第2卷第5期2016年3月

［8］刘德丽等，近5年黄芪化学成分及药理作用研究进展，食品与药品，2014年第16卷第1期，P68-70.

［9］邱勇波等，黄芪化学成分及药理作用研究进展，中国疗养医学2011年第20卷第5期，P435-436.

［10］熊明彪，黄芪的药理作用及临床研究进展，亚太传统医药，第9卷第10期，2013年10月，P70-71.

·····························102

［11］周承，中药黄芪药理作用及临床应用研究，亚太传统医药，第10卷第22期，2014年11月，P100-101.

［12］李淑芳，中药黄芪药理作用研究进展，湖北中医杂志，2013年6月第35卷第6期，P100-101.

［13］孙秀林，黄芪药理作用研究进展，中国处方药，第13卷第6期，P234-236.

［14］韩玲，陈可冀，黄芪对心血管系统作用的实验药理学研究进展，中国中西医结合杂志，2000年3月，第20卷第3期，P234-236.

［15］曹平等，黄芪对慢性心力衰竭患者血管内皮舒张功能的影响，中国医药导报，2010年5月第7卷第14期，P234-236.

［16］何勇，黄芪提取物对心肌缺血损伤的保护作用，中药新药与临床药理，2008年3月第19

卷第 2 期 P234——236.

[17] 陈希等，黄芪在干预细胞凋亡方面的研究进展，中国知网.

[18] 刘洋等，黄芪对心房收缩力及心房钠尿肽分泌的影响，中国中药杂志，第 33 卷第 19 期，2008 年 10 月，P2226-2229.

[19] 李素娟等，黄芪多糖对压力超负荷诱导的大鼠心肌肥大，实用医学杂志，2012 年第 28 卷第 3 期，P364-366.

[20] 王利萍等，香加皮的化学成分和药理作用研究进展，中草药，第 40 卷第 3 期 2009 年 3 月，P493-496.

[21] 邓王萍，香加皮的研究进展，上海中医药大学学报，第 26 卷第 3 期，2012 年 5 月，P111-114.

[22] 马立等，杠柳毒苷对慢性心力衰竭大鼠心肌 PLB 和 SERCA mRNA 表达的影响，江苏中医药，2009 年总第 41 卷第 3 期，P71-72.

[23] 徐丽君等，丹参的化学成分及其药理作用研究概述，中西医结合研究，2009 年 2 月 1 卷第 1 期，P45-47

[24] 丰成相，丹参的化学成分及药理作用概况，中国民族民间医药，2011 年 11 月，P25-26.

[25] 柳丽等，丹参活性成分的现代中药药理研究进展，中国野生植物资源，第 22 卷第 6 期 2003 年 12 月，P2-4.

[26] 张萌涛等，丹参酮ⅡA 药理作用的研究进展，医学综述，2010 年 9 月第 16 卷第 17 期，P2661-2664.

[27] 宋立群，丹参药理作用研究进展，社区医学杂志，2012 年 12 月第 10 卷第 24 期，P51-52.

[28] 郭自强等，丹参素和川芎嗪对血管紧张素Ⅱ诱导乳鼠心肌细胞凋亡的影响，中西医结合心脑血管病杂志，2006 年 6 月第 4 卷第 6 期，P494-495.

[29] 杨萍等，丹参酮ⅡA 抗过氧化氢诱导的心肌细胞凋亡作用及机制研究，辽宁中医杂志 2009 年第 36 卷第 12 期，P2140——2142.

[30] 金树梅等，丹酚酸 B 对大鼠心肌缺血再灌注损伤内皮素及 TXA2/PGI2 系统的影响，中国老年学杂志 2004 年 2 月第 24 卷，P127-128.

[31] 李博等，丹参酮ⅡA 对充血性心力衰竭患者心功能和血管内皮细胞功能的干预研究，中国现代医，2010 年 8 月第 48 卷第 23 期，P36-38.

[32] 赵桂峰，丹参单体对动脉粥样硬化过程中血管平滑肌细胞 NF-κB 及相关因子影响的实验研究，CHKD 博硕士学位论文全文数据库，天津中医学院学报，2004.

[33] 鲁海燕，丹参素异丙酯对异丙基肾上腺素诱导大鼠心脏纤维化的作用及机制研究，CHKD 博硕士学位论文全文数据库，西北大学生命科学学院，2004.

[34] 曹爽等，麦冬多糖药理作用研究进展，安徽农业科学，2015，43（28）：P63-66

[35] 于学康，麦冬的药理作用研究进展，天津药学，2012 年第 24 卷第 4 期，P69-70。

[36] 周二付，中药材麦冬的药理作用研究，中医临床研究，2017 年第 9 卷第 9 期，P125——126。

［37］郑琴，麦冬多糖MDG-1对鼠实验性心肌缺血的保护作用，中国中西医结合杂志，2007年12月第27卷第12期，P1116—1118。

［38］罗霄等，麦冬黄酮类成分的研究进展，中国中医药科技，2015年9月第22卷第5期，P603-604.

［39］夏道宗等，麦冬总黄酮提取的响应面法优化及抗氧化性研究，中华中医药杂志2009年12月第24卷第12期，P1629—1631.

［40］林晓等，麦冬药理作用研究进展，上海中医药杂志，第38卷第6期2004年6月，P60-61.

..........................105

［41］蒋凤荣等，麦冬药理作用研究进展，中医药学刊，第24卷第2期2006年2月，P236-237.

［42］张旭等，麦冬药物血清对血管内皮细胞凋亡相关基因表达及胞内Ca2+的影响，中国病理生理杂志2003年第19卷第6期，P789—791.

［43］张旭等，麦冬药物血清抗血管内皮细胞凋亡的分子机制，南京中医药大学学报（自然科学版）2001年9月第17卷第5期，P289-290.

［44］周喜丹等，南北葶苈子的最新研究进展，中国中药杂志，第39卷第24期2014年1月，P4699-4707.

［45］王妍等，南北葶苈子的最新研究进展，长春中医药大学学报，第24卷第1期2008年2月，P39-40.

［46］潘九英等，葶苈子及其复方治疗心血管系统疾病的研究进展，上海中医药杂志2005年第42卷第12期，P83-85.

［47］马梅芳等，葶苈子近30年研究进展，中医药信息2005年第22卷第5期，P35-36.

［48］马梅芳等，葶苈子化学成分和药理作用的研究进展，中草药2002年第33卷第7期，P35—36

［49］张国顺，葶苈子抗心衰有效组分筛选及其作用机制分析，中国实验方剂学杂志，第23卷第4期2017年2月，P118-125.

［50］张文等，葶苈子在慢性心衰治疗中的应用，世界中西医结合杂志2010年第5卷第4期，P349.

［51］郭娟等，葶苈子对压力负荷性大鼠心室重构及神经内分泌因子和心肌 I、III 型胶原的影响，中药第30卷第8期，2007年8月，P963-967.

［52］郭娟等，葶苈子水提液对压力负荷大鼠左室心肌及心肌血管周围胶原的影响，中国中药杂志，第33卷第3期2008年2月，P284-287.

［53］郭娟等，葶苈子水提液对动物实验性心室重构的影响，中草药第38卷第10期2007年10月，P1519-1523.

［54］张晓丹等，葶苈子水提液对CHF大鼠利尿作用的影响，中国现代应用药学，2010年3月第7卷第3期，P210—213.

..........................106

【文献 –1】

补益强心片对慢性心力衰竭患者心功能和生活质量的影响，高子任等，中国实验方剂学杂志，第 19 卷第 21 期 2013 年 11 月，P298–30.1

□ 摘要

■ 目的：探讨补益强心片对慢性心力衰竭（CHF）患者心功能和生活质量的影响。

■ 方法：将 68 例 CHF 患者随机按住院前后分为对照组和观察组各 34 例。

· 两组均参照"慢性心力衰竭诊断治疗指南"给予心衰一般治疗和西药常规治疗。观察组加用补益强心片，1.2g/ 次，3 次 /d。疗程 4 周。

· 评价治疗前后美国纽约心脏病协会（NYHA）心功能分级和 6min 步行实验（6MWT），记录 Lee 氏心衰计分，采用超声心动图测定心室射血分数（LVEF）和心输出量（CO），以明尼苏达心衰生活质量调查表评估生活质量，检测血浆脑钠素前体末端（NT–proBNP）和抗利尿激素（ADH）水平。

■ 结果：

· 观察组 Lee 氏心衰疗效总有效率为 91.17%，优于对照组的 73.52%（P

< 0.05）；

·观察组心功能分级疗效总有效率为 88.23%，优于对照组的 67.64%（P
< 0.05）；

·观察组治疗 Lee 氏心衰积分和生活质量评分均较治疗前下降，并低于对照
组（P < 0.01）；

·两组治疗后 6MWT 均比治疗前增加，观察组增加更为显著（P < 0.01）；

·治疗后两组 LVEF 和 CO 均上升，观察组高于对照组（P < 0.01）；

·观察组治疗后血浆 NT-proBNP 和 ADH 水平均比治疗前下降，并低于对照
组（P < 0.01）。

■ 结论：补益强心片能改善 CHF 患者心功能分级，提高 LVEF 和 CO，增加
患者 6MWT，提高患者生活质量，其作用机制可能与降低患者血浆 NT-proBNP 和
ADH 水平有关。

························109

□ 诊断标准

■ 西医诊断标准——《中药新药临床研究指导原则》

·左心衰：劳力性或夜间阵发性呼吸困难；两下肺闻及移动性湿罗音；左心
室区可听到第 3 心音奔马律；左心室扩大；多普勒彩色超声心动提示左室舒张末
压升高。

·右心衰：下垂性水肿；颈静脉怒张、搏动，肝颈静脉回流征阳性；肝脾肿
大；右心室扩大；右心室区可听到第 3 心音，吸气时增强

························110

■ 心功能分级标准——心功能分级参照 NYHA 标准

·心功能 I 级：体力活动不受限，一般的体力活动不引起过度或不相应的乏
力、心悸、呼吸困难和心绞痛；

·心功能 II 级：体力活动轻度受限，静息时无不适，日常活动可致乏力、心
悸、呼吸困难和心绞痛；

·心功能 III 级：体力活动明显受限，静息时无不适，但低于日常的体力活动

可致乏力、心悸、呼吸困难和心绞痛；

·心功能Ⅳ级：不能无症状地进行任何体力活动，休息时即有心力衰竭或心绞痛症状，任何体力活动都会加重不适。

□ **药物治疗**

■ 包括用洋地黄、利尿剂、血管扩张剂、血管紧张素转换酶抑制剂及 β – 受体阻滞剂等药物治疗。观察组加用补益强心片（0.3g/ 片，1.2g/ 次，3 次 /d。两组疗程均为 4 周。

□ **观察指标**

（1）治疗前后 NYHA 心功能分级；

（2）治疗前后 Lee 氏心衰计分；

（3）治疗前后 6min 步行实验（6MWT）；

（4）治疗前后采用超声心动图测定心室射血分数（LVEF）和心输出量（CO）；

（5）采用明尼苏达心衰生活质量调查表评估患者治疗前后生活质量；

（6）采用电化学发光免疫法检测血浆 NT–proBNP。

□ **疗效标准**

■ Lee 氏心衰疗效：显效；治疗后积分减少 75% 以上；有效；治疗后积分减少 50% ~ 75%；无效；治疗后积分减少不足 50%；恶化：治疗后积分超过治疗前积分。

■ 心功能分级疗效：显效；心衰基本控制或心功能衰竭提高 2 级以上；有效；心功能提高 1 级，但不及 2 级者；无效；心功能提高不足 1 级者；恶化；心功能恶化 1 级或 1 级以上者。

□ **统计学处理**

■ 数据分析采用 SPSS16.0 统计分析软件，计量资料以 x±s 表示，组间比较采用 t 检验，等级资料比较采用 Ridit 分析，以 P＜0.05 为差异有统计学意义。

·····························113

□ 结果

■ 两组 Lee 氏心衰疗效比较：观察组 Lee 氏心衰疗效总有效率 91.17%，对照组 73.52%，两组比较差异有统计学意义（P＜0.05）。表 1。

■ 两组心功能分级疗效比较：观察组心功能分级疗效总有效率 88.23%，对照组 67.64%，两组比较差异有统计学意义（P＜0.05）。表 2。

表 1　两组 Lee 氏心衰疗效比较（n=34）

组别	显效 / 例	有效 / 例	无效 / 例	恶化 / 例	总有效率 /%
对照组	7	18	8	1	73.52
观察组	10	21	3	0	91.17[1]

（P＜0.05）

表 2　两组心功能分级疗效比较（n=34）

组别	显效 / 例	有效 / 例	无效 / 例	恶化 / 例	总有效率 /%
对照组	6	17	10	1	67.64
观察组	9	21	4	0	88.23[1]

（P＜0.05）

·····························114

■ 两组治疗前后 Lee 氏积分、6MWT，LVEF，CO 和生活质量评分比较两组治疗后 Lee 氏心衰积分和生活质量评分均较

治疗前下降，治疗后观察组低于对照组（P＜0.01）；两组治疗后 6MWT 均比治疗前增加，观察组增加更为显著（P＜0.01）治疗后两组 LVEF 和 CO 均上升，观察组高于对照组。（P＜0.01）。表 3。

表 3　两组治疗前后 Lee 氏积分、6MWT，LVEF，CO 和生活质量评分比较（x̄±s，n=34）

组别	时间	Lee 氏积分/分	生活质量/分	6MWT/m	LVEF/%	CO（L·min－1）
对照组	治疗前	7.56±1.42	72.6±7.83	275.3±59.6	45.13±4.16	3.60±0.58
	治疗后	3.48±1.05[1)]	37.2±10.27[1)]	342.8±60.5[1)]	50.03±3.92[1)]	4.41±0.52[1)]
观察组	治疗前	7.63±1.37	73.1±8.12	272.9±61.4	44.82±4.25	3.57±0.62
	治疗后	2.79±1.17[1,2)]	26.8±11.05[1,2)]	391.3±62.7[1,2)]	53.65±3.57[1,2)]	4.95±0.65[1,2)]

注：与治疗前比较 1）$P < 0.01$；与对照组治疗后比较 2）$P < 0.01$

■ 两组治疗前后血清 NT-proBNP 和 ADH 水平比较；两组治疗后血清 NT-proBNP 和 ADH 水平均较治疗前下降，治疗后观察组低于对照组（$P < 0.01$）。表 4。

表 4　两组治疗前后血清 NT-proBNP 和 ADH 水平比较（x̄±s，n=34）

组别	时间	NT-ProBNP/pg·mL－1）	ADH/μg·L－1）
对照组	治疗前	3.68±0.39	541.5±42.4
	治疗后	3.25±0.35[1)]	277.8±31.2[1)]
观察组	治疗前	3.70±0.41	537.2±40.9
	治疗后	2.86±0.37[1,2)]	233.2±32.1[1,2)]

（$P < 0.01$）

□ 讨论

■ 现代药理研究显示，人参能改善心功能、调节血脂、抗心肌缺血及再灌注损伤；黄芪有抑制血小板黏附、降低血浆纤维蛋白原、抗血栓形成、降脂、抗生物氧化作用；黄芪、麦冬、葶苈子、香加皮，4 味中药均具增强心肌收缩力作用[3]。临床研究显示补益强心片在心力衰竭的治疗中可以达到与地高辛相似的作用［9］。

■ 本研究结果显示，补益强心片治疗后：

·患者 Lee 氏心衰评分显著下降，Lee 氏心衰总有效率 91.17%，均明显优于对照组。

·患者 NYHA 心功能分级也得到改善，心功能分级疗效总有效率 88.23%，也优于对照组。

·超声心动图也显示，患者 LVEF、CO 均较对照组升高。

·6MWT 也比治疗前明显增加，且优于对照组

以上结果均显示补益强心片对 CHF 患者心功能有明显改善作用。

.............................117

■ BNP 具有利尿、利钠、扩血管和抑制肾素 – 血管紧张素 – 醛固酮系统、交感神经系统的作用。BNP 分裂后没有活性的 N- 末端片段 NT–proBNP 是目前广泛用于心力衰竭诊断、评估心力衰竭疗效和预后的生物标志物，与心衰严重程度密切相关。。

■ ADH 在垂体分泌，可抗利尿、收缩血管、调节血浆渗透压，慢性心衰时的血浆水平升高 [11]。

■ 本组资料显示补益强心片能降低患者 NT–proBNP 和 ADH，从而利于心功能的改善。

.............................118

【文献 –2】

补益强心片对慢性心力衰竭疗效及容量负荷的影响分析，姚远等，中药药理与临床，2017；33（3），P187–189

□ 摘要

■ 目的：分析补益强心片对慢性心力衰竭疗效及容量负荷的影响。

■ 方法：研究资料为我院心内科收治的 82 例慢性心力衰竭患者，纳入时间为 2014 年 9 月～ 2016 年 5 月。随机原则分组，41 例为对照组，接受常规药物治疗，另 41 例为观察组，常规药物基础上加服补益强心片。分析两组治疗效果以及容量

负荷指标变化。

□ 结果：

■ 观察组总有效率为90.24%，明显高于对照组70.73%。治疗后，观察组MLHFFQ得分和6MWT分别为（28.43±3.59、379.5±9.6m），均明显优于对照组（36.85±4.05、338.4±8.9m）。治疗后，观察组R AP、PAP和PAWP值分别为（0.87±0.03、4.12±0.26、3.01±0.14）kPa，均明显低于对照组（0.96±0.04、4.71±0.29、3.37±0.16）kPa。治疗后，观察组CO和LVEDP值分别为（4.56±0.37L/min、19.04±1.15mmHg0，均明显优于对照组（4.09±0.34L/min、22.41±1.46mmHg）。

······119

□ 结论：

■ 补益强心片可提高慢性心力衰竭的治疗疗效，提高患者生活质量，改善患者容量负荷。

■ 补益强心片是含有人参、黄芪、丹参、葶苈子等成分的中药颗粒剂，临床已有关于该中药治疗慢性心力衰竭的报道［4］，但大多缺乏客观数据支持且该中药对患者容量负荷的影响报道较少。本研究纳入近年我院2014年9月-2016年5月收治疗的82例慢性心力衰竭患者为研究对象，其中部分患者在一般治疗的基础上联合补益强心片治疗，并检测治疗前后患者左室舒张末期压（LVEDP）、心排血量（CO）、右心房压（RAP）、肺动脉楔压（PAWP））和肺动脉压（PAP）等治疗变化情况，以评价补益强心片对慢性心力衰竭患者疗效及容量负荷及影响。

······120

□ 诊断标准

■ 西医诊断标准：参照《慢性心力衰竭诊断治疗指南》［5］：有心脏基础疾病；出现呼吸困难、体力活受限、胸闷等症状；部分患者伴有腿部水肿；心电图/超声心动图显示异常；NT-proBNP显著升高。

······121

□ 结果

■ 两组治疗疗效对比：观察组治疗有效率为 88.89%，高于对照组 69.44%，如表 1。

表 1　两组疗效对比（n，%）

组别	n	显效	有效	无效	总有效率
对照组	41	12（29.27%）	17（41.46%）	12（29.27%）	29（70.73%）
观察组	41	18（43.90%）	19（46.34%）	4（9.76%）	37（90.24）

与治疗前比 *P $<$ 0.05，**P $<$ 0.01；与对照组比△P $<$ 0.05，△△P $<$ 0.01

······················122

■ 治疗前后 MLHFFQ 得分和 6MWT 对比；治疗前，组间 MLHFFQ 得分和 6MWT 差异均无统计学意义。经治疗，两组患者 MLHFFQ 得分均低于治疗前，6MWT 均高于治疗前，观察组 MLHFFQ 得分和 6MWT 均优于对照组，如表 2。

表 2　治疗前后 MLHFFQ 得分和 6MWT 对比（$\bar{x} \pm s$）

组别	n	MLHFFQ 得分（分）		6MWT（m）	
		治疗前	治疗后	治疗前	治疗后
对照组	41	45.36±4.16	36.85±4.05 *	279.4±7.2	338.4±8.9 *
观察组	41	46.02±4.19	28.43±3.59 *△	277.9±71	379.5±9.6 *

注：与治疗前比 *P $<$ 0.05，**P $<$ 0.01；与对照组比△P $<$ 0.05，△△P $<$ 0.01

······················123

■ 治疗前后 RAP、PAP 和 PAWP 对比治疗前，组间 RAP、PAP 和 PAWP 差异均无统计学意义。经治疗，两组患者 RAP、PAP 和 PAWP 均低于治疗前，观察组三个指标均低于对照组，如表 3。

表3 治疗前后R AP、PAP和PAWP值对比（x̄±s，kPa）

组别	n	RAP		PAP		PAWP	
		治疗前	治疗后	治疗前	治疗后	治疗前	治疗后
对照组	41	1.13±0.05	0.96±0.04★	5.44±0.34	4.71±0.29★	3.89±0.19	3.37±0.16★
观察组	41	1.12±0.05	0.87±0.03★△	5.42±0.31	4.12±0.26★△	3.91±0.20	3.01±0.14★

注：与治疗前比较1）P＜0.01；与对照组治疗后比较2）P＜0.01

■ 治疗前后 CO 和 LVEDP 对比治疗前，组间 CO 和 LVEDP 差异均无统计学意义。经治疗，两组患者 CO 均高于治疗前，LVEDP 均低于治疗前，观察组 CO 和 LVEDP 值均优于对照组，如表4。

表4 治疗前后 CO 和 LVEDP 值对比（x̄±s）

组别	n	CO（L/min）		LVEDP（mmHg）	
		治疗前	治疗后	治疗前	治疗后
对照组	41	3.65±0.32	4.09±0.34★	26.01±2.07	22.41±1.46★
观察组	41	3.60±0.30	4.56±0.37★△	26.05±2.09	19.04±1.15

注：与治疗前比 *P＜0.05；与对照组比△P＜0.05

□ 讨论

■ 本研究对照组患者治疗方案包括应用 β−受体阻滞剂、血管紧张素转化酶抑制剂（ACEI）类药物等后治疗有效率为 70.73%，此结果与国内文献报道结果相符合［14］。而观察组患者加用补益强心片后治疗总有效率达 90.24%，显著高于对照组，提示补益强心片能提高慢性心力患者的治疗效果。

■ LVEDP、CO、RAP、PAWP 等指标均为评价慢性心力衰竭患者容量负荷的指标［15］，本研究结果显示观察组患者以上容量负荷指标改善状况明显优于对照组，提示补益强心片的使用能更有效地促进 CHF 患者容量负荷下降。

■ 6分钟步行试验结果显示，加用补益强心片的观察组患者耐力增加更明显，同样提示补益强心片有助改善慢性心力衰竭患者心肌功能。

综上所述，补益强心片能有效降低慢性心力衰竭患者容量负荷，提高患者治疗效果，改善患者心功能，值得临床进一步研究和应用。

……………………………126

【文献 -3 】

补益强心片治疗慢性心力衰竭临床研究，陈绪忠等，中医学报，2014 年 11月 1 日第 11 期，第 29 卷总第 198 期，P1658-1660.

□ 摘要

■ 目的：探讨补益强心片治疗慢性心力衰竭（CHF）的临床疗效。

■ 方法：将 86 例 CHF 患者随机分为对照组和观察组，每组各 43 例。对照组予以盐酸贝那普利片、倍他乐克片、地高辛片、氢氯噻嗪片口服，配合非药物干预治疗。观察组在对照组基础上加用补益强心片，两组疗程均为 8 周。观察治疗前后 Lee 氏心力衰竭计分、心室射血分数（LVEF）、心输出量（CO）、心房利钠多肽（ANP）、N 末端 B 型钠尿肽（NT-proBNP）、血管紧张素 II（Ang II）及醛固酮（ALD）水平。

■ 结果：观察组 Lee 氏心力衰竭疗效有效率 90.70%，优于对照组的 74.42%（P < 0.050）；治疗后两组 Lee 氏心力衰竭评分较治疗前下降，观察组低于对照组（P < 0.01）；治疗后两组 LVEF 和 CO 均上升，观察组高于对照组，差异有统计学意（P < 0.01）；治疗后观察组血浆 ANP、NT-proBNP、Ang II 及 ALD 水平低于对照组（P < 0.01）。

……………………………127

■ 结论：在西医常规治疗的基础上，补益强心片能进一步改善 CHF 患者心功能，其作用机制可能与其下调 RAAS 系统及对 ANP、NT-proBNP 等细胞因子的调节有关。

■ 导致心衰发生发展的基本机制是心肌重构，心肌重构与交感神经系统、肾素血管紧张素—醛固酮系统（RAAS）兴奋性增高，多种内源性的神经内分泌和细胞因子激活密切相关，因此治疗心衰的关键是阻断神经内分泌的过度激活，阻断心肌重构[1]。

■ 本研究探讨补益强心片对慢性心力衰竭患者心房利钠多肽（ANP）、N末端B型钠尿肽（NT-proBNP）、血管紧张素Ⅱ（AngⅡ）及醛固酮（ALD）水平的影响，以探讨补益强心片的作用机制，现报道如下。

..................................128

□ 诊断标准

■ 心功能 NYHA 分级标准［1］

·心功能Ⅰ级：体力活动不受限，一般的体力活动不引起过度或不相应的乏力、心悸、呼吸困难和心绞痛。

·心功能Ⅱ级：体力活动轻度受限，静息时无不适，日常活动可致乏力、心悸、呼吸困难和心绞痛。

·心功能Ⅲ级：体力活动明显受限，静息时无不适，但低于日常的体力活动可致乏力、心悸、呼吸困难和心绞痛。

·心功能Ⅳ级：不能无症状地进行任何体力活动，休息时即有心力衰竭或心绞痛症状，任何体力活动都会加重不适。

..................................129

□ 治疗方法

■ 对照组

·给予限钠、限水、戒烟、休息与适当运动及氧气治疗等非药物干预。

·盐酸贝那普利片，每次 10mg，每日 1 次，口服；

·倍他乐克，每次 12.5mg，每日 2 次，口服；

·地高辛片每次 0.125～0.5mg，每日 1 次，口服；

·氢氯噻嗪片，每次 25mg，每日 1 次，口服。

■ 观察组

在对照组基础上加用补益强心片，每次 4 片，每日 3 次，口服。疗程共 8 周。

..................................130

□ 观察指标

■ 治疗前后 Lee 氏心力衰竭评分［5］；采用超声心动图检测治疗前后心室射血分数（LVEF）和心输出量（CO）；心房利钠多（（ANP、N 末端 B 型钠尿肽（NT-proBNP）、血管紧张素 Ⅱ（Ang Ⅱ）及醛固酮（ALD），治疗前后各检测1 次。

□ 疗效判定标准

■ 采用 Lee 氏心力衰竭疗效标准［4］，显效：治疗后积分减少＞75%；有效：治疗后积分减少 50% ～ 75%；无效：治疗后积分减少＜50%；恶化：治疗后积分超过治疗前积分。

■ 有效率 = 显效 + 有效 ×100%/n

························131

□ 结果

表 1　两组患者 Lee 氏心力衰竭疗效比较

组别	n	显效	有效	无效	无效	总有效率
对照组	43	11	21	9	2	74.42
观察组	43	14	25	4	0	90.70 *

注：与对照组比较，*P＜0.05

表 2　两组患者治疗前后 Lee 氏评分、LVEF、CO 比较（x̄±s）

组别	n	时间	Lee 氏评（分）	LVEF（/%）	Co（L-min-1）
对照组	43	治疗前	7，43±1.55	44.6±4.22	3.63±0.64
		治疗后	3.77±1.13 *	49.8±4.54	4.36±0.67
观察组	43	治疗前	7.56±1.48	44.2±4.35	3.59±0.61
		治疗后	2.71±1.09 * #	53.7±4.63 * #	4.94±0.65 * #

注：与治疗前比较，*P＜0.01；与对照组比较，#P＜0.01

························132

表3 两组患者治疗前后血浆 ANP、NT–proBNP、Ang Ⅱ 及 ALD 水平比较（x̄±s）

组别	n	时间	ANP (p/mg.L-1)	NT–ProBNP (p/mg.L-1)	Ang Ⅱ (p/mg.L-1)	ALD (p/mg.L-1)
对照组	43	治疗前	6.93±1.12	3.84±0.52	143.8±13.9	150.3±14.7
		治疗后	3.42±0.73 *	3.23±0.45 *	92.6±12.5 *	94.8±13.1 *
观察组	43	治疗前	7.05±1.17	3.81±0.49	147.2±14.4	152.6±15.8
		治疗后	2.81±0.68 * #	2.72±0.40 * #	80.3±11.8 * #	81.9±12.3 * #

注：与治疗前比较，*$P < 0.01$；与对照组比较，#$P < 0.01$。

□ 讨论

■ 本研究显示，在西医常规治疗的基础上加用补益强心片治疗后：

· Lee 氏心力衰竭评分低于对照组，心力衰竭疗效有效率 90.70%，优于对照组的 74.42%；

· LVEF 和 CO 均上升并高于对照组；显示了补益强心片具有一定的强心、改善心衰症状的作用，这与既往研究是相一致的 ［3，7］。

■ ANP 主要由心房合成和分泌，影响合成和分泌的主要因素为心房的牵张；

■ BNP 主要由心室分泌，刺激心肌细胞合成和分泌 BNP 的主要因素是容量负荷增加引起的心室压力的改变及室壁张力的增加。

■ 两者均具有利尿，利钠，扩张血管和抑制肾素血管紧张素醛固酮系统和交感神经系统作用的肽类激素 [8]。其中血浆 BNP 水平和 LVEF 值是心力衰竭患者心血管死亡率和心功能程度的独立预测因子 [9]。

■ RAAS 的激活导致循环中 Ang Ⅱ 和 ALD 水平升高提示：

· Ang Ⅱ 通过血管紧张素受体 Ⅰ 介导，促进细胞增殖、左室肥厚、血管间质增生和动脉粥样硬化新生内膜形成。

· ALD 除了增加水钠潴留之外，更为重要的是能够直接对血管和心肌产生负性作用，促使其肥厚和纤维化，从而加重血管顺应性的下降和心室舒张功能不全 ［10］。

■ 本研究显示：

· 补益强心片治疗后 CHF 患者血浆 Ang Ⅱ 和 ALD 水平低于对照组，提示了补益强心片对 RAAS 系统兴奋具有下调节作用，从而有利于阻断心肌重构，延缓心力衰竭的进行性恶化。

· 补益强心片还能降低 ANP 和 NT–proBNP 等细胞因子水平，有利于减轻心力衰竭症状及 RAAS 系统的调节，促进 CHF 患者心功能的改善。

■ 补益强心片对改善 CHF 心功能是有效的，其作用机制可能与其对患者 RAAS 系统及 ANP、NT–proBNP 等细胞因子的调节有关。

·····························134

【文献 –4】

补益强心片治疗慢性心力衰竭临床研究，牛晓明等，中国医药指南，2013 年 8 第 11 卷总第 23 期，P24–26

□ 摘要

■ 目的：观察补益强心片治疗慢性心力衰竭的疗效及安全性。

■ 方法：将 60 例慢性心力衰竭患者随机分为对照组和治疗组各 30 例。对照组给予常规西药纠正慢性心力衰竭治疗，治疗组在常规西药治疗的基础上联合应用补益强心片口服，疗程为 4 周。观察治疗前后两组患者的临床疗效、心功能指标改变（LVEDD、LVEF）、血浆 BNP 水平改变及明尼苏达心衰生活质量评分改变，并观察两组患者治疗过程中出现的不良反应情况。

■ 结果：与治疗前相比，治疗组患者心功能改善的总有效率高于对照组（$P<0.05$）；两组心彩超中心能指标（LVED D、LVEF）较治疗前均有改善，但治疗组改善更为明显，与对照组比较差异有统计学意义（$P<0.05$）；治疗后，治疗组与对照组比较，血浆 BNP 水平下降更为明显（$p<0.01$），明尼苏达心衰生活质量评分升高更为明显（$p<0.01$）。

■ 结论：在常规西医治疗基础上联合应用补益强心片可以进一步改善慢性心力衰竭患者的临床症状、心功能和生活质量。

·····························135

□ 治疗方法

■ **对照组**：根据中华医学会心血管分会提出的慢性心力衰竭诊治指南，给予常规治疗，包括：

（1）一般治疗卧床休息，限制钠盐摄入，戒烟、忌酒、积极控制其他危险因素（如高血压、高血脂和糖尿病等）；

（2）药物治疗：根据患者具体病情进行药物治疗，包括洋地黄药物、利尿剂、ACEI 类药物、ß- 受体阻滞剂、硝酸醋类药物等；

（3）对症治疗：对于呼吸困难者给予适当低流量吸氧，对于肺部合并感染者给予抗感染治疗等。

■ **治疗组**：在对照组常规治疗的基础上，联合口服补益强心片一次 4 片，每日 3 次。疗程为 4 周。

□ 疗效评价及观察指标与统计学方法

■ 观察对照组和治疗组在治疗前后，主观症状及客观体征的改变，评价临床疗效。心衰计分法疗效判定标准（Lee 氏计分系统）；

（1）显效：治疗后积分减少 ≥ 75%；

（2）有效：治疗后积分减少在 50%~75%；

（3）无效：治疗后积分减少不足 50%；

（4）加重：治疗后积分超过治疗前积分。

■ 比较两组在治疗前后，心彩超相关指标的变化（LVEDD、LVEF），血浆 BNP 水平的变化。

■ 比较两组在治疗前后，明尼苏达心衰生活质量评分的变化。

■ 观察两组患者治疗前后常规化验的变化（血常规、尿常规、便常规、肝功、肾功）是否存在不良反应及重不良事件的发生。

■ 统计学方法；应用 SPSS13t.0 软件包进行统计学分析。计量资料用（x ± s）表示两组间计量资料的均比较采用脸验，计数资料采用才检验。

□ 结果

■ 临床疗效比较。表1。

表1 治疗组与对照组临床疗效的比较（n，%）

组别	n	显效	有效	无效	加重	总有效率
对照组	30	12	10	7	1	73.3%
观察组	30	16	12	1	1	93.3%

注：两组总有效率相比较，x2=4.32，p<0.05

■ 心功能指标比较。表2。

表2 两组治疗前后 LVEDD、LVEF 比较

组别	n	LVEDD（mm）		LVEF（%）	
		治疗前	治疗后	治疗前	治疗后
对照组	30	62.4±5.0	57.8±4.3[a]	38.4±4.2	44.2±3.5[a]
观察组	30	61.9±4.8	54.8±4.9[ab]	37.5±4.4	48.6±3.1[ab]

注：与治疗前比较：[a]P<0.01；与对照组较，[b]P<0.01

..........................138

■ 用药前后血浆 BNP 水平比较

两组治疗后血浆 BNP 较治疗前均有一定程度降低，差异具有统计学意义（P<0.01）。但治疗组与对照组相比，血浆 BNP 降低的程度更为明显，差异具有统计学意义（P<0.01）。表3.

表3 两组治疗前后血浆 BNP 比较

组别	n	BNP（pg/mL）	
		治疗前	治疗后
对照组	30	1862.3±459.6	865.9±327.9[a]
对照组	30	2085.4±486.6	506.7±283.4[ab]

注：与治疗前比较：[a]P<0.01；与对照组较，[b]P<0.01

..........................139

■ 明尼苏达心衰生活质量评分比较

比较两组在治疗前后，明尼苏达心衰生活质量评分（Lee 氏计分系统）的变化。两组治疗后生活质量评分较治疗前均有一定程度降低，差异具有统计学意义（P<0.01）。但治疗组较对照组相，生活质量评分降低的程度更为明显，差异具有统计学意义（P<0.01）。见表 4

表 4　两组治疗前后明尼苏达心衰生活质量评分比较

组别	例数	明尼苏达心衰生活质量评分	
		治疗前	治疗后
对照组	30	68.9±18.5	41.6±12.3^a
治疗组	30	70.2±15.6	30.2±13.6^b

注：与治疗前比较：^{a}P<0.01；与对照组较，^{b}P<0.01

□ 不良反应

■ 两组患者在治疗过程中均未出现不良反应及严重不良反应事件。治疗后，常规化验（血常规、尿常规、便常规、肝功、肾功能）较治疗前无恶化、加重的情况出现。

□ 讨论

■ 慢性心力衰竭是临床常见的心脏疾病的终末阶段，其发生机理比较复杂，不同原因所致的心衰以及心衰发展的不同阶段和程度，参与的发生机制都不同。总体来说，与心肌收缩、舒张功能下降，心脏前后负荷增加、神经内分泌紊乱有关 [13]。

■ 补益强心片是以人参为君药，黄芪、香五加为臣药，丹参、麦冬为佐药，葶苈子为使药，共奏益气养阴，化瘀利水之功效。

■ 临床前动物试验表明，戊巴比妥钠致猫心力衰竭模型上，补益强心片可使减慢的心率加快，使降低的血压升高，使左室收缩增加等。在犬血流动力学试验中补益强心片可使麻醉犬血压升高，心率减慢，冠脉血流量增加，左室收缩压及左室压力变化最大速率增加等。预防性给药可使氯仿所致的小鼠室颤率有所降低，可使大鼠排尿量有一定增加。

·····················141

■ 现有研究表明，黄芪皂苷（AMS）、人参皂苷 [15] 等物质有类似强心甙类药物作用，能提高心肌收缩的最高张力和最大缩短速率，减少达最高张力所需时间，左心室压力最大上升速率。抑制和调整钠 – 钾泵的活性，尤其是调整了钠 – 钙交换，使心肌内钙离子浓度增高活性增强，具有较强的正性肌力作用，从而增强了心肌的收缩力量。

■ 补益强心片提取物，尤其是麦冬提取物能显著地提高细胞的耐受能力，减少心肌细胞缺氧的损害，还能使已经显著受损的心肌细胞能较快地获得修复，促进受损心肌细胞重新愈合，明显地减少的坏死率，尤其对于心肌梗死患者，其疗效较为明显 [16]。同时麦冬提取物有润肺清心利水等功效，有对各脏器全方位保护作用。

■ 研究发现，心肌细胞内磷酸腺普（CAMIP）含量减少是心衰发病的因素之一。补益强心片黄芪提取物可减少磷酸腺苷的分解，使心肌细胞中磷酸腺苷浓度升高，可介导钙离子内流增加，进而产生正性肌力作用。

·····················142

■ 据最近资料表明，人参 Rg2、丹参酮 Ⅱ A 等物质通过不同途径干扰或抑制心肌细胞基因的异常表达。

■ 补益强心片的利水有两个途径，一是提高心肌的正性肌力后，肾脏血流量增加而促使尿量增多；二是像葶苈子、丹参等药物提取物除了有增加冠脉灌注量。降低氧耗，提高心肌收缩。提高心肌收缩力之外，还有明显的利尿作用 [7]。

■ 现本研究结果表明：治疗组与对照组相比，无论是患者的主观症状、客观体征还是明尼苏达心衰评分，都提示治疗组纠正心衰的治疗效果更为明显。并且通过患者治疗前后心脏彩超指标（LVEDD、LVEF）、血浆 BNP 水平的比较，也显示出治疗组对改善心功能及预后更有优势。上述研究提示，在常规西医治疗基础上联合应用补益强心片可以进一步改善慢性心力衰竭患者的临床症状、心功能和生活质量。

·····················143

【文献 –5】

补益强心片治疗心力衰竭的疗效及肾脏毒性观察，王雪等，中药药理与临床 2016；32（3），P154–156

□ 摘要

■ 目的：观察补益强心片治疗心力衰竭的临床疗效和该药物对患者肾脏的毒性。

■ 方法：纳入 2013 年 11 月至 2015 年 2 月我院收治的心力衰竭患者 89 例，按随机数字表法分为观察组 44 例和对照组 45 例，对照组患者给予常规西药进行治疗，观察组患者在对照组常规西药基础上加用补益强心片辅助治疗，记录并分析治疗前后两组患者脑利钠肽前体（NT–ProBNP）、心室射血分数（LVEF）、左心室收缩末期容积（LVESV）、左心室舒张末期容积（LVEDV）、血尿素氮（BUN）、血肌酐（SCr）以及中医症候改善情况。

■ 结果：观察组治疗后 NT–ProBNP、LVEF 值分别为（298.6 ± 25.7pmol/L、47.5 ± 2.8%），均优于对照（403.6 ± 30. 4pmol/L、43.2 ± 2.4%）；观察组治 LVESV、LVEDV 分别为（30.11 ± 1.02、45.95 ± 1.72）ml/m2，均优于对照组（34.16 ± 2.01、49.89 ± 2.14）ml/m2；观察组治疗中医症候改善的总有效率为 88.64%，显著高于对照组 68.89%，且差异具有显著性（P ＜ 0.05）；观察组治疗后 BUN、SCr 分别为（6.79 ± 0.69mmol/L、78.56 ± 9.42umol/L），和对照组（6.87 ± 0.72mmol/L、80.05 ± 9.84umol/L）相比，差异不具有显著性。

■ 结论：在常规西医治疗基础上联合应用补益强心片可以进一步改善慢性心力衰竭患者的临床症状、心功能和生活质量。

□ 概述

■ 心力衰竭是指心脏泵血无法满足机体代谢所需的一种心脏疾病，该疾病也是临床多种心脏疾病终末期表现［1］。多数患者心脏功能下降明显，可表现为心慌、气促等，如不及时控制患者症状，患者结局多数不良［2］。目前强心、利尿等治疗方法的使用，一定程度上控制和提升了患者心脏射血分数、心肌收缩力情况，但疗效并不令人满意［3］。

■ 中医学上认为心力衰竭的发生与肾水不同、肝失其职等有关。补益强心片是由人参、黄芪、香加皮、丹参、麦冬、葶苈子组成的中药制剂，虽然对于该药物用于心力衰竭治疗已有报道，但多数缺乏客观数据支持［4］。

■ 本次研究纳入了近期收治的若干例心力衰竭患者，其中部分患者给与在常规治疗的基础上联合补益强心片进行治疗并对患者治疗前后脑利钠肽前体、心室射血分数、左心室收缩末期容积、左心室舒张末期容积、血尿素氮、血肌酐等客观指标进行分析，以观察补益强心片对心力衰竭患者的治疗效果，现报道如下。

·····················145

□ **诊断标准**

■ 参考《慢性心力衰竭诊断治疗指南》［5］2007 版：有心脏病病史；伴有呼吸困难、水肿等症状；临床检查心脏出现杂音、心电图异常、LVEF 异常等；体内 NT-ProBNP 水平高于正常值；按照心功能 NYHA 分级为 Ⅱ级（一般的体力活稍微受限，休息时心衰症状消失）和 Ⅲ级（一般程度的体力活受限较大，休息时也会出现心衰症状）。

·····················146

□ **试验药物**

■ 对照组：给予美托洛尔，规格 25mg*20 片，合用沙坦氢氯噻嗪，规格 10mg*100 片治疗。美托洛尔：25mg/ 次，一日 2 次；沙坦氢氯噻嗪：每日 1 次，每次 10mg。总疗程 4 周。

■ 察组：

在给予对照组基础上加用补益强心片，规格 0.3g*36 片），口服，4 片 / 次，三次 / 天，连续服用 4 周。

□ **观察指标**

■ 观察指标治疗前后所有患者 NT-ProBNP、LVEF、LVESV、LVEDV、BUN、SCr 水平以及中医症候改善情况

·····················147

结果 –1

□ 两组患者治疗前后 NT–ProBNP 和 LVEF 水平比较

■ 两组患者治疗前 NT–ProBNP 和 LVEF 水平差异无统计学意义。治疗后两组患者均较治疗前有明显改善，如表 1。

表 1　两组患者用药前后 NT–ProBNP 和 LVEF 水平比较（$\bar{x} \pm s$）

组别	n	NT–ProBNP（pmol/L）		LVEF/%	
		治疗前	治疗后	治疗前	治疗后
对照组	45	596.2±70.5	403.6±30.4[*]	38.0±2.0	43.2±2.4[*]
观察组	44	594.4±70.1	298.6±25.7[*△]	38.1±2.0	47.5±2.8[*△]

与同组治疗前对比 *P＜0..05；＊＊P＜0.01；与对照组相比△P＜0.05，△△P＜0.01

·····148

结果 –2

□ 两组患者治疗前后 LVESV 和 LVEDV 指数比较

■ 两组患者治疗前 LVESV 和 LVEDV 指数差异无统计学意义。治疗后两组患者均较治疗前有明显改善，且观察组 LVESV 和 LVEDV 指数显著优于对照组，如表 2。

表 2　两组患者治疗前后 LVESV 和 LVEDV 指数对比表（$\bar{x} \pm s$，ml/m2）

组别	n	LVESV		LVEDV	
		治疗前	治疗后	治疗前	治疗后
对照组	45	39.05±3.18	34.16±2.01[*]	54.68±3.16	49.89±2.14[*]
观察组	44	39.02±3.15	30.11±1.02[*△]	54.64±3.15	45.95±1.72[*△]

与同组治疗前对比 *P＜0.05，＊＊P＜0.01；与对照组相比△P＜0.05，△△P＜0.01

·····149

结果 –2

□ 两组患者治疗前后 BUN、SCr 水平比较

■ 两组患者治疗前 BUN、SCr 水平差异无统计学意义（p ＞ 0.05）。治疗后两组患者较治疗前均无显著性差异，组间 BUN、SCr 水平对比差异均无显著性（p ＞ 0.05），如表 3。

表 3　两组患者治疗前后 BUN、SCr 水平对比（x̄ ± s）

组别	n	BUN（mmol/L）		SCr（mmol/L）	
		治疗前	治疗后	治疗前	治疗后
对照组	45	6.97 ± 0.79	6.87 ± 0.72	82.61 ± 10.28	80.05 ± 9.84
观察组	44	6.95 ± 0.75	6.79 ± 0.69	81.95 ± 10.07	78.56 ± 9.42

························150

□ 讨论

■ 力衰竭是临床常见的慢性心血管疾病之一，该疾病主要布于老年人群，后者又常伴发多种其他形式的心血管系统疾病，因此治疗更困难 [7]。目前治疗心力衰竭的主要方法仍然是强心、利尿等传统方法，但长时间用药易导致患者出现不良反应。

■ 补益强心片是由人参、黄芪、香加皮、丹参、麦冬、葶苈子组成的中药制剂，其中黄芪、丹参具有益肾补血、泄虚补阳之功效，麦冬、葶苈子具有活血化瘀、理肝顺气之功效 [9–10]。

■ 吴庆等 [11] 通过实验研究发现人参中的总皂苷成分具有改善心力衰竭大鼠血流动力学指标，降低心肌细胞钙离子浓度的效果。

■ 另有研究发现黄芪可以减少实验大鼠心肌细胞凋亡，改善心力衰竭大鼠的心功能及心肌肥大状况 [12]。

························151

■ 本次研究对患者治疗前后脑利钠钛前体、心室射血分数、左心室收缩末期容积、左心室舒张末期容积、血尿素氮、血肌酐等客观指标进行分析。心室射血

分数、左心室收缩末期容积、左心室舒张末期容积为评价患者心功能的常用指标，结果发现观察组患者治疗后心室射血分数、左心室收缩末期容积、左心室舒张末期容积改善程度均明显优于对照组。

提示补益强心片的应用能提高心力衰竭的治疗效果。分析其原因，笔者认为这可能与补益强心片中的多种中药成分具有强心作用有关。

························156

■ N 末端心房利纳肽（NT-pro-BNP）是仅有心肌组织能够合成和分泌的一种多肽物质，研究发现该物质可在心肌射血分数下降以前即表现出明显增高现象，具有提前预测心脏功能的作用[13]。

■ 在一项由刘爱华等[14]开展的研究中发现，血清 NT-pro-BNP 水平与患者心脏射血分数呈明显负相关，其含量越高，患者心脏射血分数越低。本次研究结果发现观察组患者 NT-pro-BNP 水平明显低于对照组，提示补益强心片能促进血清 NT-pro-BNP 水平的下降，这可能有助于患者心衰症状的控制。

■ 本次研究另对患者治疗前后的 BUN、SCr 水平进行了对比分析，结果显示两组患者治疗前后 BUN、SCr 水平并无明显变化，且组间比较差异无显著性，提示补益强心片并无明显的肾脏毒性。

························157

补益强心片循证医学证据总结

循证医学证据显示：常规治疗联合补益强心片联合方案明显优于常规用药

对照组治疗药物

参照《慢性心力衰竭诊断治疗指南2014》常规药物
① ACEI
② β-受体阻滞剂
③ 醛固酮拮抗剂
④ ARB
⑤ 利尿剂
⑥ 洋地黄

观察组治疗方案

参照《慢性心力衰竭诊断治疗指南2014》常规药物
① ACEI
② β-受体阻滞剂
③ 醛固酮拮抗剂
④ ARB
⑤ 利尿剂
⑥ 洋地黄

+ 补益强心片

观察组疗效优于对照组有显著性差异，关键指标评价

● Lee 氏心衰疗效总有效率优于对照组
● 改善CHF患者心功能分级、
● 治疗后 Lee 氏心衰积分和生活质量评分均较治疗前下降
● 明尼苏达心衰生活质量评分升高更为明显
● 提高LVEF和CO，均优于对照组
● 6MWT 耐力增加更明显，高于治疗前
● 降低患者血浆 NT-proBN和ADH水平优于对照组
● RAP、PAP、PAWP观察组均显著低于对照组
● CO 提高和LVEDP值降低均优于对照组
● 血浆 ANP、NT-proBNP、AngⅡ、ALD 水平低于对照组
● 观察组血浆BNP水平下降更为明显
● 观察组LVEDD减小，LVEF增加更为明显
● 观察组LVESV、LVEDV 指数显著优于对照组
● 安全，无肾毒性，未发生不良反应事件

························158

第四部分：产品定位与学术主张

产品定位

学术主张

······················159

□ 产品定位：补益强心片：减缓慢性心衰进程，常规治疗＋的理想选择

1、基于补益强心片多靶点现代药理学和询证医学证据 —— 产品定位

产品定位：

补益强心片：减缓慢性心衰进程 • 常规治疗＋ 的理想选择

减缓慢性心衰进程

常规治疗＋

常规治疗加补益强心片联合方案明显优于常规用药[1-4]

······················160

（1）关于"减缓慢性心衰进程"

■ 药品说明书【功能主治】规定了补益强心片"用于冠心病、高血压性心脏病所致慢性充血性心力衰竭（Ⅱ - Ⅲ级）"。其中包含了补益强心片治疗慢性心衰进程发展的两个阶段：即"心衰前病变"（冠心病、高血压性心脏病）和"心衰病变"（NYHA 心功能分级Ⅱ - Ⅲ级）。

······················161

■ 心衰前病变进程

·冠心病的发生和发展包含了高血压、高血脂、动脉粥样硬化、心肌缺血损伤、血栓形成、心肌梗死等。逐步发展出现心功能减弱、左心室肥厚、心肌重构心肌纤维化等而发生心力衰竭。

·若高血压长期控制不佳可引起心脏结构和功能的改变称为高血压性心脏病。包括：早期左室舒张功能减退、左室肥厚（LVH），逐步发展出现心肌收缩功能减退最终发生心力衰竭，有研究显示 70% 的心力衰竭由高血压所致；同时可能出现与之相关的冠心病，心房颤动、心律失常等心脏合并症。

·"补益强心片组方多靶点治疗慢性心力衰竭现代药理 [1-54]"补益强心片组方中人参、黄芪、香加皮、丹参、麦冬、葶苈子 6 味中药多靶点全程干预冠心病、高血压性心脏病发生、发生、发展进程，从而大大减缓了慢性心衰的发生和发展。

...........................162

■ 心衰病变进程

·慢性心力衰竭心功能分级 Ⅱ – Ⅲ级表明心力衰竭的从轻到加重的进程，心功能Ⅳ级为慢性心力衰竭的终末期，是心衰最后的战场，单纯靠药物治疗已扭转病情。所以注重和加强心功能 Ⅱ – Ⅲ级的治疗尽可能地避免病情发展进入心功能Ⅳ级。这也是临床治疗中重视心功能 Ⅱ – Ⅲ级治疗的关键所在。

·心功能 Ⅱ – Ⅲ级患者，主要是心力衰竭患者的左心室功能可以出现从左心室容积和左心室射血分数，（LVEF）正常到左心室扩大、LVEF 显著下降等多种变化。（多数患者收缩功能减退与舒张功能异常同时存在）。由于左心室肥大，心肌收缩力减弱导致心功能减弱加剧。

...........................163

·"补益强心片组方多靶点治疗慢性心力衰竭现代药理 [1-54]"补益强心片组方中人参、黄芪、香加皮、丹参、麦冬、葶苈子 6 味中药多靶点针对心功能 Ⅱ – Ⅲ级的发生发展进程全程干预。例如：补益强心片具有保护血管内皮细胞、清除自由基，抗氧化、抑制心肌细胞凋亡、抗心肌纤维化从而抑制心肌肥厚和抑制心室重构增强心功能，改善心脏结构或功能异常导致心室充盈或射血能力受损。

·补益强心片具有利尿消除水肿、止咳平喘作用，可以缓解慢性心衰主水肿、咳喘症状：

·······················164

（2）关于"常规治疗 + 补益强心片"

■ 临床医生慢性心力衰竭选择治疗药物参照"慢性心力衰竭诊断治疗指南"中具有高证据级别的药物，主要包括：血管紧张素转换酶抑制剂（ACEI）、血管紧张素受体抑制剂（ARB）、β - 受体阻滞剂、醛固酮拮抗剂、利尿剂、洋地黄等。

■ 单独使用中药不被临床医生接受。难以检索到单独使用中成药治疗慢性心衰的相关文献。多数文献报道：依据"指南"常规治疗药物加中成药疗效由于常规用药。中成药起到了"减毒增效"的效果，被临床普遍采纳。

■ 检索到 5 篇相对具有循证医学证据价值的文献，均采用了常规药物治疗（对照组）与常规药物加补益强心片（观察组）

的疗效比较实验和研究。结果显示观察组由于对照组，而且未出现不良反应事件。证实了补益强心片有效、安全。

■ 据此，有理由认为"常规治疗 + 补益强心片"是治疗慢性心力衰竭的理想选择。相信是可以被临床医生认可和接受的治疗方案。

·······················165

2. 基于产品定位——细分市场

■ 慢性心力衰竭（NYHA 分级标准 Ⅱ—Ⅲ级）

■ 慢性左心室射血分数降低的心力衰竭（HF-REF）

■ 正常射血分数心力衰竭（HF-PEF）F-PEF HF-PEF HF-PEF

■ 临床科室：心内科，肾内科，内分泌科，老年科，肿瘤科（姑息治疗患者）

·······················166

第四部分：产品定位与学术主张

产品定位

学术主张

（1）补益强心片多组分、多靶点、多途径协同作用干预冠心病、高血压心脏病所致的慢性心力衰竭发生发展，减缓慢性心力衰竭进行性恶化进程。

补益强心片多组分、多靶点、多途径协同作用治疗慢性心力衰竭的药理机理 [1-54]

药理\组方	降血压	调血脂	抗动脉粥样硬化	改善心肌缺血	抗再关注损伤	清除自由基,抗氧化	保护缺血心肌	保护血管内皮细胞	抑制心肌细胞凋亡	抑制心肌肥厚	抑制心室重构	抗心肌纤维化	增强心脏功能	利尿消除水肿	抗心率失常	止咳平喘
人参	•			•	•	•	•		•	•			•		•	
黄芪	•	•	•				•		•	•	•		•			
香加皮							•						•	•		
丹参			•	•		•	•	•				•			•	
麦冬				•			•						•	•	•	
葶苈子	•	•				•							•	•		•

（2）循证医学证据显示：基于《慢性心力衰竭诊断治疗指南》推荐药物联合补益强心片方案是治疗慢性心力衰竭的理想选择

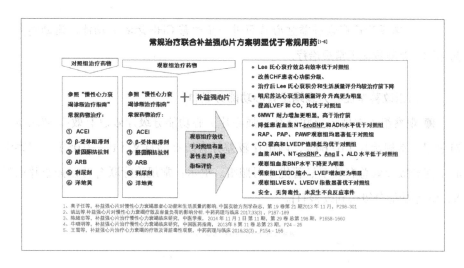

常规治疗联合补益强心片方案明显优于常规用药[1-6]

（3）多项临床研究数据显示：常规药物联合补益强心片可进一步提升治疗CHF 有效率。

□ Lee 氏心衰疗效评分 [3]

■ 采用 Lee 氏心力衰竭疗效标准，显效：治疗后积分减少＞75%；有效：治疗后积分减少 50%-75%；无效：治疗后积分减少＜50%；恶化：治疗后积分超过治疗前积分。观察组（联合补益强心片）Lee 氏心力衰竭疗效有效率90.70%，优于对照组的 74.42%（P＜0.05）；治疗后两组 Lee 氏心力衰竭评分较治疗前下降，观察组低于对照组（P＜0.01）[3]。

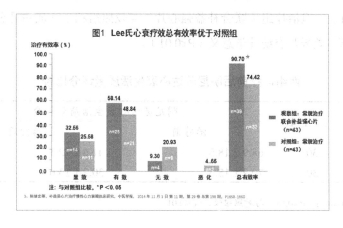

图1 Lee氏心衰疗效总有效率优于对照组

（4）常规治疗联合补益强心片可进一步改善 CHF 患者心功能，运动能力、耐力和生存质量优于常规治疗。

□ 两组改善慢性心力衰竭患者心功能分级 [1]

■ 观察组（常规治疗联合补益强心片）心功能分级疗效总有效率88.23%，对照组（常规治疗）67.64%，两组比较差异有统计学意义（P < 0.05）。观察组心功能分级疗效总有效率显著优于对照组。提示：常规治疗联合补益强心片患者NYHA 心功能分级得到改善 [1]。

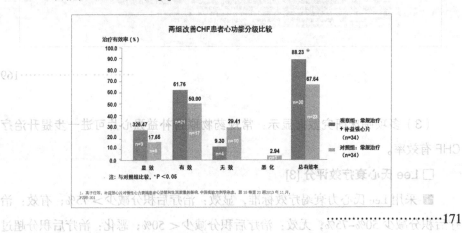

1、高干任等，补益强心片对慢性心力衰竭患者心功能够及其量的影响，中国实验方剂学杂志，第 10 卷第 21 期2013年 11 月，P298-301

□ 明尼苏达心衰生活质量评分比较 [4]

■ 比较两组在治疗前后，明尼苏达心衰生活质量评分（Lee 氏计分系统）的变化。两组治疗后生活质量评分较治疗前均有一定程度降低，差异具有统计学意义（P<0.01）。但治疗组（联合补益强心片）与较照组相生活质量评分降低的程度更为显著，差异具有统计学意义（P<0.01）。

两组治疗前后明尼苏达心衰生活质量评分比较

组别	例数	明尼苏达心衰生活质量评分	
		治疗前	治疗后
对照组	30	68.9±18.5	41.6±12.3[a]
治疗组	30	70.2±15.6	30.2±13.6[b]

注：与治疗前比较，aP<0.01；与对照组较，bP<0.01

□ 两组治疗前后 Lee 氏积分、6MWT，LVEF，CO 和生活质量评分比较 [1]

■ Lee 氏心衰积分和生活质量评分，观察组（联合补益强心片）显著低于对照组；观察组 6 分钟步行试（6MWT）增加较对照组更显著；左心室射血分数（LVEF）和心输出量（CO）均上升，观察组高于对照组。

两组治疗前后 Lee 氏积分、6MWT，LVEF，CO 和生活质量评分比较（x̄±s，n=34）

组别	时间	Lee 氏积分 / 分	生活质量 / 分	6MWT/m	LVEF/%	CO（L·min⁻¹）
对照组	治疗前	7.56±1.42	72.6±7.83	275.3±59.6	45.13±4.16	3.60±0.58
	治疗后	3.48±1.05[1]	37.2±10.27[1]	342.8±60.5[1]	50.03±3.92[1]	4.41±0.52[1]
观察组	治疗前	7.63±1.37	73.1±8.12	272.9±61.4	44.82±4.25	3.57±0.62
	治疗后	2.79±1.17[1,2]	26.8±11.05[1,2]	391.3±62.7[1,2]	53.65±3.57[1,2]	4.95±0.65[1,2]

注：与治疗前比较 1）P < 0.01；与对照组治疗后比较 2）P < 0.01

·······················173

（5）常规治疗联合补益强心片可进一步改善 CHF 患者重要指标且优于常规治疗。

□ 两组治疗前后与心功能相关重要指标 Lee 氏评分、LVEF、CO 比较 [3]

■ 治疗后两组 Lee 氏心力衰竭评分较治疗前下降，观察组（常规治疗联合补益强心片）低于对照组（P < 0.01）。

■ 治疗后两组左心室射血分数（LVEF）和心输出量（CO）均上升，观察组（常规治疗联合补益强心片）高于对照组，差异有统计学意（P < 0.01），显示了补益强心片具有一定的强心、改善心衰症状的作用。其中 LVEF 值是心力衰竭患者心血管死亡率和心功能程度的独立预测因子。

两组患者治疗前后 Lee 氏评分、LVEF、CO 比较（x̄±s）

项目	n	时间	Lee 氏评（分）	LVEF（/%）	Co（L-min⁻¹）
对照组	43	治疗前	7，43±1.55	44.6±4.22	3.63±0.64
		治疗后	3.77±1.13 *	49.8±4.54	4.36±0.67

续表

项目	n	时间	Lee 氏评（分）	LVEF（/%）	Co（L-min^{-1}）
观察组	43	治疗前	7.56±1.48	44.2±4.35	3.59±0.61
		治疗后	2.71±1.09 *#	53.7±4.63 *#	4.94±0.65 *#

注：与治疗前比较，*P < 0.01；与对照组比较，#P < 0.01

·····················174

□ 两组患者治疗前后影响心功能相关因素的细胞因子血浆 ANP、NT-proBNP、Ang Ⅱ 及 ALD 水平比较 [3]

■ 治疗后观察组（常规治疗联合补益强心片）血浆心房利钠多肽（ANP）、血清氨基末端 B 型利钠肽前体（NT-proBNP）、血管紧张素 Ⅱ（Ang Ⅱ）及醛固酮（ALD）水平低于对照组（P < 0.01）。表 3

■ ANP 主要由心房合成和分泌，在心房负荷过重或扩张时分泌增加，具有利尿，利钠，扩张血管和对抗肾 RASS 系统和抗利尿激素作用。CHF 患者血浆 ANP 浓度较正常升高，且与心衰严重程度呈正比。测定血清 ANP 的活性用于诊断和监测心力衰竭患者病程和疗效。

■ 补益强心片具有一定的强心、改善心衰症状的作用，其作用机制可能与其下调 RAAS 系统及对 ANP、NT-proBNP 等细胞因子的调节有关。

两组患者治疗前后血浆 ANP、NT-proBNP、Ang Ⅱ 及 ALD 水平比较（x̄±s）

项目	n	时间	ANP（p/mg.L^{-1}）	NT-ProBNP（p/mg.L-1）	Ang Ⅱ（p/mg.L-1）	ALD（p/mg.L-1）
对照组	43	治疗前	6.93±1.12	3.84±0.52	143.8±13.9	150.3±14.7
		治疗后	3.42±0.73 *	3.23±0.45 *	92.6±12.5 *	94.8±13.1 *
观察组	43	治疗前	7.05±1.17	3.81±0.49	147.2±14.4	152.6±15.8
		治疗后	2.81±0.68 *#	2.72±0.40 *#	80.3±11.8 *#	81.9±12.3 *#

注：与治疗前比较，*P < 0.01；与对照组比较，#P < 0.01

·····················175

□ 用药前后血浆脑钠肽（BNP）水平比较 [4]

■ BNP 在心室合成，在心室负荷过重或扩张时增加，具有利钠、利尿、舒张血管的作用，与 RASS 激活呈拮抗作用。CHF 患者血浆 BNP 浓度较正常升高，且与心衰严重程度呈正比，比较正常组和 CHF 组之间的心脏及血浆 BNP 水平，发现正常人心室 BNP 含量为心房的 7.2%，整个心脏的 30%，CHF 患者则分别上升为 22%、52%。

■ 两组治疗后血浆 BNP 较治疗前均有一定程度降低，差异具有统计学意义（P<0.01）。但治疗组（常规治疗联合补益强心片）与对照组相比，血浆 BNP 降低的程度更为明显，差异具有统计学意义（P<0.01）。

两组治疗前后血浆 BNP 比较

组别	n	BNP（pg/mL）	
		治疗前	治疗后
对照组	30	1862.3 ± 459.6	865.9 ± 327.9^a
对照组	30	2085.4 ± 486.6	506.7 ± 283.4^{ab}

注：与治疗前比较：aP<0.01；与对照组较，bP<0.01

·······················176

□ 治疗前后血浆 NT–proBNP A 和 LVEF 水平比较 [5]

■ 血清 N 端 –proBNP 脑钠肽（NT–pro–BNP）水平与患者心脏射血分数呈明显负相关，其含量越高，患者心脏射血分数越低。本研究显示：观察组（联合补益强心片）降低 CFH 患者血浆 NT–pro–BNP 水平和提高左室射血分数（LVEF）明显优于对照组，有助于患者心衰症状的控制。

两组患者用药前后 NT–ProBNP 和 LVEF 水平比较（x̄±s）

组别	n	NT–ProBNP（pmol/L）		LVEF/%	
		治疗前	治疗后	治疗前	治疗后
对照组	45	596.2 ± 70.5	$403.6 \pm 30.4^*$	38.0 ± 2.0	$43.2 \pm 2.4^*$
观察组	44	594.4 ± 70.1	$298.6 \pm 25.7^{*\triangle}$	38.1 ± 2.0	$47.5 \pm 2.8^{*\triangle}$

与同组治疗前对比 *P < 0..05；＊＊P < 0.01；与对照组相比△P < 0.05，△△P < 0.01

·······················177

□ RAP、PAP 和 PAWP 检测对比 [2]

■ 治疗前，组间右心房压（RAP）肺动脉压（PAP）和肺动脉楔压（PAWP）差异均无统计学意义。经治疗两组患者 RAP、PAP 和 PAWP 均低于治疗前，观察组（联合补益强心片）三指标均显著低于对照组。提示：补益强心片降低慢性心力衰竭患者容量负荷有一定疗效。

治疗前后 RAP、PAP 和 PAWP 值对比（$\bar{x}\pm s$, kPa）

组别	n	RAP		PAP		PAWP	
		治疗前	治疗后	治疗前	治疗后	治疗前	治疗后
对照组	41	1.13±0.05	0.96±0.04 *	5.44±0.34	4.71±0.29 *	3.89±0.19	3.37±0.16 *
对照组	41	1.12±0.05	0.87±0.03 *△	5.42±0.31	4.12±0.26 *△	3.91±0.20	3.01±0.14 *△

注：与治疗前比 *$P < 0.05$；与对照组比 △ $P < 0.05$

178

□ 治疗前后 CO 和 LVEDP 比较 [2]

■ 对比治疗前，组间心输出量（CO）和左室舒张末期压（LVEDP）差异均无统计学意义。经治疗，两组患者 CO 均高于治疗前，LVEDP 均低于治疗前，观察组（联合补益强心片）CO 和 LVEDP 值均优于对照组。

治疗前后 CO 和 LVEDP 值对比（$\bar{x}\pm s$）

组别	n	CO（L/min）		LVEDP（mmHg）	
		治疗前	治疗后	治疗前	治疗后
对照组	41	3.65±0.32	4.09±0.34 *	26.01±2.07	22.41±1.46 *
观察组	41	3.60±0.30	4.56±0.37 *△	26.05±2.09	19.04±1.15

注：与治疗前比 *$P < 0.05$；与对照组比 △ $P < 0.05$

179

心功能指标比较 [4]

■ 两组治疗后心彩超指标上较治疗前均有一定改善，左心室舒张末期内径（LVEDD）较前缩小，左室射血分数（LVEF）较前所增加，差异具有统计学意义（P<0.01）。但治疗组（常规治疗联合补益强心片）与对照组相比，上述指标的改善更加明显，差异具有统计学意义（p<0.05）。

两组治疗前后 LVEDD、LVEF 比较

组别	n	LVEDD（mm）		LVEF（%）	
		治疗前	治疗后	治疗前	治疗后
对照组	30	62.4±5.0	57.8±4.3[a]	38.4±4.2	44.2±3.5[a]
观察组	30	61.9±4.8	54.8±4.9[ab]	37.5±4.4	48.6±3.1[ab]

注：与治疗前比较：aP<0.01；与对照组较，bP<0.01

························180

两组患者治疗前后 LVESV 和 LVEDV 指数比较 [5]

■ 两组患者治疗前左心室收缩末期容积（LVESV）和左心室舒张末期容积（LVEDV）指数差异无统计学意义。治疗后两组患者均较治疗前明显改善，观察组（常规治疗联合补益强心片）LVESV 和 LVEDV 指数显著优于对照组。

两组患者治疗前后 LVESV 和 LVEDV 指数对比表（x̄±s，ml/m2）

组别	n	LVESV		LVEDV	
		治疗前	治疗后	治疗前	治疗后
对照组	45	39.05±3.18	34.16±2.01[*]	54.68±3.16	49.89±2.14[*]
观察组	44	39.02±3.15	30.11±1.02[*△]	54.64±3.15	45.95±1.72[*△]

与同组治疗前对比 *P < 0.05，＊＊P < 0.01；与对照组相比△P < 0.05，△△P < 0.01

························181

（6）常规药物联合补益强心片方案，服用安全，无不良反应事件发生 [4，5]

■ 两组患者在治疗过程中均未出现不良反应及严重不良反应事件。治疗后，常规化验（血常规、尿常规、便常规、肝功、肾功能）较治疗前无恶化、加重的情况出现。

■ 两组患者治疗前后尿素氮（BUN）、肌酐（SCr）水平并无明显变化，且组间比较差异无显著性，提示补益强心片并无明显的肾脏毒性。

两组患者治疗前后 BUN、SCr 水平对比（x̄±s）

组别	n	BUN（mmol/L）		SCr（mmol/L）	
		治疗前	治疗后	治疗前	治疗后
对照组	45	6.97 ± 0.79	6.87 ± 0.72	82.61 ± 10.28	80.05 ± 9.84
观察组	44	6.95 ± 0.75	6.79 ± 0.69	81.95 ± 10.07	78.56 ± 9.42

（7）补益强心片重要信息总结

补益强心片重要推广信息

补益强心片作用机制与现代药理学	补益强心片有效治疗慢性心力衰竭
□ 调血脂，抗动脉粥样硬化，促进缺血型ST段的恢复	□ 常规治疗联合补益强心片方案明显优于常规用药
□ 阻滞钙离子通道，降低暂时性、持久性高血压	□ 全程干预冠心病、高血压心脏病延缓CHF的进行性恶化
□ 清除自由基等抗氧化物质，抗自由基损伤，保护缺血心肌	□ 改善CHF患者心功能分级；增加患者 6MWT
□ 轻CHF血管内皮细胞损伤和心肌细胞纤维化	□ 下调 RAAS 系统及对 ANP、NT-proBNP 等细胞因子的调节
□ 抑制AngⅡ分泌，抑制心肌肥大和心室重构增强心脏功能	□ 降低CHF血浆 NT-proBNP和ADH水平，提高LVEF和CO指标
□ 利尿作用，增加充血性心力衰竭排尿量，改善心衰水肿	□ 提升LVEDP、CO、RAP、PAWP 等，有效促进 CHF容量负荷下降
□ 止咳平喘，缓解CHF咳嗽症状	□ 提升 LVEF 值、血浆 BNP和ANP水平，利尿、利钠、扩张血管
	□ 调RAAS 兴奋，抑制AngⅡ分泌和ALD水平，利于阻断心肌重构
	□ 治疗前后的 BUN、SCr 水平无明显变化，无明显的肾脏毒性

（8）补益强心片核心信息总结

补益强心片核心信息总结

■ 补益强心片多组分、多靶点、多途径协同作用干预冠心病、高血压心脏病所致的慢性心力衰竭发生发展，减缓慢性心力衰竭进行性恶化进程。
■ 循证医学证据显示：基于《慢性心力衰竭诊断治疗指南》推荐药物联合补益强心片方案是治疗慢性心力衰竭的理想选择。
■ 多项临床研究数据显示：常规药物联合补益强心片可进一步提升治疗慢性心力衰竭有效率
■ 常规治疗联合补益强心片可进一步改善慢性心力衰竭患者心功能，运动能力、耐力和生存质量优于常规治疗。
■ 常规治疗联合补益强心片可进一步改善慢性心力衰竭患者重要指标且显著优于常规治疗。
■ 常规药物联合补益强心片方案，服用安全，无不良反应事件发生。

························184

（9）名词解释

英文缩写	名词解释
SCr	■肌酐：是肌肉在人体内代谢的产物，主要由肾小球滤过排出体外。临床上检测血肌酐是常用的了解肾功能的主要方法之一。当血肌酐值高时说明患者的肾功能出现了问题，肾脏代谢废物的能力下降，体内的一些有害毒素不能正常的排出体外肌酐高可能会引发：高钾血症、高尿酸血症、高脂血症、低蛋白血症、代谢性酸中毒等并发症。正常值：$108 \pm 15.1 mL/min \cdot 1.73m2$。
LVEF	■左室射血分数：LVEF是指左心室射血分数，就是左心室一次射血能把其内百分之多少的血量射到动脉里面去。LVEF65%就是一次射血，能把65%血量射进主动脉。LVEF低于50%，说明心脏射血功能有严重障碍。考虑存在左心室功能不全，左心衰。

续表

英文缩写	名词解释
CO	■心输出量：是心脏每分钟泵出的血量，包括自左、右心室每分钟分别射入主动脉或肺动脉的总血量。如心率以 75 次 / 分钟计算，则心排出量在男性为 5 ~ 6L，女性略低些。心排出量随着机体代谢和活动情况而变化。心输出量是衡量心脏射血功能的强弱与是否正常的指标，也是临床与实验研究中很重视的问题。心输出量的正常值为 3. 5 ~ 5. 5L/min。心脏指数是指单位体表面积的心排出量，正常值为 2. 5 ~ 3. 5L/（min·m2）。心脏指数是心输出量经单位体表面积标准化后的心脏泵血功能指标，可比性较好。在低心输出量性心力衰竭患者两者均降低，严重心力衰竭的患者，即使卧床静息时的心输出量也显著降低，多数患者心输出量 <3. 5L/min，心脏指数 <2. 2L/（min·m^2）。少数高输出量性心力衰竭患者，心脏指数虽然可大于正常，但由于组织代谢率高血流加快等原因，仍不能满足代谢需要。
ADH	■血浆抗利尿激素：是在人体缺水使下丘脑视上核和室旁核分泌并在垂体释放的一种激素，它可以加强肾小管对水的重吸收能力，防止水分大量外流，起抗利尿作用，能维持血浆正常胶体渗透压，因此对肾脏浓缩功能有很大的影响。血容量和血压等因素的改变都可影响抗利尿素的分泌。

·····185

英文缩写	名词解释
BNP	■脑钠肽，又称 B 型利钠肽：BNP 作为心衰定量标志物，不仅反映左室收缩功能障碍，也反映左室舒张功能障碍、瓣膜功能障碍和右室功能障碍情况。在急性呼吸困难患者中有 30-40% 存在急诊医生难以确诊而影响预后，以 BNP100pg/ml 作为临界值的阴性预测值达到 90%，可以减少 74% 的临床不确定性；而 BNP 超过 400pg/ml 提示患者存在心力衰竭（Heart Failure，简称 HF）的可能性达 95%。而 BNP 在 100-400pg/ml 时可能由肺部疾病，右心衰、肺栓塞等情况引起。

续表

英文缩写	名词解释
NT-proBNP	■氨基末端 –proBNP 脑钠肽或 N 端 –proBNP 脑钠肽：NT–proBNP 是 BNP 激素原分裂后没有活性的 N– 末端片段，与 BNP 相比，半衰期更长，更稳定，其浓度可反映短暂时间内新合成的而不是贮存的 BNP 释放，因此更能反映 BNP 通路的激活。血浆 NT–proBNP 水平随心衰程度加重而升高。50 岁以下的成人血浆 NT–proBNP 浓度 450pg/ml 诊断急性心衰的敏感性和特异性分别为 93％和 95％；50 岁以上的人血浆浓度 900pg/ml 诊断心衰的敏感性和特异性分别为 91％和 80％。NT–proBNP<300pg/ml 为正常，可排除心衰，其阴性预测值为 99％。心衰治疗后 NTproBNP ＜ 200pg/ml 提示预后良好。肾功能不全，肾小球滤过率 <60ml/min 时 NT–proBNP
RAP	■右心房压：正常值：8mmHg（0~10.88cmh2O）
BUN	■尿素氮：尿素中的氮，尿素浓度可以尿素或尿素氮表示，国内惯用后者。肝脏将氨基酸代谢生成的有毒的氨，水解为无毒的 UN，是其解毒功能之一，血清尿素氮（BUN）由肾小球过滤排出。参考值：2.9 ~ 7.5mmol/L（8 ~ 21mg/dl）。BUN 升高，称氮质血症，见于肾功能不全，

·····················186

英文缩写	名词解释
CHF	■慢性心功能衰竭（Chronic heart failure，CHF）：又称充血性心力衰竭（Congestive Hearts Failure，CHF），是由于多种原因引起的心脏收缩和舒张功能障碍，使心脏的泵血能力下降，排出的血量不能满足全身组织代谢需要的一种病理生理状态和临床综合症。
RAAS	■称为肾素 – 血管紧张素 – 醛固酮系统：是人体内重要的体液调节系统。RAS 既存在于循环系统中，也存在于血管壁、心脏、中枢、肾脏和肾上腺等组织中，共同参与对靶器官的调节。在正常情况下，它对心血管系统的正常发育，心血管功能稳态、电解质和体液平衡的维持，以及血压的调节均有重要作用。
ALD	■醛固酮：是一种类固醇类激素（盐皮质激素家族），主要作用于肾脏，进行钠离子及水分子的再吸收。整体来说，醛固酮为一种增进肾脏对于离子及水分子再吸收作用的一种激素，为肾素 – 血管紧张素系统的一部分。

英文缩写	名词解释
AngII	■AngII 血管紧张素：是由血管紧张素Ⅰ在血管紧张素转化酶的作用下，水解产生的多肽物质。血管紧张素Ⅱ是血管紧张素中最重要的组成部分。作用于人体的血管平滑肌、肾上腺皮质球状带细胞以及脑的一些部位、心脏和肾脏器官的细胞上的血管紧张素受体。引起相应的生理效应。1、作用于血管平滑肌，可使全身微动脉收缩，动脉血压升高。2、血管紧张素Ⅱ是已知最强的缩血管活性物质之一。3、作用于外周血管，使静脉收缩回心血量增加，作用于中枢，引起渴觉。

......................187

英文缩写	名词解释
ANP	■血心钠肽又称心房利钠因子（ANF）或心房利钠肽（ANP）：是一种由心房合成、贮存和分泌的活性多肽，又称心房利钠因子（ANF）或心房利钠肽（ANP）。具有强大的利钠、利尿、舒张血管、降低血压和对抗肾素－血管紧张素系统和抗利尿激素作用。测定血清 ANP 的活性用于诊断和监测心力衰竭患者病程和疗效。正常值 RIA 法：$0.145-0.95\,\mu g/L$。血浆：$0.11-0.60nmol/L$。
PAP	■肺动脉压：PAP 反映右心室阻力即右室后负荷情况，若 PAP 增高，易致右心衰。
Lee 氏评分	■Lee 氏心衰计分法：显效：治疗后积分减少 ≥ 75%；有效：治疗后积分减少在 50% ~ 75%；无效：治疗后积分减少不足 50%；加重：治疗后积分超过治疗前积分。

......................188

英文缩写	名词解释
LVEDP	■左室舒张末期压：前负荷是指心肌收缩之前所遇到的阻力或负荷，即在舒张末期，心室所承受的容量负荷或压力就是前负荷。在临床上，测定容量比较困难，因而通常用左室舒张末期压（LVEDP）作为左心室前负荷的指标，在没有二尖瓣病变及肺血管病变的情况下，LVEDP 与左房压、肺静脉压及肺动脉楔压（毛细血管血压 PCWP）相一致。右心室的前负荷常用右心室舒张末期压或右房压来表示。前负荷与静脉回流量有关，在一定范围内，静脉回流量增加，则前负荷增加。那么，影响静脉回流的因素：有：瓣膜病变、内外分流性疾病、全身性血容量改变。

续表

英文缩写	名词解释
LVESV	■左心室收缩末期容积：指左心室收缩后的最小容积。此容积是评价左心室功能常用指标之一，正常值为 33±4.2ml/m2 体表面积。临床多以最大舒张期容积减去收缩期最小容积，求出每搏喷血量多少，此值对判断左心室功能意义较大。
LVEDV	■左心室舒张末期容积：左心室舒张末期容量指左心室舒张末期的充盈量，正常情况是来自左心房的血液，当主动脉瓣膜关闭不全时经主动脉瓣返流的血液也参与形成左心室舒张末期容量，一般左心室舒张末期容量男性正常值在 6400ml/min，女性为 5500ml/min. 若左心室舒张末期容量增加，会导致左心室舒张末期压力（前负荷）增加，继而会导致左心房压力增加，肺静脉压力增加，引起肺淤血，发生呼吸困难。若左心室舒张末期容量减少，必然会导致心脏向主动脉内射血减少，引起周围缺血症状。通过心脏的超声检查可以了解心脏舒张末期内径，计算其容量，还可以通过舒张末期容量减去收缩末期容量得到每次心脏搏动射出的血液量。

⋯⋯⋯⋯⋯⋯⋯189

英文缩写	名词解释
PAWP	■肺动脉楔压：是急性呼吸窘迫综合征（ARDS）发生并发左心衰的最佳诊断指标，低血容量休克用扩容治疗时测定 PAWP 估计前负荷，指导合理治疗。施行各类大手术的高危病人，检测 PAWP 可预防和减少循环衰竭的发病和死亡率。肺动脉楔嵌压（PAWP）肺动脉压或肺毛细血管楔压监测正常值 6 ~ 12mmHg。
LVEDD	■左心室舒张末期内径：左室收缩功能正常值：左室舒张末内径（LVEDD）男 45 — 55mm；女 35 — 50mm
6MWT	■6 分钟步行试：让患者采用徒步运动方式，测试其在 6 分钟内以能承受的最快速度行走的距离。优点：此方法简单，不需特殊设备，容易被患者接受，适合于年老、虚弱以及功能严重受限的慢性病。国际上应用 6 分钟步行测试是对中、重度疾病的全身功能状态的综合评价，重点是运动能力，包括心肺功能、骨骼肌肉功能、营养水平。六分钟步行测试可综合评估慢性疾病患者运动能力，主要适用于以下疾病：慢性肺部疾病：慢性阻塞性肺疾病（COPD）、支气管哮喘、肺间质纤维化等；心血管疾病：高血压、冠心病、心肌病、肺动脉高压、心力衰竭。如 6WMT<150m，提示负性相关事件（死亡、在住院率、疾病加重）发生率增大。

英文缩写	名词解释
MLHFFQ	■明尼苏达州心力衰竭生活质量量表：明尼苏达心力衰竭生存质量量表（MLHFQ）是目前最常用的，1986年由美国明尼苏达大学 Jay Cohn 博士开发；主要用于严重心力衰竭患者生存质量的测量。既可以计算总分评价生存质量（QOL）的整体情况，又可以单独计算某个维度得分来评价 QOL 的某一方面。

第五部分：补益强心片推广工具

□ 主视觉（主形象）

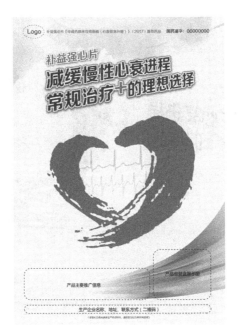

......................192

□ DA

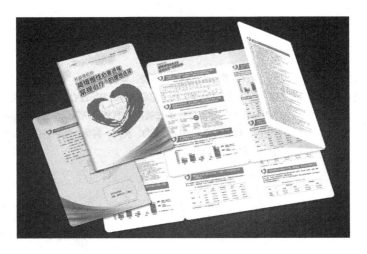

......................193

□ 科室会 PPT

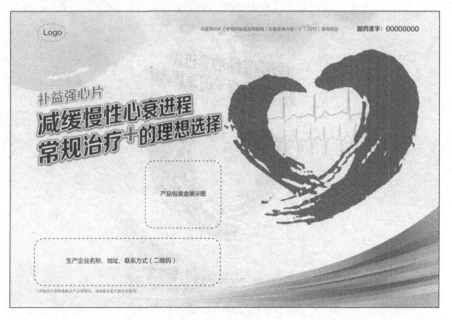

补益强心片说明书重要信息

【主要成分】：人参、黄芪、香加皮、丹参、麦冬、葶苈子

【功能主治】：益益气养阴、活血利水。用于冠心病、高血压性心脏病所致慢性充血性心力衰竭(心功能分级Ⅱ-Ⅲ级)，中医辨证属气阴两虚兼血瘀水停证者。症见心悸、气短、乏力、胸闷、胸痛、面色苍白、汗出、口干、浮肿、口唇青紫等。

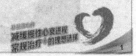

补益强心片：减缓慢性心衰进程

■ 补益强心片多组分、多靶点、多途径协同作用干预冠心病、高血压心脏病所致的慢性心力衰竭发生发展，减缓慢性心力衰竭进行性恶化进程。

补益强心片多组分、多靶点、多途径协同作用 的现代药理学 [1-54]

	降血压	调血脂	抗动脉粥样硬化	改善心肌缺血	抗再关注损伤	清除自由基，抗氧化	保护缺血心肌	保护血管内皮细胞	抑制心肌细胞凋亡	抑制心肌肥厚	抑制心室重构	抗心肌纤维化	增强心脏功能	利尿消除水肿	抗心率失常	止咳平喘
人参	●			●	●	●	●	●	●	●	●				●	
黄芪	●	●	●	●		●	●	●		●	●	●	●			
香加皮													●			
丹参			●	●	●	●	●	●	●	●		●			●	
麦冬				●		●	●	●	●				●	●	●	
葶苈子	●	●				●				●	●	●	●	●		●

补益强心片
减缓慢性心衰进程
常规治疗中的理想选择

2

…………………………198

补益强心片：减缓慢性心衰进程

参考文献

补益强心片
减缓慢性心衰进程
常规治疗中的理想选择

3

…………………………199

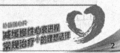

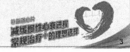

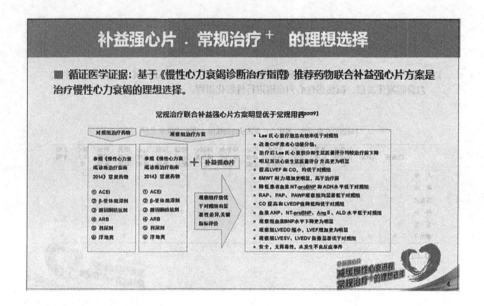

补益强心片 · 常规治疗⁺ 的理想选择

■ 多项临床研究数据显示：常规药物联合补益强心片可进一步提升治疗慢性心力衰竭有效率

两组患者 Lee 氏心力衰竭疗效比较

注：与对照组比较，*P < 0.05

观察组：常规治疗
＋补益强心片
（n=43）
对照组：常规治疗
（n=43）

补益强心片 · 常规治疗 + 的理想选择

■ 常规治疗联合补益强心片可进一步改善CHF患者心功能,运动能力、耐力和生存质量优于常规治疗。

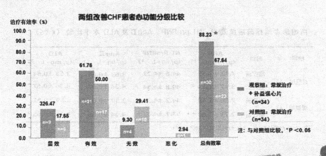

两组改善CHF患者心功能分级比较

补益强心片 · 常规治疗 + 的理想选择

■ 常规治疗联合补益强心片可进一步改善慢性心衰患者心功能、运动能力、耐力和生存质量且优于常规治疗。

两组治疗前后Lee氏积分、6MWT,LVEF,CO和生活质量评分比较($\bar{x} \pm s$)

组别	n	时间	Lee氏积分/分	生活质量/分	6MWT/n	LVEF/%	CO/L·min⁻¹
对照组	34	治疗前	7.56 ±1.42	72.6 ±7.83	275.3 ±59.6	45.13 ±4.16	3.60 ±0.58
		治疗后	3.84 ±1.05[1]	37.2 ±10.27[1]	342.8 ±60.5[1]	50.03±3.92[1]	4.41 ±0.52[1]
观察组	34	治疗前	7.63 ±1.37	73.1 ±8.12	272.9 ±61.4	44.82 ±4.25	3.57 ±0.62
		治疗后	2.79 ±1.17 [1,2]	26.8 ±11.05 [1,2]	391.3 ±62.7[1,2]	53.65 ±3.57[1,2]	4.95 ±0.65 [1,2]

注: 与治疗前比较[1] P <0.01;与对照组治疗后比较[2] P <0.01

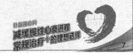

补益强心片·常规治疗⁺ 的理想选择

■ 常规治疗联合补益强心片可进一步改善CHF患者重要指标且优于常规治疗。

两组患者治疗前后血浆NP、NT-proBNP、AngⅡ及ALD 水平比较（x̄±s）

组别	n	时间	ANP (p/mg·L⁻¹)	NT-ProBNP (p/ng·L⁻¹)	AngⅡ (p/ng·L⁻¹)	ALD (p/mg·L⁻¹)
对照组	43	治疗前	7.43 ±1.55	44.6 ±4.22	3.63 ±0.64	3.63 ±0.64
		治疗后	3.77 ±1.13 ▲	49.8 ±4.54	4.36 ±0.67	4.36 ±0.67
观察组	43	治疗前	7.56 ±1.48	44.2 ±4.35	3.59 ±0.61	3.59 ±0.61
		治疗后	2.71 ±1.09 ▲△	53.7 ±4.63 ▲	4.94 ±0.65 ▲	4.94 ±0.65 ▲

注：与治疗前比较P <0.01;与对照组比较P <0.01

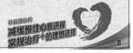

8

补益强心片·常规治疗⁺ 的理想选择

■ 常规治疗联合补益强心片可进一步改善CHF患者重要指标且优于常规治疗。

治疗前后RAP、PAP 和 PAWP 值对比 （x̄±s,kPa）

组别	n	RAP		PAP		PAWP	
		治疗前	治疗后	治疗前	治疗后	治疗前	治疗后
对照组	41	1.13 ±0.05	0.96 ±0.04 ▲	5.44 ±0.34	4.71±0.29▲	3.89 ±0.19	3.37±0.16 ▲
观察组	41	1.12 ±0.05	0.87 ±0.03 ▲△	5.42 ±0.31	4.12 ±0.26 ▲△	3.91±0.20	3.01 ±0.14▲

注：与治疗前比P <0.05；与对照组比 P <0.05

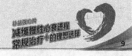

9

补益强心片·常规治疗⁺ 的理想选择

■ 常规治疗联合补益强心片可进一步改善CHF患者重要指标且优于常规治疗。

两组治疗前后血浆NP 比较

组别	n	BNP (pg/mL)	
		治疗前	治疗后
对照组	41	1862.3 ±459.6	865.9±327.9ᵃ
观察组	41	2085.4 ±486.6	506.7 ±283.4ᵃᵇ

注：与治疗前比较，ᵃP<0.01；与对照组比，ᵇP<0.01

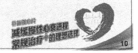

补益强心片·常规治疗⁺ 的理想选择

■ 常规治疗联合补益强心片可进一步改善CHF患者重要指标且优于常规治疗。

治疗前后CO 和 LVEDP 值对比 （x̄±s）

组别	n	CO (L/min)		LVEDP (mmHg)	
		治疗前	治疗后	治疗前	治疗后
对照组	41	3.65 ±0.32	4.09±0.34 ▲	26.01 ±2.07	22.41 ±1.46▲
观察组	41	3.60 ±0.30	4.56 ±0.37 ▲△	26.05±2.09	19.04 ±1.15 ▲△

注：与治疗前比P <0.05；与对照组比P <0.05

补益强心片·常规治疗＋ 的理想选择

■ **常规药物联合补益强心片方案，服用安全，无不良反应事件发生**

□ 两组患者治疗前后尿素氮BUN）、肌酐 6Cr）水平并无明显变化，且组间比较差异无显著性，提示补益强心片
并无明显的肾脏毒性[20]。

两组患者治疗前后BUN、SCr 水平对比

组别	n	BUN (mmol/L)		SCr (mmol/L)	
		治疗前	治疗后	治疗前	治疗后
对照组	45	6.97±0.79	6.87±0.72	82.61±10.28	80.05±9.84
观察组	44	6.95±0.75	6.79±0.69	81.95±10.07	78.56±9.42

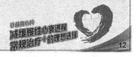

补益强心片 用法用量

【用法用量】：口服，一次 4 片，一日三次，2 周为一疗程。
【 包　装 】：每板 18 片，每盒 2 板。

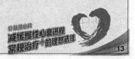

补益强心片作用机制与现代药理学	补益强心片有效治疗慢性心力衰竭
□ 调血脂，抗动脉粥样硬化，促进缺血酸的恢复	□ 常规治疗联合补益强心片方案明显优于常规用药
□ 阻滞钙离子通道，降低暂时性、持久性高血压	□ 全程干预冠心病、高血压心脏病，延缓的进行性恶化
□ 清除自由基等抗氧化物质，保护缺血心肌	□ 改善CHF患者心功能分级；增加患者6MWT
□ 轻CHF血管内皮细胞损伤和心肌细胞纤维化	□ 下调RAAS 及对ANP、NT-proBNP 等细胞因子的调节
□ 抑制AngⅡ分泌、心肌肥大和心室重构增强心脏功能	□ 降低CHF血浆NT-proBNP和ADH水平，提高LVEF和CO指标
□ 增加充血性心力衰竭排尿量，改善心衰水肿	□ 提升LVEDP、CO、RAP、PAWP 等，促进CHF容量负荷下降
□ 止咳平喘，缓解HF咳嗽症状	□ 提升LVEF、血浆BNP和ANP，利尿，利钠，扩张血管
	□ 抑制AngⅡ分泌和ALD水平，利于阻断心肌重构
	□ 治疗前后的BUN、SCr 水平无明显变化，无明显脏毒性

补益强心片：减缓慢性心衰进程 · 常规治疗+ 的理想选择

...........................210

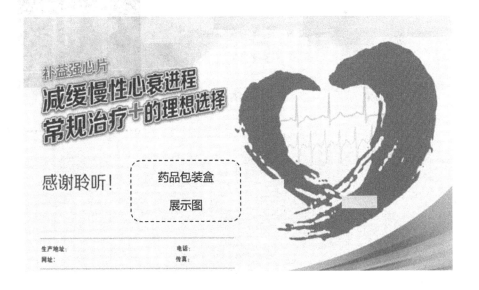

补益强心片
减缓慢性心衰进程
常规治疗+的理想选择

感谢聆听！

药品包装盒
展示图

生产地址：　　　　　　电话：
网址：　　　　　　　　传真：

...........................211

□ **品牌展示物品 / 处方提示物**

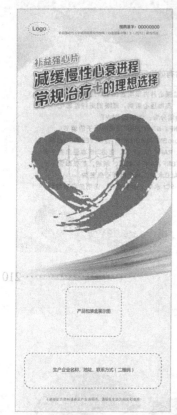

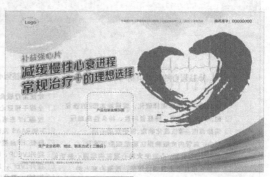

会议、论坛背板

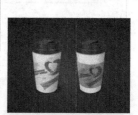

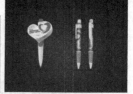

易拉宝　　　　　　幻灯片模板　　　　　医生处方提示物

参考文献

［1］张金莲主编，《中成药学》全国高等中医院校规划教材（第十版），中国中医药出版社，2018 年 8 月第二版.

［2］姚新生等，21 世纪中药发展面临的机遇与挑战，第五届北京生物医药产业发展论坛，中国中药与天然药物，2001 年.

［3］宋远斌等. 中医与西医的比较与联系，中医药管理杂志，2011 年 1 月第 19 卷第 1 期.

［4］陈晓乐等，现代医学的传统诠释：促进中医药发展的有效途径，世界科学技术—中医药现代化 – 专论，2017 第十九卷第三期.

［5］岳凤先. 西药中药化与新药研制. 中国水电医学，2011（3）：176–181.

［6］方赛男，中成药临床应用专家共识制订有关问题讨论，中国中药杂志，2018 年 12 月第 43 卷第 24 期

［7］王吉耀主编《循证医学与临床实践》，科学出版社，2019 年 2 月，第 4 版.

［8］里斯，特劳特，《定位》王恩冕，于少蔚译，中国财政经济出版社，2002 年，第二版.

［9］张均田，浅谈药理学在生命科学研究中的地位和重要性，中国药理通讯 2006 年第二十三卷第三期

［10］李秀云等，中药复方网络药理学研究的文献分析，中国药房 2021 年第 32 卷第 2 期.

［11］孙秀玲，黄芪药理作用机制的研究进展，中国处方药. 2015 年，第 13 卷，第 6 期.

［12］邓王萍等，香加皮的研究进展，上海中医药大学学报，2012 年 5 月第 26 卷，第 3 期

［13］马兴铭，丁剑冰主编，医学免疫学，清华大学出版社，3017 年 8 月第二版.

［14］赵文龙等主编，医学文献检索，科学出版社，2010 年 8 月，

［15］曾克武，中药活性成分直接作用靶点"钩钓"技术的建立与应用，中国药理学与毒理学杂志 2019 年 9 月第 33 卷第 9 期.

［16］孟凡翠等，中药网络药理学研究中存在的问题与发展展望，中草药，2020 年 4 月，第 51 卷第 8 期.

［17］张彦琼等，网络药理学与中医药现代研究的若干进展，中国药理学与毒理学杂志 2015 年 12 月第 29 卷第 6 期.

［18］胡亚洁等，基于网络药理学的中药复方研究探讨，时珍国医国药 2018 年第 29 卷第 6 期

［19］Hopkins AL. Network pharmacology［J］. Nat Biotechnol，2007，25（10）：1110.

［20］Hopkins AL. Network pharmacology: the next paradigm in drug discov-ery［J］. Nat Chem Biol，2008，4（11）：682.

［21］周文霞等，网络药理学研究中的网络构建技术［J］. 国际药学研究杂志，2016，43（5）：797.

［22］周文霞等. 网络药理学研究中的网络分析技术［J］. 国际药学研究杂志，2016，43（3）：

399.

［23］张彦琼等. 网络药理学与中医药现代研究的若干进展［J］. 中国药理学与毒理学杂志, 2015, 29（6）: 883.

［24］陈俊等. 基于网络药理学探讨苦黄注射液保肝退黄作用机制, 第二军医大学学报 2019 年 10 月第 40 卷第 10 期.

［25］钟南山, 刘汉中主编, 呼吸病学。人民卫生出版社, 2003 年 1 月, 第一版.

［26］孙德彬等, 哮喘患者外周血调节性 T 细胞和 Th1/Th2 的变化及其与哮喘病情的关系, 中国现代医生.2016 年 16 期.

［27］刘力维等, 基于黄芪多糖的药理学研究探讨其在哮喘缓解期的作用, 辽宁中医杂志 2016 年第 43 卷第 8. 期.

［28］龙兴云, 氧化苦参碱对哮喘大鼠肺组织 IL-10 表达的影响现代生物医学进展.2016 年 16 期.

［29］麦日排提·阿不力克木等, 溶血磷脂在慢性阻塞性肺疾病中的研究进展［综述］, 国际呼吸杂志 2020 年第 17 期.

［30］骆抗先编著, 乙型肝炎基础与临床, 人民卫生出版社, 2001 年 5 月第一版.

［31］[4]刘艳, 医师对临床医学信息的认知情况调查与分析, 中国医药指南, 2016 年 12 月第 14 卷第 35 期.

［32］贝恩特. 施密特, 贝历克斯. 西蒙. 视觉与感受——营销美 [M]. 上海: 上海交通大学出版社, 2001.

［32］刘建明, 王泰玄等. 宣传舆论学大辞典: 经济日报出版社, 1993 — 03

［33］朱妍昕, 医务人员信息需求调研分析, 医学信息学杂志, 2015 年第 36 卷第 3 期.

［34］MaggioLA, CateOT, Moorhead L L, etal. Characterizing Physicians'Information Needs at the Point of Care [J]. Per-spect Med Educ, 2014, 3（5）: 332-342.

［35］唐娅佳等, 临床医生获取临床信息的行为分析, 重庆医学 2007 年 8 月第 36 卷第 15 期

［36］傅鹰等, 对 535 名医师获得药物信息来源的调查, 武汉药学流行病学杂志.

［37］任燕等, 临床医生对医学信息的认知情况分析, 医学信息学杂志, 2015 年第 36 卷第 4 期

［38］周燕等, 某肿瘤专科医院医生信息需求行为调查, 交通医学 2019 年第 33 卷第 1 期

［39］基于 SaaS 模式的网上银行平台分析与架构设计, 知网 [引用日期 2019-06-29]

［40］古成明等主编, 上市后临床研究规范, 科学技术文献出版社, 2020 年 7 月, 第一版.

［41］张明妍等, 中医药临床试验核心指标集研制技术规范, 中华中医药杂志（原中国医药学报）2021 年 2 月第 36 卷第 2 期.

［42］张明妍等.2015 年中药治疗稳定性心绞痛临床试验结局指标文献研究.中国中西医结合杂志, 2018, 38（2）: 191-197

［43］敬岳等, 中药补肺活血胶囊对 PM2.5 模型小鼠肺炎性损伤的影响北京中医药 2017 年 9 月第 36 卷第 9 期.